中经"精品课程"系列
中经新文科·社科类系列规划教材

健康组织行为学

石建忠 范松清 编著

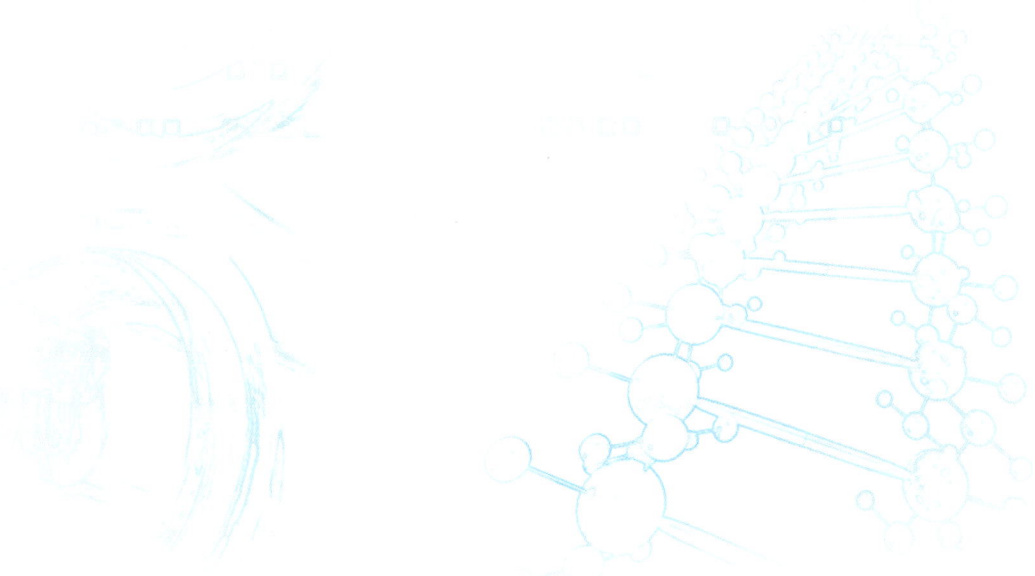

中国经济出版社　中国石化出版社

·北京·

图书在版编目（CIP）数据

健康组织行为学 / 石建忠等编著. -- 北京：中国经济出版社, 2025. 7. -- ISBN 978-7-5136-8251-0

Ⅰ. R161；C936

中国国家版本馆 CIP 数据核字第 20255Y37J9 号

责任编辑　叶亲忠
责任印制　李　伟
封面设计　任燕飞工作室

出版发行	中国经济出版社
印 刷 者	天津嘉恒印务有限公司
经 销 者	各地新华书店
开　　本	889mm×1194mm　1/16
印　　张	16.25
字　　数	400 千字
版　　次	2025 年 7 月第 1 版
印　　次	2025 年 7 月第 1 次
定　　价	68.00 元

广告经营许可证　京西工商广字第 8179 号

中国经济出版社　网址 http://epc.sinopec.com/epc/　社址 北京市东城区安定门外大街 58 号　邮编 100011
本版图书如存在印装质量问题，请与本社销售中心联系调换（联系电话：010-57512564）

版权所有　盗版必究（举报电话：010-57512600）
国家版权局反盗版举报中心（举报电话：12390）　　服务热线：010-57512564

前言

党的十八大正式把"科学发展观"写入党章，2016年中共中央、国务院印发《"健康中国2030"规划纲要》，党的十九大又把"健康中国"上升为国家层面的战略。健康中国关乎每个人的健康，健康也是个体幸福的基础和整个社会经济可持续发展的重要资源，把健康中国置于国家战略层面，既体现了党和国家对人民群众健康的关心，也是贯彻"科学发展观"的重要举措和新时代社会经济高质量发展最基本的"底色"。"每个人是自己健康的第一责任人。"世界卫生组织发现，影响人类健康的因素中，生物学因素占15%、环境影响占17%、行为和生活方式占60%、医疗服务仅占8%（宋红梅，2019）。可见，个人的行为和生活方式对健康十分重要。

为推动健康中国战略的落地，习近平总书记指出："将健康融入所有政策。"健康政策和制度体系的构建和实施，可以进一步规范个体行为，把健康行为融入个体工作和生活的各个方面，使之形成习惯。从融入机制来看，一是在国家层面和各级政府政策中融入健康；二是在各类组织管理中融入健康；三是在各级政府和各类组织健康政策及制度的规范和约束下，在大健康理念的指导下形成个人健康行为习惯。从长远来看，健康中国战略的落地不是一蹴而就的，必须形成健康中国战略落地的长效机制。其中，最重要的就是提升个体的健康意识和健康管理能力，在各类组织中构建健康管理机制，发挥组织和个体在健康促进中的主观能动性，形成全社会的健康合力，推动健康中国进程。

2019年，国家卫生健康委员会等七部委联合印发《关于推进健康企业建设的通知》和《健康企业建设规范（试行）》，2020年，启动"健康中国企业行动"，各类企业积极响应。据报道，中国企业联合会于2021年发布全国健康企业特色案例129项；2022年发布全国健康企业特色案例158项，企业家和职工健康故事58项；2023年发布全国健康企业特色案例258项，健康班组案例147项、企业家和健康达人案例229项……[①]在已发布的案例中有央企、地方国有企业，也有民营企业等。可见，健康企业建设在企业管理的实践领域逐渐兴起，每个健康企业都独具特色，但在理论界鲜见对健康企业或者健康型企业的研究。理论源于实践，反过来指导实践。从优秀的案例中提炼理论，形成健康企业建设的系统理论，进一步指导更多的企业成为健康型企业，推动健康中国加快建设，进一步为推动我国社会经济的高质量发展和培育新质

---

① 周敬. 健康中国企业行动的探索与实践[J]. 健康研究，2024，44（5）.

生产力注入健康人力资源活力，也为构建和丰富中国特色健康管理理论体系增光添彩。

组织行为学作为一门独立的学科于20世纪70年代末80年代初被引入中国（徐联仓，1986），其作为人力资源管理专业的一门核心课程，从个体、群体和组织三个层面研究组织内员工的心理和行为规律，为人力资源管理制度体系的构建和实施提供观念与理论基础。从起源来看，组织行为学与人力资源管理是同宗同源、关系密切的，二者在研究对象、范围和目的上是一致的，将组织行为学中的一些理论和观点与人力资源管理进行有效的整合是提升人力资源管理水平的客观需要，是推动现代化管理模式全面建立的需要，也是保证人力资源管理能够在社会层面发挥重要作用的需要（梁晓澜，2016）。在《组织行为学》教材和课程体系建设中融入"健康基因"，既是适应新时代经济社会发展和完善《组织行为学》教材体系的重要环节，也是在人力资源领域实施健康管理理念的理论基础；既是实施"组织行为学"课程思政的内在要求，也是为健康中国建设培养健康管理人才和推动健康中国建设的长效机制。总之，在《组织行为学》中融入"健康基因"是必要的，也是可行的。

首先，在《组织行为学》教材中融入"健康基因"是必要的。随着世界从"乌卡时代"（VUCA）进入"巴尼时代"（BANI），最明显的特征就是：过去稳定的东西不再可靠；人们除了感到不确定，还感到更多的焦虑；事情不仅比过去复杂，还要遵循非线性系统的逻辑；过去模棱两可的东西在今天看来更是无法理解的。[①] 相关调查显示，超过90%的员工需要心理健康管理。[②] 面对巴尼时代的四大特征脆弱（Brittle）、焦虑（Anxious）、非线性（Nonlinear）和费解（Incomprehensible），社会中的个体特别是职场人士的健康问题逐渐成为各类组织乃至整个社会的问题。事实上，有关职场健康问题的报道也频频出现在各类媒体上，如"过劳""过劳肥""过劳死"……从各类组织的雇主角度来看，提高员工的健康水平，除有助于提高工作效率之外，对员工健康和福祉的投资还为吸引和留住人才提供了积极的机会。[③] 从整个社会的角度来看，投资员工的健康和福祉具有重要的商业意义：据估计，如果全球员工的健康和福祉得到改善，他们将有机会创造3.7万亿美元至11.7万亿美元的经济价值，这相当于全球GDP提高4%~12%。[④] 其中，高收入和中等收入经济体占这一总机会的95%。[⑤] 组织内员工的健康与员工自身的工作和生活行为有关，而员工的工作和生活行为与组织的管理有着密切的关系。"组织行为学"作为各类高等院校管理类专业的一门核心课程，主要研究组织内员工的心理与行为规律，进而为组织进行人力资源管理决策提供理论依据。其课程体系直接影响管理者的管理理念和管理的实践活动。传统的组织行为学基于组织理性，即为实现组织目标，更多考虑的是组织所关注的绩效目标，但如果把员工的健康也作为其重要的绩效指标并纳入组织目标，组织行为学的理念将从单纯的组织理性转向"员工""组织"和"社会"的共赢理念。从长远来看，该项举措将直接影响未来管理者的管理理念，也一定会改变管理者的健康观念，提升其健

---

① 许海晶，杨瀚. 重视员工心理健康，打造幸福职场 [J]. 人力资源，2024（1）：88-89.
② 许海晶，杨瀚. 重视员工心理健康，打造幸福职场 [J]. 人力资源，2024（1）：88-89.
③ 王懿霖. 改善员工健康全球可增加数万亿美元经济价值 [J]. 求贤，2024（6）：38-40.
④ 王懿霖. 改善员工健康全球可增加数万亿美元经济价值 [J]. 求贤，2024（6）：38-40.
⑤ 王懿霖. 改善员工健康全球可增加数万亿美元经济价值 [J]. 求贤，2024（6）：38-40.

康管理能力并在管理实践中践行，此举将是员工之幸、组织之幸和社会之幸。

其次，在《组织行为学》中融入"健康基因"是可行的。理念上可行。一是现代人力资源管理早已颠覆了传统的"经济人""社会人""自我实现人"等以组织理性为基础的人性假设，从员工的角度出发的人性假设如"绿色人""幸福人"等逐渐被学界认可，同时在管理实践领域有逐渐被重视的趋势；二是健康中国战略成为国家层面的战略，特别是习近平总书记的健康观为我们提供了方向性的指引；三是健康本身作为个人幸福的基础和社会经济可持续发展的重要资源，日益受到个人、组织乃至国家的重视。理论上可行。一是健康与行为的密切关系及其相关理论，如健康社会学、健康管理理论、健康心理学等学科体系的逐步完善为在《组织行为学》中融入"健康基因"奠定了理论基础。二是西方"积极心理学"的发展始于20世纪60年代，在人本主义思潮以及人类潜能开发思想的影响下，研究者开始研究快乐、幸福、满意、士气等积极的心理课题。[①] 而积极组织行为学是21世纪以来新兴的一门学科，其强调对人类心理优势的开发与管理，重点探讨如何运用积极的方法发挥员工优势作用，以提高组织的绩效水平。毋庸置疑，健康作为员工的积极心理因素，对员工发挥优势、提升创新能力具有不可忽视的作用。从这个意义上讲，积极组织行为学的诞生和发展也触发了在《组织行为学》中融入"健康基因"的灵感。三是来自中国大量的健康企业案例为提炼健康管理理论提供了大量的实践素材。

本书作为把"健康基因"融入《组织行为学》教材的一种尝试，仍然以传统组织行为学为主体框架，分别从个体、群体和组织三个层面研究员工的心理与行为规律。不同之处在于，本书在部分章节中不同程度地把健康作为探讨员工心理与行为规律的因变量，除达成传统的组织行为目标外，通过传递健康理念、探讨健康管理理论来引导未来的管理者（管理类专业的学生）提升健康意识和健康管理能力；另外，我们还在不同章节增加了大量的健康管理案例。但由于"健康组织行为学"这门课程还处于探索阶段，书中难免存在"健康基因"融入不足，甚至看似与传统《组织行为学》差异不明显等问题，这也正是我们未来努力的方向和改进的空间。本书共分为十二章，第一章为概论，第二章至第五章从个体层面探讨心理与行为规律，第六章至第九章讨论群体的心理与行为规律，第十章至第十一章从组织层面探讨心理与行为规律，第十二章是该教材的一大特点，我们把劳动者过度劳动行为（适度劳动行为）与健康管理纳入了该教材。需要说明的是，第一章至第六章、第十二章由石建忠老师独立完成，第七章至第十一章由范松清老师独立完成，在此也非常感谢范老师加盟本书的编写工作。

石建忠
岭南师范学院　社会与公共管理学院　人力资源管理系
2025年5月8日

[①] 李建新. 积极教育心理：教师专业发展的内在动力［J］. 中国成人教育，2011（19）：64-66.

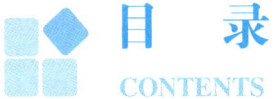

目　录
CONTENTS

第一章　概　论 ·· 001

　　第一节　（健康）组织行为学：定义、产生和发展历程 ································ 003
　　第二节　（健康）组织行为学学科体系及特点 ··· 011
　　第三节　组织行为学发展趋势 ·· 015

第二章　知觉、归因、决策与健康 ·· 017

　　第一节　关于人的行为模式的四种观点 ·· 017
　　第二节　知觉与健康 ·· 019
　　第三节　归因与管理 ·· 024
　　第四节　知觉与个体决策 ··· 028

第三章　气质、性格、能力与健康 ·· 036

　　第一节　个体的差异与管理 ·· 036
　　第二节　气质与管理 ·· 040
　　第三节　性格与管理 ·· 046
　　第四节　能力与管理 ·· 049

第四章　价值观、态度与健康 ·· 056

　　第一节　价值观与行为 ··· 057
　　第二节　态度 ·· 065

第五章　激励与健康 ··· 075

　　第一节　激励相关概念 ··· 076
　　第二节　人性假设 ··· 079
　　第三节　激励理论及应用 ··· 084

第六章　群体行为的基础 ··· 096

　　第一节　群体概述 ··· 097

第二节	群体行为及其解释	102
第三节	群体有效性分析	104
第四节	凝聚力	108
第五节	群体决策	110

第七章　组织健康与冲突管理 ... 112

第一节	沟通的概念、过程	114
第二节	沟通协调与冲突管理	122
第三节	谈判管理	127
第四节	沟通的有效性及其影响因素	132

第八章　健康与团队管理 ... 143

| 第一节 | 团队健康概述 | 144 |
| 第二节 | 团队管理与健康建设 | 154 |

第九章　健康领导及领导力建设 ... 164

第一节	领导概述	165
第二节	领导理论及其发展	167
第三节	领导力建设	183

第十章　组织文化与组织学习 ... 189

| 第一节 | 组织文化 | 191 |
| 第二节 | 组织学习 | 209 |

第十一章　组织变革及健康发展 ... 217

第一节	健康组织变革概述	219
第二节	健康组织变革的动力和阻力	221
第三节	健康组织变革的实施	224

第十二章　过度劳动行为及规制 ... 229

第一节	过度劳动概述	231
第二节	过度劳动的成因和危害	236
第三节	过度劳动的规制	242

参考文献 ... 245

第一章 概 论

开篇案例

浪潮集团的健康管理[①]

浪潮集团把"以促进健康为中心"的理念融入企业发展全过程，将"为员工谋求福祉"纳入企业使命之中，逐步形成了以"谋求全员健康福祉"为核心的"1+4+N"健康企业建设方法论，是突出健康管理的特色案例。

浪潮集团是中国领先的云计算、大数据服务商，拥有浪潮信息、浪潮软件、浪潮国际3家上市公司，10个国家级创新平台，累计拥有有效专利12000余项，其中发明专利9000余项。现有员工3.3万人，其中研发技术人员占比达60%以上，IT产品和服务遍布全球120多个国家和地区。浪潮集团居2022年度中国电子信息竞争力百强企业第15位、2021年度中国软件和信息技术服务竞争力百强企业第12位，是国务院国资委首批"科改示范企业"。浪潮服务器荣获国家科技进步奖一等奖，出货量位居全球第二、中国第一；浪潮政务云连续6年位居中国政务市场占有率第一，大型集团管理软件市场占有率全国第一，存储设备出货量全球第五、全国第二；浪潮云洲工业互联网平台位居工信部跨行业、跨领域工业互联网全国第六。

2016年，浪潮集团开始探索健康企业建设工作，经过6年的实践，在国家《"健康中国2030"规划纲要》指导下，结合浪潮自身的文化特点，逐步形成了以"谋求全员健康福祉"为核心的"1+4+N"健康企业建设方法论。其中，"1"代表1个核心，即以谋求全员健康福祉为核心；"4"代表4个建设，即做好健康制度建设、健康环境建设、健康文化建设及健康管理与服务建设；"N"代表采取N项措施为4个建设提供保障。

在健康管理与服务建设方面

一、各楼层设置认证救护员

浪潮集团分批组织开展救护员专项培训，经过现场笔试、实操考取红十字会授权的救护员证书，后续浪潮集团将进一步提高各单位急救员的覆盖率。

二、建立健康管理服务体系

浪潮集团利用自身发展优势，基于"爱健康"App为员工每年提供体检服务，在员工体检后通过体检数据分析为员工解读体检数据，同时为员工检后复查和健康指引提出合理化建议。

---

① 资料来源："健康科普与健康智慧服务"微信公众号，2023-05-29。

三、倡导健康生活、健康运动

园区内设有24小时健身房，配备有氧器械、局部力量器械共计40余台，专业教练定期指导；另外，还配有足球场、篮球场、网球场、乒乓球室，以及浪潮理发室、淋浴房和休息区等，满足员工工作之余的各类健身需求，实现劳逸结合。

四、关爱女性，设立浪潮爱心妈妈小屋

浪潮集团积极贯彻《女职工劳动保护特别规定》，每年对女职工进行妇科、乳腺及其他健康检查；加强对怀孕和哺乳期女职工的关爱和照顾，设立浪潮爱心妈妈小屋，为孕期、哺乳期女员工提供全方位、贴心细致的服务。小屋内部设有电动沙发、小柜子、冰箱、桌椅和壁挂式婴儿护理台，且小屋特别用隔断隔开，为妈妈们提供了舒适的私密空间。

五、制定防控应急预案，持续提升应变健康危害事件的管理能力

浪潮集团防疫、复工"两手抓"，并积极承担社会责任，对重点疫区捐款捐物，并积极投身到"科技战役"中，助力各行业企业复工复产、高质量发展，荣获"人民之选匠心品牌奖"。

1. 成立防控组织，建立防控机制。浪潮集团在第一时间成立了集团应急领导小组，并逐级成立新冠疫情应急防控工作组相关工作推进组，切实做好疫情防控工作；加强员工健康监控，全体人员需填写"疫情预防统计表"进行信息申报并每日跟踪。

2. 做好后勤保障，做到科学防控、群防群控。在各园区所有入园门口及相关楼宇入口均设立体温检测和卫生消杀点，对进园的每一位员工均进行体温检测，工作场所进行消毒；为减少扎堆拥堵，浪潮集团科技园施行错峰上班机制；统一进楼入口，关闭部分进入楼宇的侧入口，进行人员分流。

3. 提高员工的疫情防控意识并加强疫情防控培训。全员邮件发布防疫手册、通过集团微信公众号发布防疫手册、通过培训系统M-Learning组织全员培训，以便让员工明确定位自身现状，做好自身防护，同时也保护好他人。

在6年的发展过程中，浪潮集团制定了10多项健康制度，年减排二氧化碳达1302吨，园区绿化率超过30%，并通过了ISO 9001质量管理体系、ISO 14001环境管理体系、ISO 45001职业健康安全管理体系等认证，荣获人民之选匠心品牌奖、山东省首批全民阅读示范基地、中国典范雇主、中国年度最具发展潜力雇主等，建立浪潮幸福联盟生态圈，建设的节能减排建筑——浪潮集团总部S01楼获全国建筑质量最高奖"鲁班奖"。

未来，浪潮集团将继续坚持发展成果由员工共享，打造全方位、全周期的健康服务，从各个维度切实增强广大员工的成就感、获得感、幸福感，为推进健康中国建设贡献"浪潮力量"。

学习目标

1. 掌握了解组织行为学与健康组织行为学的关系
2. 了解组织行为学学科体系的特点和研究方法
3. 了解组织行为学的发展趋势
4. 了解作为组织行为学分支的健康组织行为学产生的背景、目标及研究内容

改革开放40多年来，我国社会经济各方面均取得了巨大发展，综合国力得到加强，如航空航

天、航母、高铁以及我国的经济体量跃居世界第二。2024年世界500强企业中，中国占据133个席位，仅次于美国的139家，位居世界第二。从天空到地面、海洋，再到整个社会经济等，这些举世瞩目的成就无不体现了中华儿女坚韧不拔的毅力和自强不息的精神。科学发展观和"五大"发展理念的提出、和谐社会的构建、"一带一路"倡议、健康中国、乡村振兴、"双碳"目标、"绿水青山就是金山银山"……从经济到社会各个领域再到自然环境的一系列新理念和新战略及其实施，标志着我国社会、经济、民生等各个领域正在发生和即将发生巨大变迁，同时也体现出我国在世界舞台上越来越具有积极的影响力。

发展是第一要务、人才是第一资源、创新是第一动力。自古以来，人是生产力中最为活跃的因素，国家的发展、企业的成就、个人的成功均取决于个体的行为，以及组成群体和组织行为及其行为间的良好互动。

此外，健康作为个体幸福的基础和社会经济可持续发展的重要资源，保障人的健康是人力资源开发的首要条件。习近平总书记（2020）《在教育文化卫生体育领域专家代表座谈会上的讲话》一文中指出："要把人民健康放在优先发展战略地位，努力全方位全周期保障人民健康，加快建立完善制度体系，保障公共卫生安全，加快形成有利于健康的生活方式、生产方式、经济社会发展模式和治理模式，实现健康和经济社会良性协调发展。"[①] 世界卫生组织的相关研究显示，在影响人类健康的诸多因素中，父母的遗传占15%，外部环境占17%，医疗卫生条件占8%，个人生活方式占60%。[②] 而生活方式是指一个人或群体在生活或者工作中表现出来的行为方式和生活习惯，归根结底是一个人或群体的行为表现。总之，个体或者群体的行为表现在健康的影响因素中占据绝大多数的比重，可见行为对人类健康的影响。依据时间的"三八原则"：一个人每天有8小时工作、8小时自由活动、8小时睡眠。如果用于工作的时间超过8小时，必然会挤占用于自由活动或者睡眠的时间，其结果直接影响个体的工作生活平衡甚至健康。因此，我们把健康融入组织行为学的依据或者说把"健康人力资本"作为组织行为学的一个重要因变量进行研究有充分的现实和理论依据。

第一节 （健康）组织行为学：定义、产生和发展历程

组织行为学是一门研究人的心理和行为规律的学科，虽然人的行为复杂、多变，但也遵循一定的规律。只要我们掌握并运用这些基本规律，就能够使我们自己以及自己管理的团队或组织得以健康发展和成长，成就我们所管理组织的基业长青。

一、相关概念

1. 组织

关于组织的概念，学界未有统一的说法，不同的学者、不同的专著或教材对组织概念的界定均有所差异，下面我们列举几个具有代表性的定义。

[①] 中共中央党史和文献研究院. 习近平关于健康中国论述摘编[M]. 北京：中央文献出版社，2024：35-36.
[②] 李鲁. 社会医学[M]. 5版. 北京：人民卫生出版社，2017.

斯蒂芬·P. 罗宾斯（Stephen P. Robbins）在其所著的《管理学》中认为：组织包括三个共同的特征，即明确的目的、精细的结构和人员。

陈国权（2006）认为：组织是指为了达到一定的目标，由两个或两个以上的人组成的系统。

张德（1999）认为：组织的存在必须具备三个条件，即组织是人组成的集合、组织是适应于目标的需要、组织通过专业分工和协调来实现目标。

本书认为，组织是指在一定的环境中，由两个或者两个以上的人按照一定的结构组成的，具有共同目标且利用组织所拥有的资源通过分工与协作的方式实现目标的系统。因此，组织必须满足以下四个条件：

一是人员组成——两个或者两个以上的人；

二是按照一定的结构组成的系统；

三是具有共同的目标；

四是通过分工与协作实现目标。

组织的形成既是个体（创建者）意志的结果，也是整个社会在运行过程中产生的社会化分工的结果。正如彼得·德鲁克（Peter F. Drucker）在《卓有成效的管理者》一书中多次提到："当今社会的组织机构中，任何一个都是为了给机构外部做出贡献，为了供给和满足'非内部成员'而存在的……组织是社会的一个器官，只有能为外部环境做出自己的贡献，才算有所成就。"[①] 在现实生活中组织到处可见，大到一个国家，小到一个家庭。例如，企业、医院、政府机构、学校、社会团体、研究所等几乎所有的组织都应该满足社会的需求和为社会做出某种贡献，否则其就没有存在的意义。

2. 行为

作为心理学名词，行为是指有机体在各种内外部刺激影响下产生的活动；作为社会学名词，行为是指人类或动物在生活中表现出来的活动方式及其具体表现，它是在一定的条件下，不同的个人、动物或群体表现出来的基本特征，或对内外环境因素刺激所做出的能动反应；[②] 作为生物学名词，动物行为（animal behavior）是指动物为满足个体的生存和种族繁衍的一切活动的总和。

徐联仓等（1994）认为："行为（behavior）是机体种种外显动作和活动的总和。"

人的行为有先天性行为和后天习得行为之分。例如，刚出生的婴儿会吃奶是先天性行为；吃饭用筷子夹是习得行为，等等。

3. 组织行为（陈国权，2006）[③]

组织行为学主要研究的是组织行为，组织行为是指人们作为组织成员时表现出来的，体现在个体、群体和组织三个层面上的行为。作为组织行为学的主要研究内容，一方面，组织行为是人作为组织成员时表现出来的行为；另一方面，组织行为学所研究的组织行为从三个层面展开，即个体行为、群体行为和组织行为。

个体行为——人作为组织的一员时表现出来的工作行为、知觉行为、归因行为、学习行为、决策行为、组织公民行为等。

---

① 德鲁克. 卓有成效的管理者 [M]. 许是祥, 译. 北京：机械工业出版社, 2005.
② 刘辛军, 于靖军, 谢福贵, 等. 行为机构学与高端装备创新设计 [J]. 机械工程学报, 2023, 59 (19)：202-212.
③ 陈国权. 组织行为学 [M]. 北京：清华大学出版社, 2006.

群体行为——人们作为群体成员整体表现出来的行为，如群体的正常工作行为、群体中的人际互动行为（沟通、谈判、冲突处理、领导）、从众行为、社会惰化、社会助长等。

组织行为——人们作为组织成员整体表现出来的行为，如组织的正常运作，组织中的信息流动，组织决策，组织中的政治行为，组织学习、组织变革、组织发展、组织之间的交流与合作等。

课堂讨论

试列举并归纳与员工健康有关的个体行为、群体行为和组织行为。

二、组织行为学

组织行为学是一门交叉学科，也是行为科学的一个分支，主要研究组织中人的心理和行为规律，国内外学者关于组织行为学有不同的定义。

美国学者威廉·迪尔（William Dear）认为："组织行为学是一门应用社会科学，研究工作组织中个人、团体和组织的行为问题。"

美国学者斯蒂芬·P. 罗宾斯（Stephen P. Robbins）认为："组织行为学是一个研究领域，它研究个体、群体以及结构对组织内部行为的影响规律，以便应用这些知识来提高组织的效能。"

加拿大学者乔·凯利（Joe Kelly）认为："组织行为学是对组织的性质进行系统研究，研究组织是怎样产生、成长和发展的，它怎样对各个成员、对组成这些组织的群体、对其他组织以及更大的机构发生作用。"

我国学者徐联仓（1994）认为："组织行为学是依据实证研究科学的分析方法，综合运用心理学、社会学、文化人类学、政治学等学科中的有关知识，系统地研究各种组织中人的心理和行为规律的科学。"

我国学者张德（1999）认为："组织行为学是研究组织中人的心理和行为表现及其规律，提高管理人员预测、引导和控制人的行为的能力，以实现组织既定目标的科学。"

本书认为，组织行为学是综合运用有关学科（包括心理学、社会学、管理学、政治学、文化社会学等）的知识，利用一定的研究方法针对各类组织中的人的心理和行为规律进行系统研究，用以预测、引导人的行为去实现组织目标的科学。

这个定义有以下四层含义。

第一，组织行为学综合利用心理学、社会学、政治学、社会心理学、管理学、文化社会学等学科的知识，是介于这些学科之间的一门综合性的交叉学科。

第二，组织行为学利用一定的研究方法。这些研究方法有经验和逻辑思辨的方法，也有实证研究方法，而组织行为学的研究方法以实证研究为主。

第三，组织行为学的研究对象是各类组织中人的心理和行为规律。一方面，组织行为学研究组织中的人分为三个层次，即个体、群体和组织；另一方面，组织行为学既研究人的心理活动的规律性，又研究人的行为活动的规律性，是把二者作为一个统一体来研究。人的心理和行为有着密切的联系，心理活动是行为的内在依据，行为是心理活动的外在表现，因此，我们必须把二者统一起来研究。

第四，组织行为学研究的最终目标是实现组织目标。组织行为学通过对组织中人的心理和行为规律的研究，把握其规律并运用规律对人的行为进行预测和引导，以实现组织目标。

课堂讨论

作为一家企业，其目标可能集中在以下几个方面。

利润最大化：企业追求利润最大化是其基本目标之一。利润是企业生存和发展的基础，通过有效的经营管理，企业力求在市场竞争中获得最大的经济回报。

市场份额最大化：企业可能以市场份额最大化为目标，通过扩大市场份额来提高市场地位和竞争力。

企业价值最大化：在长期发展中，企业可能以价值最大化为目标，这涉及企业的综合价值，包括市场份额、盈利能力、品牌影响力等多个方面。

可持续发展：企业需要平衡短期利润和长期发展，确保上下游合作伙伴的合理利润，营造健康的产业链，从而实现可持续发展。

社会责任：企业不仅要追求经济效益，还要承担社会责任，为社会创造价值，推动社会进步。

这些目标相互关联，共同构成企业的整体发展战略。企业通过满足客户需求、提高产品质量、提升技术创新和管理水平来实现这些目标，从而在市场竞争中立于不败之地。

试问：如果把提升员工的健康水平也作为企业的主要目标之一，结合本章开篇案例思考：企业的人力资源管理应该如何转型？把员工健康作为企业的主要目标与企业的社会责任有何关系？

三、健康组织行为学

（一）概念

健康组织行为学是在健康中国战略背景下，在组织行为学的学科基础上，融入积极组织行为学、健康管理、健康心理学、健康社会学等学科的理论，把员工的健康纳入组织行为学研究的因变量中，在组织行为学探讨内容的基础上，分别从个体、群体和组织层面探讨有助于提升员工健康水平的心理和行为规律，目的是提升员工的健康水平，为各类组织实施健康管理提供理论依据和实践参考的一门学科。

简言之，健康组织行为学是组织行为学的一个分支，专注于研究组织成员的健康行为及其对组织绩效的影响。它旨在通过理解和管理员工的健康行为，提升组织的整体健康水平和生产效率。

如果说组织行为学研究的内容如图 1-1 所示，那么健康组织行为学的研究内容就如图 1-2 所示。

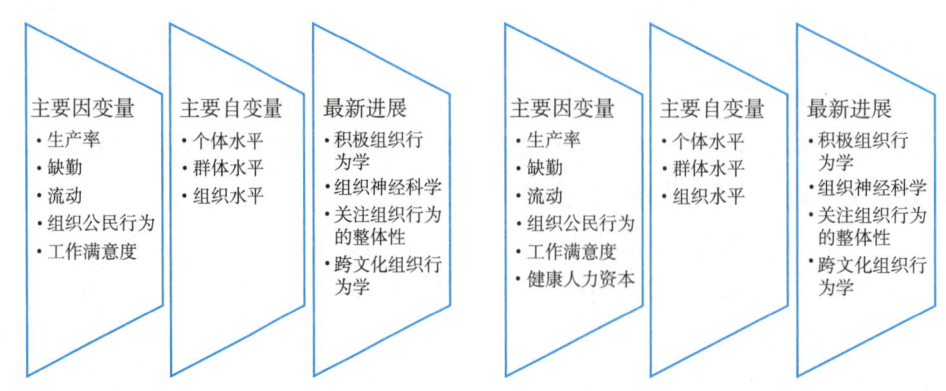

图 1-1 组织行为学的研究内容　　图 1-2 健康组织行为学的研究内容

资料来源：《组织行为学》编写组. 组织行为学 [M]. 北京：高等教育出版社，2019.

从图 1-1 和图 1-2 的比较来看，健康组织行为学与传统组织行为学的主要区别在于增加了一个因变量——健康人力资本。因为组织行为学是为各类组织制定管理制度提供理论指导，健康组织行为学为各类组织把"健康"融入其战略以及把"健康类指标"融入绩效管理提供理论指导。因此，我们对健康组织行为学做如下描述性定义：

健康组织行为学是综合运用有关学科（包括心理学、社会学、管理学、政治学、文化社会学等）的知识，利用一定的研究方法对各类组织中的人的心理和行为规律进行系统研究，用以预测、引导人的行为去实现组织目标，促进组织可持续健康发展并最终实现员工、组织及社会多赢局面的一门学科。

从以上定义可以看出，掌握健康组织行为学的定义，除要理解上面提到的组织行为学的四层含义外，还需掌握以下四点。

第一，健康组织行为学所提到的组织战略一定是融入了健康基因的组织战略，即把员工的健康作为组织战略的重要内容来实施。

第二，本质上，组织战略中所包含的健康也是健康中国战略的一个组成部分。

第三，健康组织行为学倡导的健康，一方面是为了提升员工的健康水平，另一方面也是为了组织自身的健康可持续发展，还有就是其本身也是各类组织的社会责任的体现。

第四，健康组织行为学并非为了标新立异而创造的一门新的学科，而是组织行为学的一个分支，是在传统组织行为学基础上借助积极组织行为学的理念，把"健康人力资本"作为因变量纳入组织行为学的研究体系，其本质仍然是组织行为学，所以，在研究方法、研究模式等方面与组织行为学并无差异。因此，在后面的介绍中我们仍然以组织行为学学科体系为整体框架，在个别知识点中融入有关健康的理念和方法，以激发读者健康理念和提升其健康管理能力。

（二）组织行为学与健康组织行为学的区别和联系

组织行为学与健康组织行为学的区别和联系见表 1-1。

表 1-1 组织行为学与健康组织行为学的区别和联系

	组织行为学	健康组织行为学
健康组织行为学是组织行为学的一个分支		
理念	以组织理性为主	人的全面发展
内容	以生产率、缺勤率等为主要因变量	在传统组织行为学基础上增加"健康人力资本"作为因变量
对人性的看法	着眼于传统的人性假设，如经济人、社会人、自我实现人等	假设人是为了追求高质量生活的"绿色人"或者其他有利于人的全面发展的"幸福人"等
研究目标	实现组织目标	把员工、组织及社会目标结合在一起，致力于员工、组织及社会共赢
与人力资源管理的关系	为人力资源管理提供理论指导	同时为人力资源管理和健康管理提供理论指导

四、组织行为学产生、发展的历史

管理的出现应该滞后于组织，人们总是参与到各种组织，组织也为了服务于人们的需求而一直存在。这些需求是多种多样的，而且通过组织活动得以体现。随着人们越来越理性，对于利用物质和人力资源以实现目标满足需求的"艺术"的理解也在不断发展，这种"艺术"就被称为"管理"。

综观历史，在不同的文化价值观念和制度框架下，有关人、管理和组织的观点会不断变化。管理思想既是文化环境中的一种过程，也是文化环境的一种产物。由于组织的存在，为了满足人们的各种需求对物质和人力资源进行利用的"艺术"在这种环境的变迁中也在不断地发生着变化。组织行为学在西方的发展过程可以粗略地分为以下几个阶段。

阅读材料

科学管理不是任何效率策略，不是确保效率的任何措施，也不是任何效率策略的组合。它不是一套新的成本核算制度，不是新的报酬支付方案，也不是计件工资、分红制度。它绝不是任何报酬支付方案，不是用于实时监控、记录工人的行为，不是工时研究，不是动作研究，也不是对工人的动作分析。它不是复制和制作一大堆表格，然后放在一组工人面前，说："这就是你的制度，拿去吧。"它不是工长分工制或职能制，不是提及科学管理时人们通常联想到的任何策略。听到"科学管理"这个词，人们通常会想到一个或几个策略，但它并不是其中任何一个。我并不鄙视成本控制系统、工时研究、工长分工制或职能制，也不鄙视任何新改进的报酬支付方案或者任何效率策略，我所强调的是，这些策略不完全或完全不是科学管理。它们是科学管理有用的附件，正如它们也是其他管理系统有用的附件一样。

从本质上说，科学管理对于在具体公司或者行业里工作的人来说，将是一场心理革命，他们对工作的责任、对同事的责任、对雇主的责任，都是一场彻底的心理革命。同样，对于管理层——工长主管、企业所有人和董事会——也将是一场彻底的心理革命，他们对管理层同事的责任、对工人的责任、对日常出现的问题的责任，也是一场彻底的心理革命。如果没有双方彻底的心理革命，科学管理就无从谈起。

这就是科学管理的本质：伟大的心理革命。

资料来源：雷恩，贝德安. 管理思想史[M]. 孙健敏，黄小勇，李原，译. 北京：中国人民大学出版社，2014.

第一阶段：古典管理理论

1. 科学管理阶段

19世纪末20世纪初，管理真正成为一门科学，这一时期被称为科学管理阶段。1911年泰勒（Frederick Winslow Taylor）出版的《科学管理原理》和1912年出版的《科学管理》较为全面地论述了科学管理理论。这一阶段虽然对人性的研究内容极少，但也开启了组织行为学研究的开端。美国女管理学家莉莲·吉尔布雷斯（Lillian Moller Gilbreth）于1914年出版了《管理心理学》，力图把早期心理学的概念应用到科学管理的实践中，但当时并没有引起人们的足够重视，未成为一门学科，管理心理学这一概念也未得到广泛的认可。

2. 法约尔的管理理论

亨利·法约尔（Henri Fayol）长期从事具体的工厂管理工作，他将自己的工作经验和思考凝聚在了他的著作《工业管理和一般管理》（1916）之中，从四个方面阐述了他的管理理论：企业职能不同于管理职能，后者包含在前者之中；管理教育的必要性与可能性；工作分工、职责明确、纪律严密、统一指挥、统一领导、整体利益、报酬合理、集权与分权适当、等级链、秩序、公平、稳定、创新和团结等管理的十四条原则；管理的计划、组织、指挥、协调和控制等五项职能，对后来具有深远的影响。由于其突出的贡献，法约尔被后人称为"管理过程之父"。

3. 韦伯的组织管理理论

被称为"组织理论之父"的德国思想家、管理学家马克斯·韦伯（Max Weber），在其著作《社会和经济理论》中提出了"官僚组织"的组织理论，主张建立一个高度结构化、正式化、非人格化的"理想的行政组织体系"，他认为这是对个人进行控制最合理的手段，是提高劳动生产率最有效的方式，而且在精确性、稳定性、纪律性和可靠性方面优于其他组织。

可见，古典管理理论的研究侧重于管理职能、组织方式等方面的研究，对人的关注较少，对人的心理和行为几乎不予考虑。

第二阶段：人际关系学派

1. 罗伯特·欧文（Robert Oven）——人际关系之父

欧文是19世纪最有成就的实业家之一。他18岁创办了自己的第一家工厂，耳闻目睹了个人生活的残酷现实。1825年，他在与人合办的新拉纳克工厂进行了全面的改革试验：改善工作条件；限制童工的最低年龄；缩短劳动时间；为工人提供厂内膳食；设立按成本价出售生活必需品的商店；建造住房、修筑街道、改善居住条件等。他是一个理想主义者，倡导的是一个减轻工作痛苦的"乌托邦"，比自己所处的时代超前了100多年；在管理史上首次提出关心人的哲学，对管理和组织行为研究具有巨大贡献。他在企业中试图创建一种新型的人际关系，被称为"人际关系之父"。

2. 梅奥（Mayo）的霍桑实验

由于以泰勒、法约尔、韦伯等为代表的古典管理理论强调管理的科学性、合理性和纪律性，对管理中人的因素和作用没有给予足够的重视，在20世纪20年代的管理实践中遇到很多困惑，很难有效达成提高生产率和利润的目的。在这种情况下，探索新的管理思想、理论和方法就成为必然。1924—1932年，美国哈佛大学教授、心理学家梅奥（Mayo）等人，在美国西屋电器的霍桑工作室进行了霍桑实验，主要有照明实验、福利实验、访谈实验和群体实验，提出了具有重大意义的结论：员工是"社会人"而非"经济人"，企业中存在"非正式组织"。梅奥认为：影响生产率的根本原因不是工作条件，而是工人自身；在决定工作效率的因素中，工人被团体接受的融洽性和安全感比奖励性的工资更重要。

人际关系学派的出现使人们对人的本性及其组织绩效之间的关系有了新的认识，也为管理理论和管理实践的发展开辟了新的途径。

第三阶段：组织行为学的产生

1. 人际关系和组织行为

直到20世纪60年代，那些在行为科学领域有造诣的人，如心理学家、社会学家和人类学家，对一般管理理论几乎还没有影响。确实，已经出现了亨利·明茨伯格（Henry Mintzberg）、梅奥、库尔特·勒温（Kurt Lewin）以及其他一些人，但是他们的观念仍未摆脱法约尔和泰勒思想的桎梏。

后来，亚利桑那州立大学教授基思·戴维斯（Keith Davis）进一步演变和发展了人际关系学说。1957年，戴维斯将工作场所中的人际关系定义为："通过激励人们在工作中相互合作、提高生产效率，并使其获得经济、心理和社会满足，从而在工作环境中整合成为一个整体"。这标志着现代人际关系理念的开始。戴维斯的现代人际关系理念给人的社会本质增添了经济和心理层面，把人际关系从感性的基础推向了寻求一种与工作场所行为研究相关的实证基础。因此，戴维斯被称为"人际关系先生"。

2. X 理论和 Y 理论

美国著名的行为科学家道格拉斯·麦格雷戈（Douglas M. Mc Gregor）发现人际关系模型不足以解释组织生活的复杂性和现实性。

1953 年，麦格雷戈开始系统地阐述那些将改变其管理定义的观点："一位管理者认为，总体而言，人是懒惰的、不值得信任的和与管理者对着干的；另一位管理者认为，总体而言，人具有合作精神，并且是友好的，那么他们两人做出的决定将会大相径庭。"在《企业的人性面》一书中，麦格雷戈扩展了这个观点，指出管理者对人的本质和行为的假设对管理者的工作风格具有重要影响。麦格雷戈阐述的第一种假设被称为"X 理论"，它代表的是"传统的指挥和控制的观点"。X 理论的假设是：

（1）普通人生来就厌恶工作，而且只要有可能就想逃避工作；

（2）由于厌恶工作是人的本性，因此必须使用惩罚措施来强迫和控制他们，以鞭策他们竭尽全力实现组织目标；

（3）普通人倾向于受人指挥，选择逃避责任，相对而言几乎没有进取心，将工作安全看得重于一切。

麦格雷戈对第二组假设的阐述被称为"个人目标与组织目标的整合"，这一理论被称为"Y 理论"：

（1）一般人的本性并不厌恶工作，如果给予适当机会，人们喜欢工作，并渴望发挥其才能；

（2）多数人愿意对工作负责，寻求发挥能力的机会；

（3）能力的限制和惩罚不是促使人们为组织目标而努力的唯一办法；

（4）激励在需要的各个层次上都起作用；

（5）想象力和创造力是人类广泛具有的；

（6）在现代工业条件下，普通人的智力潜能仅部分得到了利用。

3. 组织行为学的产生

美国管理学家莉莲·吉尔布雷斯（Lillian Moller Gilbreth）1914 年首次使用了"管理心理学"这个名词，随后莱维特为《心理学年鉴》所写的一篇文章的标题中首次采用了"组织心理学"这一名词；1960 年，美国心理学协会第十四分会——工业心理学会改名为工业和组织心理学分会，其目的是强化比个体差异测定更为广泛的组织问题的研究。随着这一学科从个体到群体的研究，再到组织的演变，其研究机构也发生了变化，它从大学的心理学院转入管理学院系。在 20 世纪 50 年代末，这些学院在组织教师队伍时更多地吸纳了社会心理学家和人类学家。从这批学者中产生出来的研究项目开始取名为"组织行为学"。[①] 自此以后，组织行为学这一名词被沿用至今。[②] 组织行为学取名有以下两层含义。

[①] 卜乃琳. 美国学者谈组织行为学的起源 [J]. 经济管理, 1985（5）: 63.
[②] 李永瑞, 等. 组织行为学 [M]. 2 版. 北京: 高等教育出版社, 2012.

（1）强调了组织的概念

组织行为学研究的是组织中的人的心理和行为规律，是从个体到群体再到组织的研究。其最终目标是为组织战略服务，为组织目标的实现探究途径。

（2）组织行为学兼收并蓄各种理论

在管理学发展的百年历史中产生了大量的管理理论，可用"管理理论的丛林"来表述，而组织行为学正是集各种管理理论（如组织中的领导理论、组织中的决策行为理论、关于组织中人的管理理论等）于一体，共同作用于组织，为实现组织目标服务。除管理理论外，组织行为学还吸收和借鉴了心理学、社会学、社会心理学、人类学、政治学、历史学、工程学、经济学等学科的概念、理论、知识和方法，成为一门多学科交叉的综合学科。

第二节 （健康）组织行为学学科体系及特点

正如前面所述，组织行为学是利用管理学、心理学、社会学、社会心理学、人类学、政治学、历史学、工程学、经济学等学科的概念、理论、知识和方法研究组织中人的心理和行为规律为实现组织目标服务的一门交叉学科。

一、与组织行为学相关的学科

1. 心理学

心理学是一门研究人类心理现象、精神功能和行为的科学，既是一门理论学科，也是一门应用学科。包括基础心理学与应用心理学两大领域。组织行为学将心理学所研究的知觉、认知、情感、人格、行为、人际关系、能力、价值观、态度、社会关系等应用于个体层面的心理和行为规律的研究，为组织的人力资源管理提供依据。

2. 社会学

社会学是系统地研究社会行为与人类群体的学科，组织行为学关于群体的分析很多知识来源于社会学，如群体的形成、群体中成员的角色/地位/关系、工作团队的设计等。

3. 社会心理学

社会心理学（social psychology）研究个体和群体在社会相互作用中的心理和行为发生及变化规律。组织行为学中行为改变、态度改变、群体过程以及群体决策等与社会心理学密切相关。

4. 人类学

人类学（anthropology）是从生物和文化的角度对人类进行全面研究的学科群。组织行为学中有关组织文化、跨文化管理的知识来源于人类学。

5. 政治学

政治学是一门以研究政治行为、政治体制以及政治相关领域为主的社会科学学科。组织行为学中的权力、冲突和政治等知识来源于政治学。

具体见图1-3。

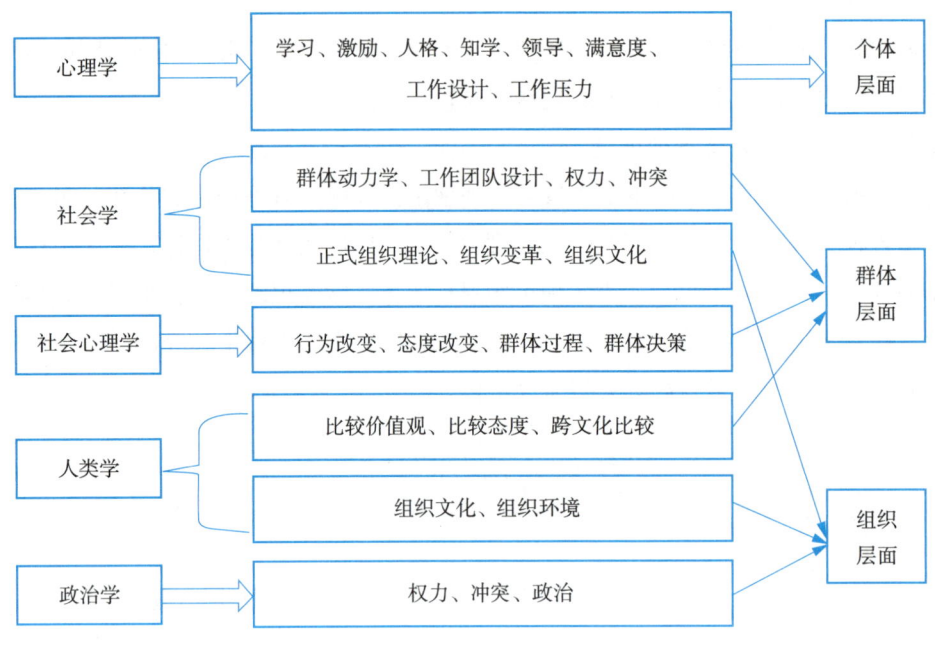

图 1-3 组织行为学相关学科

除上述学科外,组织行为学还从很多学科中吸收知识,比如经济学、人类工效学、工程学、信息科学等。

二、组织行为学学科体系

组织行为学是研究组织内人的心理和行为规律的学科,包括三个层面,即个体层面的心理和行为规律、群体层面的心理和行为规律、组织层面的心理和行为规律,见图1-4。

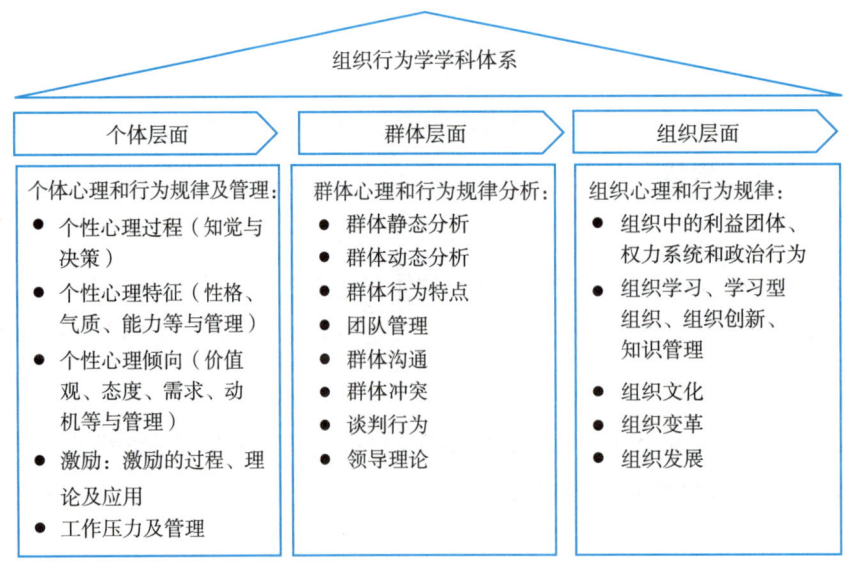

图 1-4 组织行为学学科体系

1. 个体层面的心理和行为规律

（1）个体的行为模式——勒温函数：$B=f(P, E)$

B（Behaviour）——行为；P（People）——个性、个人；E（Environment）——对应心理动力场的解释环境。其中，组织行为学探究的 P 主要是人的个性心理，包括三方面内容，即个性心理特征：气质、性格、能力等；个性心理过程：知觉、归因、学习、决策等；个性心理倾向：价值观、态度、需求、动机、兴趣等。

阅读材料

库尔特·勒温（Kurt Lewin，1890—1947），德裔美国心理学家，拓扑心理学的创始人，实验社会心理学的先驱，格式塔心理学的后期代表人，传播学的奠基人之一。

他是现代社会心理学、组织心理学和应用心理学的创始人，常被称为"社会心理学之父"，是最早研究群体动力学和组织发展的人。勒温对现代心理学，特别是社会心理学，在理论与实践上都有巨大贡献。

为了更好地说明心理动力场，勒温提出了一个新的概念，即心理生活空间（lifespace），也简称生活空间。生活空间实际上就是心理动力场和拓扑学、向量学相结合的另一种心理学化的表现方式，$B=f(P, E)$ 这一公式就代表了一个人的生活空间。在这个公式里，B 代表行为，f 是指函数关系（也可以称为一项定律），P 是指具体的一个人，E 是指全部的心理动力场的解释环境。用文字来解释这个公式，就是说行为随着人与环境这两个因素的变化而变化。为了更确切地分析一个人在特定情境中的行为，勒温提出了"心理环境"这一概念，心理环境是指实际影响一个人产生某一行为的心理事实（有时也称事件）。

资料来源：360 百科：https：//baike.so.com/doc/5572330-5787526.html。

（2）个体行为模式的应用

个体行为模式在心理学、社会学和管理学等众多学科中都有应用。在心理学领域，我们探讨个体情绪的稳定性、个体的自律性及外向性等；在社会学领域，我们探讨消费者行为；在管理学领域，我们探讨组织行为及个体特质与行为等。总之，应用个体行为模式使我们更好地理解个体行为背后的原因和机制，从而优化产品的设计、营销策略和团队管理等。具体到本书，我们将运用该模型探讨激励及相关理论、工作压力、工作设计、工作生活平衡、员工多元化管理等。

2. 群体层面的心理和行为规律

在群体层面的心理和行为规律这一部分，我们将分别从静态和动态的角度探讨如何提高群体的实际有效性。群体的静态分析包括群体成员的组成及其特点、群体结构、群体角色等内容；群体的动态分析我们将探讨群体内成员如何互动才能提升互动的增量、减少互动的减量以提高群体实际有效性，主要包括群体内的协作（团队）、领导及沟通及其相关理论。

3. 组织层面的心理和行为规律

组织层面的心理和行为规律是指体现在组织整体的心理和行为，如组织文化、组织学习和组织变革与发展等。

4. 过度劳动行为及规制

与其他组织行为学的不同在于，我们在本书中增加了"过度劳动行为及规制"一章。劳动者过度劳动问题本身是一个社会问题，但与各类组织的管理也有着密切的关系。无论是过度劳动产生的原因、危害还是规制措施，既可从个体层面分析也可从组织乃至社会层面探讨。因此，本书把这一章从个体、群体和组织这三个层面的探讨中独立出来。

三、组织行为学研究方法

1. 组织行为学变量

（1）因变量。因变量是组织行为学要解释和预测的关键因素，主要包括个体层面的生产率、缺勤率、流动率、工作满意度（罗宾斯，2008）。在本书中，将增加员工的健康状况、幸福感等积极心理学的因素；群体层面主要研究群体的有效性（实际有效性和潜在有效性以及群体互动过程的增量和减量）；组织层面主要考虑组织的整体有效性，如组织文化的有效性、组织变革行为效率与效果等。

（2）自变量。组织行为学通常把下列因素作为自变量来进行研究。个体层面的自变量有三个方面，个性心理特征：气质、性格、能力等；个性心理过程：知觉、归因、学习、决策等；个性心理倾向：价值观、态度、需求、动机、兴趣等。群体层面的自变量有群体的行为基础、沟通、谈判、冲突、领导行为；组织层面，我们将考虑组织文化、组织变革、组织发展等因素。

（3）中介变量。中介变量是自变量对因变量发生影响的中介，是自变量对因变量产生影响的实质性的、内在的原因。

（4）调节变量。如果变量 Y 与变量 X 的关系是变量 M 的函数，就是说，Y 与 X 的关系受到第三个变量 M 的影响，则 M 为调节变量。调节变量可以是定性的（如性别、种族、学校类型等），也可以是定量的（如年龄、受教育年限、刺激次数等），它影响因变量和自变量之间关系的方向（正或负）和强弱。①

2. 组织行为学研究方法

实验研究。实验研究是指针对某一问题，根据一定的理论或假设进行有计划的实践，从而得出一定的科学结论的方法。为了进一步阐明实验研究法的宗旨，我们需要搞清楚假设、常量和变量的概念。

现场研究。现场研究又称实地研究，有别于学院的高度控制的实验室研究。现场研究需要研究者进入实际环境进行长期观察、采访，搜集大量数据和资料，并最终通过分析得到相应结论或推论。通常情况下，现场研究耗时较长，有的时间跨度以年为单位。②

问卷研究。问卷法是目前国内外社会调查中使用较为广泛的一种方法。问卷是指为统计和调查所用的、以设问的方式表述问题的表格。问卷法是指研究者用这种控制式的测试对所研究的问题进行度量，从而搜集到可靠的资料的一种方法。问卷法大多用邮寄、个别分送或集体分发等方式发送

---
① 郭少阳，陈彦垒. 内外因视野下的大学生职业生涯规划辅导研究［J］. 潍坊工程职业学院学报，2013，26（5）：40-42.
② 王芳. 论政法干警试点班的培养目标与教学形式［J］. 辽宁公安司法管理干部学院学报，2011（1）：90-92.

问卷，由调查者按照表格所问来填写答案。一般来讲，问卷较之访谈表要更详细、完整和易于控制。问卷法的主要优点在于标准化和成本低。问卷法通过设计好的问卷工具进行调查，这就要求问卷设计必须规范化且可计量。

数据分析。 数据分析是指用适当的统计分析方法对收集来的大量数据进行分析，提取有用信息和形成结论从而对数据加以详细研究和概括总结的过程。[1] 这一过程也是质量管理体系的重要支撑环节。在实际应用中，数据分析可帮助人们做出判断，以便采取适当行动。

案例研究。[2] 实地研究的一种。研究者选择一个或几个场景为对象，系统地收集数据和资料，进行深入研究，用以探讨某一现象在实际生活环境下的状况。适合当现象与实际环境边界不清而且不容易区分，或者研究者无法设计准确、直接又具系统性控制变量的时候，回答"如何改变""为什么变成这样"及"结果如何"等研究问题，同时包含特有的设计逻辑、特定的资料搜集和独特的资料分析方法。可采用实地观察行为，也可通过研究文件来获取资料。研究更多偏向定性，在资料搜集和资料分析上具有特色，包括依赖多重证据来源，不同资料证据必须能在三角检验的方式下收敛，并得到相同结论；通常有事先发展的理论命题或问题界定，以指引资料搜集的方向与资料分析的焦点，着重对当时事件的检视，不介入事件的操控，可以保留生活事件的整体性，发现有意义的特征。相较于其他研究方法，案例研究方法能够对案例进行厚实的描述和系统的理解，对动态的相互作用过程与所处的情境脉络加以掌握，可以获得一个较为全面与整体的观点。

第三节 组织行为学发展趋势

经过多年的发展，组织行为学已经具备较为完善的体系，随着社会经济、文化、科技等环境的变化，在研究内容、研究方法以及视角上都有新的发展。

第一，组织行为学所研究的组织概念的扩展。组织行为学研究组织内人的心理和行为规律，这个组织越来越成为一个开放的系统，越来越由组织内拓展至组织外。例如，不仅研究组织内的个体、群体、组织三个层面，而且将研究对象拓展至组织之间的行为。

第二，组织行为学有关概念将进一步深化和细化。传统的组织行为学研究个体的个性、能力、性格、价值观、态度等，现在有学者将其深入和细化至员工的建言行为、上下级关系、员工心理资本、社会资本等变量。

第三，组织行为学与其他学科的交叉和融合将得到加强。组织行为学是一门交叉学科，具有跨学科特性，随着研究的进一步加强，这种交叉和融合将越来越深入，越来越宽泛。除了和前面提到的学科交叉，组织行为学未来将吸收系统科学、信息科学等知识和理论。

第四，组织行为学要解决的问题将更加复杂多变。就像任何一个组织都不是孤立的一样，学科的发展会受到很多学科发展的影响，随着组织行为学相关学科领域的发展，随着环境的复杂多变，组织行为学要解决的问题越来越复杂。

第五，随着经济的发展、人们生活水平的提高、员工工作观的变化、对人本质认识的深入，组

---

[1] 张光伟. 应用数据分析 提高信息系统建设质量 [J]. 交通企业管理，2020 (5)：58-60.
[2] 陆雄文. 管理学大辞典 [M]. 上海：上海辞书出版社，2013.

织行为学越来越多地转向积极组织行为学领域的研究，从单纯地研究组织绩效、组织生产率，转向研究员工的工作生活质量、员工的幸福感、人力资源的可持续开发和利用等。

本章小结

本章共分为三部分：第一部分对组织行为学的定义及相关概念做了介绍，对组织行为学的产生和发展历程做了梳理；第二部分对组织行为学学科体系、相关学科及研究方法进行了介绍；第三部分介绍了组织行为学的发展趋势。

复习思考题

1. 什么是组织行为学？组织行为学的产生和发展经历了哪些阶段？各阶段的特点及主要观点有哪些？
2. 组织行为学研究的对象是什么？分为哪几个层面的研究？
3. 组织行为学的研究和发展趋势如何？
4. 什么是健康组织行为学？

本章关键词

1. 组织（Organization）
2. 行为（Behavior）
3. 组织行为学（Organization Behavior，OB）
4. 科学管理（Scientific Management）
5. 霍桑实验（Hawthorne Studies）
6. X 理论（X theory）
7. Y 理论（Y theory）

第二章
知觉、归因、决策与健康

开篇案例

知微者胜[①]

1791年深秋，拿破仑的一支大军在皮舍格柳将军的统率下向荷兰进军。荷军自知不敌，便把运河水放出来阻挡法军的攻击，法军面对大水无可奈何开始撤退时，统帅皮舍格柳发现树上的蜘蛛正在大量吐丝结网，联想到干冷天气即将来临，江河即将封冻，果断命令部队停止撤退。果然寒潮到来，江河封冻，法军踏冰过河，攻占了荷兰要塞，取得了胜利。

表面上看，蜘蛛吐丝结网和是否撤军毫无关系，但皮舍格柳有着丰富的昆虫学和气象学知识，他知道蜘蛛大量吐丝是干冷气候到来的前兆，气候干冷则河水就要结冰，河水结冰则军队可踏冰前行，继续进攻。

很显然，本案例中的皮舍格柳的正确决策来自其渊博的学识和洞隐烛微的能力。因此，决策者知识储备的质量和数量直接影响到决策者对客观现象的知觉质量，会进一步影响到决策的结果。

学习目标

1. 掌握知觉、感觉的概念，掌握知觉的影响因素
2. 理解知觉与决策的关系
3. 掌握产生知觉偏差的原因及影响
4. 掌握归因的概念及相关理论
5. 了解归因错误及可能产生的后果
6. 结合管理实践理解知觉、归因在管理中的应用
7. 掌握健康知觉的概念及内容，了解健康概念的演变

第一节　关于人的行为模式的四种观点

既然组织行为学是研究人的心理和行为规律的科学，那就先要回答最基本的问题——人的行为与心理有何关系？人的行为是如何产生的？杨锡山等（1986）在《西方组织行为学》[②] 中指出，关

---

① 张自廉. 知微者胜 [N]. 解放军报，2019-09-24（7）；徐刚. 知觉与决策 [J]. 新东方，2003（Z2）：66.
② 杨锡山，等. 西方组织行为学 [M]. 北京：中国展望出版社，1986.

于人的行为的产生，有四种不同的观点，分别如下。

1. 沃森（John B. Watson）的 S-R 模式

S（Stimulate）——刺激；R（React）——反应。沃森认为，行为就是心理刺激和反应之间的联结，典型的"黑箱"观点。沃森没有关注"黑箱"本身，而是把重点放在刺激与行为的关系上。

2. 托尔曼的 S-O-R 模式

阅读材料

爱德华·托尔曼（Edward Chace Tolman，1886—1959），美国心理学家，以研究行为心理学著称。他是新行为主义的代表，目的行为主义的创始人，力图客观了解行为的目的性，对学习心理学有较大的贡献，提出了整体行为模式和中介变量的概念，弥补了华生古典行为主义的缺陷，并建构了符号完形理论，被称为"认知心理学的先驱"。

托尔曼修正了沃森的观点，在刺激和反应之间加入个体的内在条件——中介变量（O），前述的 S-R 模式就变为 S-O-R 模式了。显然，托尔曼开始尝试打开"黑箱"了。

3. 勒温的行为函数

勒温认为，人的行为是个体特征变量和环境变量的函数，即 $B=f(P, E)$。B（Behaviour）——行为；P（People）——个性、个人；E（Environment）——全部对心理动力场的解释环境；f—函数关系。这一阶段，行为科学家打开了"黑箱"的两道大门——人和环境，看到了"黑箱"中的若干重要因素。

4. 华莱士的个体行为与绩效模式

华莱士将勒温函数进一步具体化，总结了影响个体行为的心理因素，提出了个体行为与绩效模式（见图2-1）。该模式进一步深入"黑箱"，把知觉、学习、个性、动机、能力作为中介变量，并把行为与绩效、评价和奖惩联系了起来。

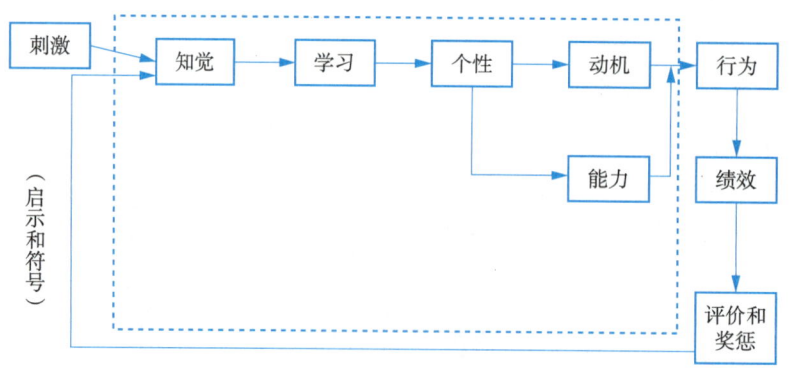

图 2-1　华莱士的个体行为与绩效模式

除上述中介变量外，人的行为还受到很多心理因素的影响，从这一章开始，我们将探讨个体层面的行为及其影响因素和提升个体健康水平的策略。

第二节　知觉与健康

一、感觉与知觉

1. 感觉的概念

感觉是指客观事物直接作用于人的感觉器官，在人脑中所产生的对事物的个别属性的反应。人对客观事物的认识是从感觉开始的，它是最简单的认识形式。[①]

感觉可以反映客观事物的个别属性。例如，我们可以通过视觉反映客观事物的形状和颜色，可以通过味觉反映它的味道，可以通过嗅觉反映它的气味，也可以通过触觉反映物体表面的粗糙程度。

感觉也可以反映我们自身的运动和状态。例如，人们可以感觉到脚在走路，感觉到身体是直立还是倾斜，感觉到饥饿，等等。

感觉虽然是一种极简单的心理过程，但感觉又是各种复杂的心理过程（如知觉、记忆、思维）的基础。[②]

2. 知觉的概念

知觉是客观事物直接作用于人的感觉器官，人脑对客观事物整体的反映，是人对感觉信息的组织和解释过程。知觉包括时间知觉、空间知觉和运动知觉。知觉也可以按照对象不同分为社会知觉和物体知觉，前者是对人和人际关系的知觉，后者是对人之外的物的知觉。

知觉与感觉通常没有明确的界限，感觉是信息的初步加工，知觉是信息的深入加工。作为对事物整体属性反映的知觉，是一种积极的、能动的认识过程，这种能动性体现在以下三个方面。

（1）知觉的选择性。在同一时刻进入我们各种感官渠道的信息十分丰富，但是我们不可能同时予以加工，只是选择其中一部分信息进行反映，而忽视其他信息。人们把这种对外来刺激有选择地进行加工的过程，叫作知觉的选择性。

（2）知觉的理解性。人在感知当前的事物时，总是借助以往的知识经验来理解它们，并用词把它们标志出来。知觉的理解性会受到情绪、意向、价值观和定式等的影响。在知觉信息不足或复杂情况下，知觉的理解性需要语言的提示和思维的帮助。知觉的理解性使人的知觉更为深刻、精确和迅速。

（3）知觉的整体性。人的知觉是一个主动加工处理感觉信息的过程。在直接作用于感觉器官的刺激不完备的情况下，人根据自己的知识经验对刺激物进行加工处理，使知觉保持完备，这一特点称为知觉的整体性。

正是由于知觉的这些特点，一个人对客观事物的知觉可能与客观事物本身的差距很大，也可能与其他人的知觉存在较大的差异，所以我们有必要进一步了解知觉的过程及影响因素。

二、知觉的过程模型

根据达夫特和诺伊（2004）的观点，知觉过程实际上包括下列阶段：注意、组织、解释、检

[①] 刘赟硕. 论空间中的肌理及在风景园林中的含义 [D]. 北京：北京林业大学，2008：9.
[②] 刘赟硕. 论空间中的肌理及在风景园林中的含义 [D]. 北京：北京林业大学，2008：9.

索、判断。当一个人注意到某一刺激时,知觉过程中的每一个阶段都会给上一个阶段提供反馈信息。根据这些信息,这个人可能会调整其知觉,这就是反馈。如图2-2所示。

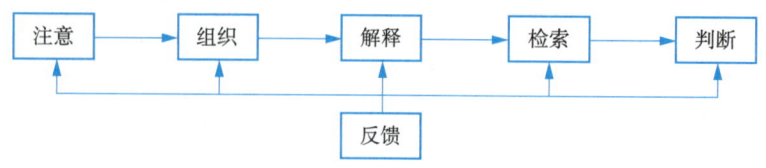

图2-2 知觉的过程

资料来源:达夫特,诺伊.组织行为学[M].杨宇,闫鲜宁,于维佳,译.北京:机械工业出版社,2004:92;
转引自:陈国权.组织行为学[M].北京:清华大学出版社,2008:34-35.

注意是知觉的初始阶段。由于知觉的选择性,人们会关注所有信息的某一部分,并把其余的过滤掉;当某一刺激被注意时,人们就会对刺激中的有关信息进行组织,以在下一阶段更好地解释这一刺激;当信息被组织时,是赋予信息意义的初始环节,然后进入下一个环节——解释,即投射和归因;接着,知觉者会回忆一些与当前事件有关的过去事件的信息,即检索;知觉者根据当前信息检索出来的过去信息得出一个最终结论——判断。

三、知觉的影响因素

我们经常会遇到这种现象:对于相同事物,不同的个体却产生不同的知觉。这是因为知觉的形成会受到很多因素的影响。归纳起来,主要有知觉者(知觉主体)、知觉对象(知觉客体)和知觉情景三方面因素,见图2-3。

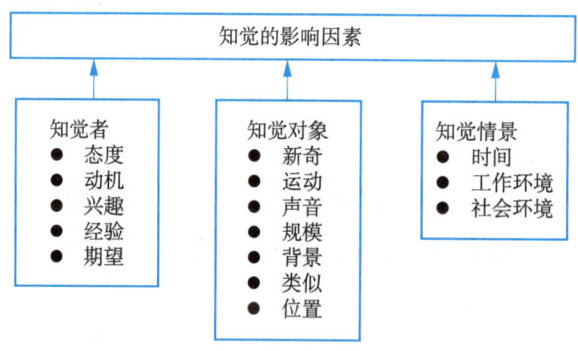

图2-3 知觉的影响因素

资料来源:罗宾斯.组织行为学[M].10版.孙健敏,李原,译.北京:中国人民大学出版社,2005.

不同知觉者对同一事物的知觉不同,是由于不同知觉者的态度、动机、兴趣、经验和期望有所差异,例如在鉴宝节目中,不同的专家对同一宝贝的看法不一致。

即使是同一知觉者对同一物体的知觉也可能产生差异。一是当知觉对象很新奇,运动状态不同,声音有差异,规模、背景、位置不同时,所产生的知觉也不同,如同一个个体对正在飞行的飞机和静止的飞机的知觉可能不同;二是当知觉者和知觉对象所处的情景不同,也会影响知觉的判断结果,如在非洲看到黑人和在中国看到黑人的感觉会一样吗?

思考

你还能举出哪些例子说明上述现象?

四、知觉的偏差(错觉)及效应

1. 错觉

错觉,又叫错误知觉,是在特定条件下产生的对客观事物的歪曲知觉,是不符合客观实际的知觉,包括几何图形错觉、时间错觉、运动错觉、空间错觉、整体影响部分的错觉、声音方位错觉、形重错觉、触觉错觉等。

错觉可以发生在视觉方面,也可以发生在其他知觉方面。例如,当你掂量一公斤棉花和一公斤铁块时,你会感到铁块重,这是形重错觉;当你坐在行驶中的火车上看车窗外的树木时,会以为树木在移动,这是运动错觉;等等。

错觉产生的原因,除知觉本身的特性如选择性、理解性、整体性以及知觉的影响因素众多外,还有关于知觉的效应,如晕轮效应、近因效应、投射效应、定型效应、首因效应等。

2. 知觉的效应

(1)晕轮效应

晕轮效应是指一个人某种特性形成好或坏的印象之后,人们倾向于据此推论其他方面的特性,即抓住一点,不顾其余,如"一俊遮百丑"。

(2)近因效应

近因效应(recency effect)是指最后给人留下的印象有强烈的影响。它一般产生于熟悉者之间。

(3)投射效应

投射效应是指由于自己具有某种特性,因而判断他人也一定会有与自己相同的特性。

(4)定型效应

定型效应是指对某个群体形成的一种概括而固定的看法,又称"刻板印象"。

(5)首因效应

首因效应是指最初的印象或第一印象对人的认知具有强烈的影响。它一般发生在陌生人之间。

课堂讨论

你能对以上效应各举一个例子吗?并讨论在个体知觉时如何尽可能避免以上效应的产生?

五、知觉在管理中的应用

1. 绩效评估

绩效管理是人力资源管理的主要依据,对员工的绩效进行评估是人力资源管理的一个重要环节。在这个环节中，评估者的知觉对员工将会产生很大的影响，只有正确的知觉才能准确地评价员工的绩效。而对员工的绩效能否进行正确评价，不仅会影响到员工能否被正确对待的问题，而且会影响人力资源管理的其他活动，乃至整个人力资源体系的有效性。例如，会影响到员工的报酬、晋升等直至员工行为的改变。因此，在进行绩效评估时应尽可能避免出现晕轮效应、首因效应、投射效应、近因效应等，以提高评估的准确性。

课堂讨论

很多单位都有年终考评，尤其是某些单位在年终评优选模时，很多时候考虑的是"考评时"的表现，而不是整个"考评期"的表现。

请问：这是什么效应引起的？如何避免？

2. 招聘面试

招聘面试是人力资源管理"循环"的起点，也是其人力资源管理的前提。招聘面试是否成功直接影响到组织能否找到合适的员工。事实上，招聘面试的整个过程就是考官和应聘者相互知觉的过程。应聘者的知觉错误可能导致自己不能选择满意的单位，影响自己的职业发展；而考官的知觉错误则直接影响到组织能否找到合适的员工，尤其是在重要岗位招聘时，录取了错误的人选对组织的危害非常大。

【现象】考官的工作背景、人生阅历、个性特征、爱好等各不相同，所以不同考官对同一应聘者的评价一致性较低。

【思考】在招聘面试的过程中，我们会选择多个考官进行面试，通常我们会对多个考官的评价分数进行加权平均，或者去掉最高分和最低分，然后求均值，请问这么做的原因是什么？

3. 组织形象塑造

如上所述，招聘面试的过程不仅是考官对应聘者知觉的过程，也是应聘者对考官乃至用人单位知觉的过程。因为在面试时，考官代表的不是其个人，而是用人单位。考官、面试场景、面试过程的公平公正等都会被应聘者知觉到。因此，面试过程不仅是应聘者给考官留下"某种"印象，也有应聘者对考官、用人单位的印象。这个印象如果好会吸引更多的求职者，同时也会提升组织形象。

【作业】尝试在网上找一些"企业形象宣传片"，谈谈自己的感受。

4. 员工的行为塑造

知觉具有塑造员工行为的作用。在组织行为学的研究中需要注意以下几点。

第一，具有意识性的知觉，能在一定程度上调节人的行为，对人的行为有着重要的影响。

第二，一方面，人们的行为不是以现实本身为基础的，而是以他们对现实的知觉为基础的；另一方面，知觉并不总能够准确无误地反映客观现实。

第三，当不同个体或者群体针对同一客观事物或者现象的知觉有差异，并且这种差异随着群体人数的增多而加大时，产生误会和冲突的可能性也增加了，进而可能表现出不适当的行为；但有时这种知觉的偏差（积极的暗示）也会产生积极的行为和结果。

阅读材料

1960年，哈佛大学的罗森塔尔博士在加州一所学校做过一个著名的实验。新学期时，校长告诉两位老师："你们是学校最优秀的老师，作为奖励，有一批聪明的孩子会成为你们的学生。但是，这是秘密不能告诉别人。"两位老师很高兴，教学更加努力了，一年后，他们班级的学生成绩优异，在全校出类拔萃。但实际上，这两位老师只是随机选择出来的，这批所谓的"聪明的孩子"也只是被选作实验对象的普通学生而已。

资料来源：皮格马利翁效应：像巴顿将军一样鼓舞士气[J].中国眼镜科技，2020（9）：42。

5. 健康知觉——健康行为塑造的基础

健康知觉是个体对健康的认知，是健康行为的"起点"并与健康行为相互强化的过程。健康知觉包括对健康概念的知觉、对健康重要性的知觉、对健康前置变量的知觉、对健康结果变量的知觉和健康提升策略的知觉，是形成健康行为习惯的前提和基础。

阅读材料

健康概念的演变[①]

1948年，世界卫生组织（WHO）定义的健康：健康不仅是没有疾病和虚弱，而是一种身体、心理和社会的完好状态。

1978年，世界卫生组织在《阿拉木图宣言》中提出："健康是基本人权，达到尽可能的健康是全世界一项重要的社会性指标。"

1986年，首届国际健康促进大会制定《渥太华宪章》，对健康的定义做了更为明确的解释，认为健康是每天生活的资源，并非生活的目标。

1989年，世界卫生组织提出了健康的新概念，即除了身体健康、心理健康和社会适应良好，还应加上道德健康，只有同时具备这四个方面的健康才算完全健康。

1999年，世界卫生组织又专门提出了"道德健康观"。因此最新的健康观念由"三维健康"变成"四维健康"，即生理健康、心理健康、道德健康以及社会健康。

21世纪以来，健康的内涵进一步扩大，人们又提出了生态健康。生态健康是指人与环境关系的健康，是社会、经济、自然复合生态系统尺度上的一个功能概念，它从人与其赖以生存的生态系统之间相互影响的角度来定义健康，认为完整的健康不仅包括个体的生理和心理健康，还包括人居物理环境、生物环境和代谢环境的健康，以及产业、城市和区域生态系统的健康。

---

① 倪红梅，何裕民，吴艳萍，等.中西方健康概念演变史的探析及启示[J].南京中医药大学学报（社会科学版），2014，15（2）：79-83.

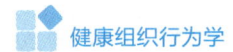

第三节 归因与管理

一、什么是归因?

人们不仅会对某个对象进行认识判断、形成印象,还会深入探究某种行为或事情发生的原因,心理学上称后者为归因(陈国权,2008)。例如:管理者发现某下属的绩效一直非常优秀,但是最近几个月连续下降。对于这种情况,管理者仅仅有正确的知觉(及时、准确地了解情况)是不够的,还必须有正确的归因(分析、弄清楚产生这种现象的原因),只有这样才能找到正确的解决措施。从中可以看出,归因是否正确直接影响到所采取的措施是否得当,这也就是正确归因的重要性。因此,作为一名组织的管理者,其对工作或者下属的归因至少可以产生以下四方面的影响:影响管理人员对下属的评定;影响管理人员对下属提供的反馈;影响管理人员对下属不良绩效产生原因的判断;影响管理人员对纠正这些不良绩效所采取的措施。

【案例】

有两位成功人士在接受记者采访,内容如下。

记者:先生,您成功的诀窍是什么?

成功人士甲:"个人努力。"

成功人士乙:"机遇。"

记者:以前您是否有过失败?

甲和乙一致回答:"有过。"

记者:您失败的原因是什么?

甲:"个人努力不够。"

乙:"没有合适的机遇。"

从中可以看出,人们在为某种现象寻找原因时,往往涉及两个方面:内部原因与外部原因。而不同的归因又会产生哪些影响呢?

二、归因理论

1. 海德的归因理论

F·海德(F. Heider)是最早提出归因理论的学者,是归因理论的创始人——海德于1958年在《人际关系心理学》中首次提出归因理论。

他指出,影响人的行为的原因可分为内部原因和外部原因。内部原因是指存在于行为者本身的因素,如能力、需要、情绪、兴趣、态度、信念、努力程度等;外部原因是指行为者周围环境中的因素,如别人的期望、组织的奖励或惩罚、天气的好坏、工作的难易程度、机遇等。

海德归因理论认为,人们对过去的成功或失败主要归结于四个因素:努力、能力、任务难度和机遇。这四个因素又可按内外因、稳定性和可控性进一步分类:从内外因方面来看,努力和能力属于内部原因，而任务难度和机遇则属外部原因；从稳定性方面来看，能力和任务难度属于稳定因素，努力与机遇则属于不稳定因素；从可控性方面来看，努力是可以控制的因素，而任务难度和机遇则超出个人控制范围。

作为管理者，当员工在工作过程中受挫时，及时了解员工情况，帮助他们及时、准确地归因和总结教训，是员工继续进步的前提和基础。

2. 凯利的归因模型

1967年，美国社会心理学家凯利（H. H. Kelley）发表的《社会心理学的归因理论》对海德的归因理论进行了又一次扩充和发展。

凯利认为，人们对行为的归因总是两个方向（内因与外因）和三个方面的因素——客观刺激物、行动者和所处关系或情境；其中，行动者的因素属于内部归因，客观刺激物和所处关系或情境属于外部归因。

某人行为是内因还是外因引起的主要取决于下列三种行为信息（见图2-4）。

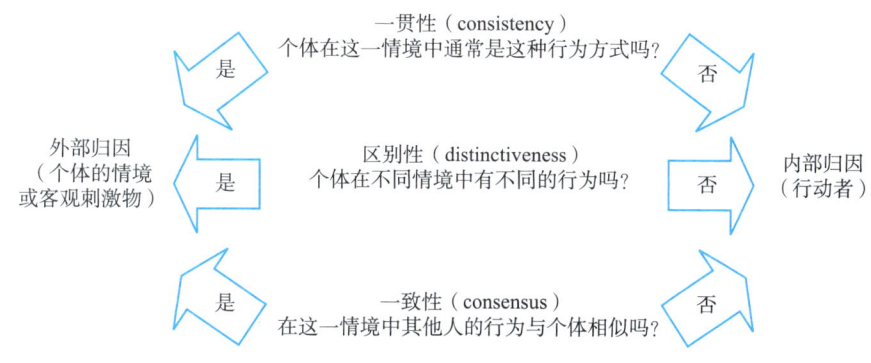

图2-4 凯利的归因模式

资料来源：Mayer, D. G. Social psychology [M]. 4th ed, New York: McGraw-Hill, 1993：77。

（1）一致性（consensus）。用来描述人，即别人对同一刺激物是否也做出与行动者相同的反应。如果是，我们说该行为表现出一致性。比如，在上数学课时，所有的同学都在玩手机，则玩手机这个行为的一致性就高；相反，如果只有某一位同学在玩手机，其他同学都在认真听课，则玩手机行为的一致性就低。从归因的观点来看，如果一致性高，我们认为玩手机是外部原因引起的；相反，则应该从内部找原因。

（2）区别性（distinctiveness）。用来描述客观刺激物，是指行动者是否对同类其他刺激做出相同的反应。如果是，则说明区别性较低，应该内部归因，反之应外部归因。例如，某同学只是在数学课上玩手机还是在其他课上也玩手机，如果在所有的课上都玩手机则应该归因于某位同学自身的问题（内部归因）。

（3）一贯性（consistency）。用来描述情景，是指行动者是否在任何情境都会做出相同的反应，也即行动者的行为是否稳定而持久。如果是，则说明一贯性高，则应内部归因，反之应外部归因。例如，某同学每次上数学课都玩手机，则玩手机行为的一贯性高，应从这位同学自身找原因（内部归因），反之则应从情景中找原因（外部归因）。

上述例子中，某位同学是行动者，数学课是客观刺激物，情景指一些时空因素。行动者因素属于内部归因，刺激物和情景因素属于外部归因。

3. 伯纳德·维纳（Bernadr Weiner）等的归因理论

实际上，我们只将行为归因于内因和外因是不够的，还要探究具体的内因或外因分别是什么。1974年，美国心理学家维纳在《成就动机与归因理论》一书中指出：归因的基本原则是寻求事件的原因，对事件原因的不同解释影响随后的相关行为。在探究原因时，需从三个维度进行综合考虑：内因还是外因、原因是稳定的还是可变的、原因是可控制的还是不可控制的（见图2-5）。①

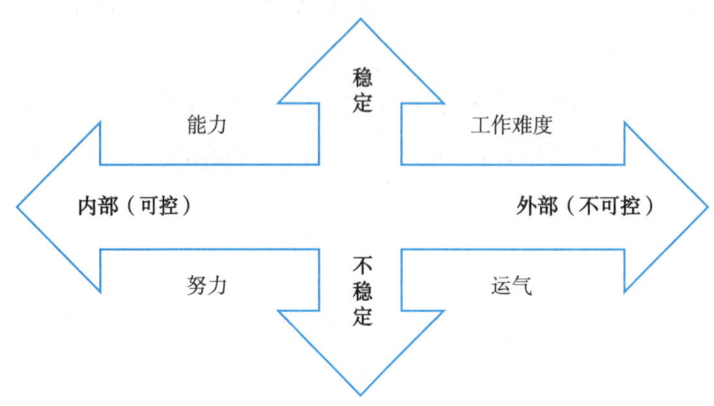

图2-5 用归因解释工作绩效

转引自：陈国权. 组织行为学[M]. 北京：清华大学出版社，2008：46. 笔者有改动。

（1）能力

如果我们认为一个人取得一定成就是因为其能力强，这个能力是可控的而且是相对稳定的。可控是因为从长远来看，能力是可以通过学习提高的，但在短期内一个人的能力是相对稳定的。

（2）努力

如果我们认为一个人取得某种成就是其努力的结果，努力的程度既是可控的也是不稳定的。

（3）工作难度

如果我们认为某人之所以没有完成任务，是因为这个任务难度太大，工作难度是外部因素且是稳定的。

（4）运气

如果我们认为某人之所以取得那样的成就，是因为他（她）的运气好，运气是外部因素且是不稳定的。

三、归因错误

正如知觉的过程会产生偏差，归因作为一种知觉过程，也会常常出现失真，导致归因错误。归因错误通常有以下两种情况。

1. 基本归因错误

基本归因错误（fundamental attribution error）是一种常见的归因错误。通常是指归因者即使有

---

① 林崇德. 心理学大辞典：下卷[M]. 上海：上海教育出版社，2003.

充分的证据，也总喜欢把别人的成功归为外部因素，而把别人的失败归为内部因素。

2. 自我服务偏见

自我服务偏见（self-serving bias）是另一种常见的归因错误。通常指人们总把个人的成功归为内部因素，把自己的失败归为外部因素。

归因错误告诫我们不可犯主观主义错误，把功劳归于自己，把错误推给别人或环境。作为管理者对下属进行奖惩时，要进行客观的分析，尤其要严于律己，勇于承担责任。

四、归因理论在管理中的应用

1. 人员的招聘和选拔

由于个体间归因的差异，不同归因风格的人具有不同的情绪和动机水平（维纳）。我们在招聘中应力求避免两种人。一是自命不凡者，这种人习惯将自己的成功归因于内因，将自己的失败归因于外因；二是习得无助者，这种人总是把成功归因于运气，把失败归因于能力不足。前者不具有团队精神，后者不具有敢闯敢干的精神，从而影响士气。

2. 培训与开发

人力资源的培训与开发不仅注重知识的传递和技能的提高，员工态度的转变、积极情绪的开发更为重要。积极的情绪可以提高个体的幸福感、满意度，进而提升绩效和个体的健康水平，而负面情绪不仅不利于组织绩效的提高，而且对个体的身心健康产生不利影响。归因理论认为：情绪不是由某一诱发事件本身所引起的，而是由经历了这一事件的个体对这一事件的解释和评价所引起的。比如，两个同样遭到老师批评的学生，甲学生认为老师是为他好，因此会感觉到老师比较关注他的学习，对他有激励的作用；而乙学生则认为，老师是在故意刁难他，于是耿耿于怀，影响学习。这就是对同一件事的不同归因引起的不同情绪。不同的情绪产生的结果也有很大差异。

3. 绩效评估

管理者在绩效评估中归因偏差所产生的结果与评估后的人力资源措施有着密切的关系。比如，某员工的绩效评估得分较低，可能的原因有：员工努力不够、员工能力低下、任务难度大、组织提供的资源和机会不足等。管理者的不同归因可能导致不同的人力资源措施。

4. 健康归因

健康归因就是探究个体健康的前因变量，下面的阅读材料给出了一个国外研究机构的研究结论。

阅读材料

在2015年，威斯康星大学和美国最大的健康基金会"罗伯特·伍德·约翰逊基金会"合作，构建了一个描述人群健康的模型。

在这个模型中，各种健康因素被分为四大类，分别是：①健康行为，包括饮食、运动、性行为和烟酒的使用情况；②医疗护理，包括获取医疗服务的方便程度，以及能获取的医疗服务的质量；

③生活环境，包括空气、水、居住环境和通勤状况；④社会经济，包括教育、收入和工作。

研究人员考察了美国45个州3031个郡县的数据，结果发现，对寿命、疾病和生活质量影响最大的因素来自社会经济方面。社会经济因素占健康总因素的47%。也就是说，人的健康接近一半是由社会经济状况决定的。相比之下，健康行为占34%，医疗护理占16%，生活环境仅占3%。

<small>资料来源：木森说．决定健康的3个最重要因素［EB/OL］．(2019-08-12)．https：//mp.weixin.qq.com/s?_biz=MzA3MTM3OTQ5Nw==&mid=2651012245&idx=1&sn=4b8492e71d687913f31fdb942e8f6ca0&chksm=84d9e3d3b3ae6ac58f49291d614665c0b58a0fd9d6c213173fe6ba1e848907fd6db60123bfaf&scene=27。</small>

课堂讨论

（1）如果管理者把员工绩效水平低下归因于员工努力不够，应该采取什么措施？

（2）如果管理者把员工绩效水平低下归因于员工能力不足，应该采取什么措施？

（3）如果管理者把员工绩效水平低下归因于任务难度较大，应该采取什么措施？

（4）如果管理者把员工绩效水平低下归因于组织所提供的资源和机会不足，应该采取什么措施？

（5）相关研究显示：当个体的压力处于倒"U"形曲线的右端时，压力越大，绩效表现越差，为什么？

第四节　知觉与个体决策

一、决策概述

1. 决策的概念

每个人不论是在何种组织内或组织的哪个领域中，都在制定决策，也就是说他们要在两个或者更多个方案中做出选择（罗宾斯，2004）。① 组织中每个人都要做决策，但作为管理者其主要职责就是决策，所以著名的经济学家西蒙认为：管理就是决策。决策就是从多个方案中选择其中一个方案的过程（胡君辰，2010）。因此，什么是决策呢？

简单地说，决策就是为了达成某种目标，收集信息、制定多个备选方案并对这些方案按照一定的标准进行科学的评估，然后从中选择一个方案并实施的过程。

2. 决策的过程

从决策的概念来看，决策是一个过程，每个人都要做决策，每个决策都有一个完整的过程，只不过在做不重要的决策时，这些过程一晃而过（胡君辰，2010）；只有在做重大决策时，才会在决策的每一个环节进行仔细研究。而决策的整个过程是人的知觉和归因的过程。

一般而言，决策分为以下八个步骤（罗宾斯，2004）：

---

① 罗宾斯，库尔特．管理学［M］．7版．孙健敏，黄卫伟，王凤彬，等译．北京：中国人民大学出版社，2004：156-163．

（1）识别要解决的问题；
（2）确认决策标准；
（3）为决策标准分配权重；
（4）开发备选方案；
（5）分析备选方案；
（6）选择备选方案；
（7）实施备选方案；
（8）评估决策结果。

从以上决策过程来看，知觉是决策的基础，知觉贯穿于决策的全过程，无论是决策的哪个环节都离不开人的知觉。而知觉的正确与否直接影响决策的质量。

3. 决策：管理者的本质工作

著名的经济学家、诺贝尔奖获得者赫伯特·西蒙（Herbert Simon）曾说："管理就是决策。"其含义就是，决策是管理者的本质工作，作为一个管理者，尤其是高层管理者，他们的大部分时间都在做决策。从这个意义上讲，我们也可以把决策制定看作是管理的同义语，[①] 因为在管理的各项职能——计划、组织、领导、控制中，决策是其重要组成部分（见表2-1）。

表2-1 管理职能中的决策

计划	领导
组织的长期目标是什么？	我怎么处理员工情绪低落的问题？
什么战略能够最佳地实现这个目标？	在给定的条件下什么是最有效的领导方式？
组织的短期目标应当是什么？	某项具体的变革会怎样影响一个人的生产率？
个人目标的难度应当有多大	什么时候是鼓励冲突的适当时间
组织	控制
直接向我报告的员工应当有多少？	需要对组织中哪些活动进行控制？
组织应当多大程度地集权？	怎么控制这些活动？
职位应当怎么设计？	绩效差异偏离到什么程度是显著的？
什么时候组织应当实现不同的结构	组织应当具有什么类型的管理信息系统

资料来源：罗宾斯，库尔特. 管理学 [M]. 7版. 孙健敏，黄卫伟，王凤彬，等译. 北京：中国人民大学出版社，2004：162.

二、如何制定决策

虽然我们在前面已经提到决策的步骤，但是作为管理者究竟如何做决策仍然需要进一步探讨。一般而言，管理者在制定决策时有三个基本观点。

1. 理性决策

理性决策基于完全的理性人假设，一个完美的理性决策是完全客观的和符合逻辑的，有三个条件：一是仔细地定义问题；二是清晰地和具体地规定目标；三是实现目标的最大化。从管理决策的角度来看，理性的管理决策应当符合组织最佳的经济利益，决策者追求的是组织利益的最大化，而不是个人利益最大化。罗宾斯（2004）用图2-6概括了理性决策。

---

① 罗宾斯，库尔特. 管理学 [M]. 7版. 孙健敏，黄卫伟，王凤彬，等译. 北京：中国人民大学出版社，2004：162.

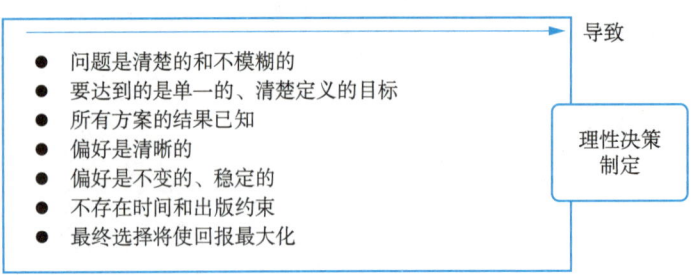

图 2-6 理性决策

知觉贯穿了决策的整个过程，由于人类认识能力的有限性，且在现实管理中，没有时间限制的决策几乎不存在。所以，理性决策模式事实上是一种理想化的决策模式。在实际管理过程中绝大多数的决策属于有限理性决策或者满意决策模式。

2. 满意决策模式

1978 年，诺贝尔经济学奖得主西蒙在批判古典经济学理性人假设的基础上提出了"有限理性"的概念，由此提出了满意决策模式。他的有限理性的观点认为：①客观环境复杂多变，人获得信息是有限的；②人的认知能力有限，决定了现实中人是处于完全理性和非理性之间的。而人的认知能力的有限性体现在感知能力有限、记忆能力有限和信息加工能力有限三个方面。

正是因为以上所提到的有限性，人不可能做出最优的决策，对于大多数决策而言，人能做到"满意"即可。

实际上，在做一项决策时，尽管能够获取决策所需的所有信息，但需要付出的代价是无限的时间和无限的成本。因此，在现实管理中，既没有可能做出最优决策，也没有必要做出最优决策。满意决策模式追求的目标是满意而非最优。

3. 直觉决策

直觉往往能够改进决策的制定，直觉决策是一种潜意识的过程，基于决策者的经验和积累的判断（罗宾斯，2004），相关研究显示，共有五种不同的直觉决策（见图 2-7）。

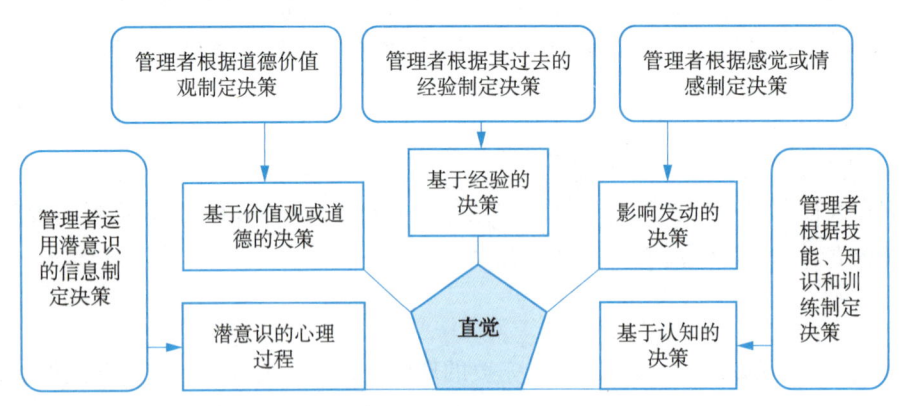

图 2-7 五种直觉决策

资料来源：罗宾斯，库尔特. 管理学 [M]. 7 版. 孙健敏，黄卫伟，王凤彬，等译. 北京：中国人民大学出版社，2004：165.

需要说明的是，直觉决策与理性决策是互补的，一个有经验的管理者遇到某种问题或情况时，会迅速做出决策。表面看来，他获得的信息非常有限，而且也没有经过系统的分析评估，但实际上他是运用自己的经验和判断来制定决策的。直觉决策在现实管理中非常普遍，有调查显示，几乎 1/3 的被调查者强调，在决策制定中下意识的感觉超过了有认知力的问题解决（罗宾斯，2004）。

三、前景理论中的三个观点

美国普林斯顿大学心理学教授、2002 年的诺贝尔经济学奖获得者丹尼尔·卡尼曼（Daniel Kahneman）和著名行为科学家、心理学家艾莫斯·特沃斯基（Amos Tversky）基于有限决策模式提出了情景理论。其主要观点有三个，这三个观点对于个体的一些决策行为具有很好的解释作用。

1. 框架效应（framing effect）

框架效应是指一个问题在两种逻辑意义上相似的说法却导致了不同的决策判断。"亚洲疾病问题"是框架效应的经典案例。

框架效应案例

亚洲疾病问题[①]

美国正准备对付一种罕见的亚洲疾病，预计该疾病的发作将导致 600 人死亡。现有两种与该疾病做斗争的方案可供选择。假定对各方案所产生后果的精确科学估算如下所示。

情景一：对第一组被试（$N=152$）叙述下面的情景：

如果采用 A 方案，200 人会生还。（72%）

如果采用 B 方案，有 1/3 的机会 600 人生还，而有 2/3 的机会无人生还。（28%）

决策结果：在第一组被试的 152 人中，有 72% 的人选择 A 方案，只有 28% 的人选择 B 方案。

情景二：对第二组被试（$N=155$）叙述同样的情景，同时将解决方案改为 C 和 D：

如果采用 C 方案，400 人会死去。（22%）

如果采用 D 方案，有 1/3 的机会无人死去，而有 2/3 的机会 600 人会死去。（78%）

决策结果：在第二组被试的 155 人中，有 22% 的人选择 C 方案，有 78% 的人选择 D 方案。

分析：实际上，两种情景中的方案没有差别，仅仅改变了描述方式而已。也正是由于提问方式的改变，使得人们由第一种情景"收益（救活）"心态变到第二种情景的"损失（死亡）"心态。在第一种情景下表现为风险的规避；在第二种情景下则更倾向于风险的寻求。

在人际交往中也经常遇到框架效应，例如"吝啬鬼掉河"的故事。

阅读材料

吝啬鬼掉河[②]

有个吝啬鬼不小心掉进河里，好心人趴在岸边喊道："快把手给我，我把你拉上来！"但这个吝

[①] 亚洲疾病效应［EB/OL］. https：//baike.baidu.com/item/%E4%BA%9A%E6%B4%B2%E7%96%BE%E7%97%85%E6%95%88%E5%BA%94/87832? fr=ge_ala.（由作者整理）

[②] 亚夫. 如何公布好消息和坏消息？经济理论中的框架效应［J］. 中国商界（上半月），2008（2）：66-67.

啬鬼就是不肯伸出自己的手。好心人开始很纳闷，后来突然醒悟，就冲着快要下沉的吝啬鬼大喊："我把手给你，你快抓住我！"吝啬鬼一下就抓住了这个好心人的手。

心理学上把这种对同一问题或现象由于不同表达导致不一样结果的现象称为"框架效应"。这就告诉人们在处理人际关系的时候，说什么当然重要，但怎么说更加重要。

2. 价值函数（value function）

在对备选方案进行评价和选择时，个体对信息价值的判断是依据价值函数和权重函数来进行的。价值函数反映了个体对损失和收益的价值感知，这种感知会影响个体决策的心理和行为。

如图 2-8 所示，该图表现了决策规律的四个特点。

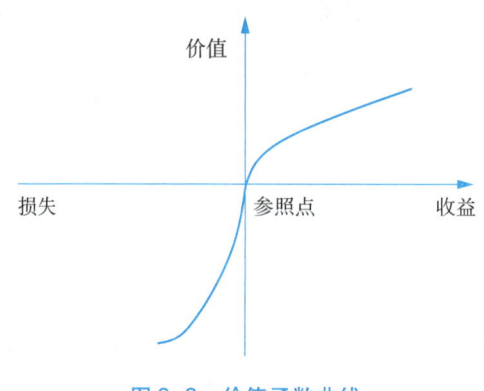

图 2-8　价值函数曲线

（1）决策者以参照点划分收益和损失两部分。

（2）价值函数在收益区呈凸形，在损失区呈凹形，也即在收益区表现为风险规避，在损失区表现为风险偏好。

（3）价值函数在收益区平缓，在损失区陡峭，也即损失给人们带来的痛苦远大于同等程度的收益所带来的快感。

> **思考**
>
> 如果环境要求如此，给员工涨薪 500 元和给员工降薪 500 元所带来的效果肯定是不同的，但对于员工来说，涨薪带来的价值收益和降薪带来的价值损失哪个更大？如果你是管理者，你面对这种情况会如何处理？

（4）在参照点（零点）附近，个体对损失价值变化特别敏感。经济学中的边际效应递减可以解释该现象，穷人和富人损失同样的财物，他们的反应差别很大，比如，同样丢失 100 元现金，对穷人而言可能是一周的生活费，而对于富人而言也许仅仅是他的一顿饭而已。虽然参照点可能都是他们所拥有的财产，但他们所拥有的财产相差悬殊导致了这种现象，而穷人的财产更加接近参照点（零点）。

3. 权重函数

在理性决策中，影响个体决策心理和行为的另一个效应，被称为权重函数。所谓权重函数就是个体在决策时为各因素分配权重的心理和行为机制，如图 2-9 所示。

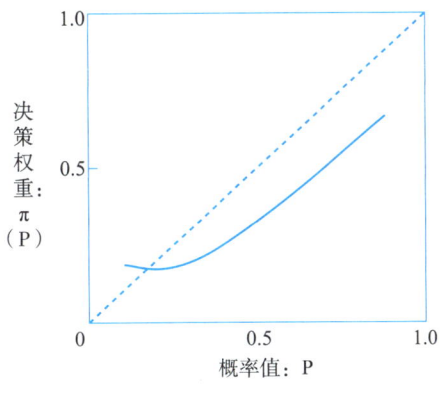

图 2-9 权重函数曲线

决策权重用 π（P）表示，是对概率的一个变换，也就是决策者根据结果出现的概率所做出的主观判断，该函数是单调递增的，并在 0 和 1 两点没有取值。该函数对自变量的概率取值做系统性变换，使小概率值得到较大的权重，而大概率值得到相对较小的权重。概括起来，该函数有如下特点。

（1）不可能事件不会被选择，即 π（0）= 0；

（2）权重函数是递增函数，随着概率的增大而增加；

（3）小概率事件给予较大的权重（左下角对角线以上），即 π（P）>P，小概率事件具有超过其概率值的决策权重。

用这个函数可以解释买彩票和买保险的决策，例如，你肯定会赢得 5 元与你有万分之一的机会赢得 5 万元，你如何选？如果选后者，那你可能倾向于买彩票；你肯定会损失 5 元与你有万分之一的机会损失 5 万元，如果选择后者，那你倾向于买保险。实际上，在现实生活中买彩票和买保险的人非常多。

四、知觉在个体决策中的应用

知觉贯穿决策的整个过程，知觉是个体决策的基础。决策是对问题的反应，但是某种情形是否存在问题，这取决于个人知觉（李永瑞，2012）。个体决策需要收集大量与问题相关的信息。在收集信息的过程中，就是个体不断知觉的过程，所收集的信息是否与问题相关以及相关度的高低取决于个体对信息的理解，对信息的错误理解就会导致错误的决策，历史上著名的"空城计"就是最好的例证。个体对备选方案进行评估的过程，是决策者根据自己对问题和对备选方案的知觉进行的，个体的知觉如何直接导致决策的质量。

阅读材料

空城计[①]

三国时期，蜀国丞相诸葛亮因错用马谡而失掉战略要地——街亭，魏将司马懿乘势引大军 15 万

[①] 易么佳. 湘南木雕中的悠悠典故 [J]. 东方收藏，2016（11）：35-41；原文见：《三国演义》第九十五回"马谡拒谏失街亭，武侯弹琴退仲达"。

向诸葛亮所在的西城蜂拥而来。当时,诸葛亮身边没有大将,只有一班文官,所带领的5000名士兵也有一半运粮草去了,只剩2500名士兵在城里。众人听到司马懿带兵前来的消息都大惊失色。诸葛亮登城楼观望后,对众人说:"大家不要惊慌,我略用计策,便可叫司马懿退兵。"诸葛亮传令,把所有的旌旗都藏起来,士兵原地不动,如果有私自外出以及大声喧哗者,立即斩首。他又叫士兵把四个城门打开,每个城门之上派20名士兵扮成百姓模样,洒水扫街。诸葛亮披上鹤氅,戴上高高的纶巾,领着两个小书童,带上一台琴,来到城上望敌楼前凭栏坐下,燃起香,然后慢慢弹起琴来。司马懿的先头部队到达城下,见了这种气势,都不敢轻易入城,便急忙返回报告司马懿。司马懿听后,笑着说:"这怎么可能呢?"于是便令三军停下,自己飞马前去观看。离城不远,他果然看见诸葛亮端坐在城楼上,笑容可掬,正在焚香弹琴。左面一个书童,手捧宝剑;右面一个书童,手里拿着拂尘。城门里外,20多个百姓模样的人在低头洒扫,旁若无人。司马懿看后,疑惑不已,便来到中军,令后军充作前军,前军作后军撤退。

本章小结

本章共分四部分内容。第一部分,探讨了人的行为的四种观点;第二部分,探讨了作为个性心理过程的知觉,分别对知觉的概念、特点、影响因素以及产生错觉的原因进行了分析,接着对知觉在人力资源管理中的应用做了探究;第三部分,对与知觉联系密切的归因相关理论做了详细的描述,从海德的归因理论、凯利的归因模型到维纳等的归因理论,特别提到了错误的归因及其可能对个体行为的影响,以及归因理论在人力资源管理中的应用;第四部分,管理中的决策,对决策的概念、过程以及决策的相关理论进行描述,并对知觉在决策中的作用进行了分析。

复习思考题

1. 什么是知觉?哪些因素影响个体的知觉?
2. 什么是归因?自我服务偏见和基本归因错误有何区别?二者对个体行为有何影响?
3. 决策的过程如何?有限理性决策中的三个主要观点分别是什么?这三个观点在管理决策中如何应用?
4. 健康知觉包括哪些内容?健康概念变迁对我们认识健康有何意义?

本章关键词

1. 沃森的S-R模式
2. 托尔曼的S-O-R模式
3. 勒温函数
4. 华莱士的个体行为与绩效模式
5. 知觉(perception)
6. 感觉(sensation)
7. 晕轮效应(halo effect)
8. 首因效应(primacy effect)

9. 近因效应（recency effect）
10. 投射效应（projection effect）
11. 定型效应（stereotyping effect）
12. 归因（attribution）
13. 基本归因错误（fundamental attribution error）
14. 自我服务偏见（self-service bias）
15. 海德归因模型（heider attribution model）
16. 维纳归因（weiner attribution theory）
17. 凯利归因模型（kelly attribution model）
18. 个体决策（individual decision-making）
19. 理性决策（rational decision-making）
20. 有限理性决策（limited rational decision-making）
21. 直觉决策（intuitive decision-making）
22. 框架效应（frame effect）
23. 价值函数（value function）
24. 权重函数（weight function）

第三章

气质、性格、能力与健康

开篇案例

用才贵在"人岗相适"①

古时,齐楚交战,楚将子发率军节节败退。危难之际,子发大胆起用其貌不扬的"神偷",接连三天,"神偷"将齐军主帅的睡帐、枕头、发簪依次偷来。齐军主帅惊恐地说道:"如果再不撤退,恐怕子发要派人来取我的人头了。"于是,齐军不战而退。正所谓,"用人得当,事半功倍"。人才作为一种特殊资源,其价值完全在于使用。组织部门要坚持"人岗相适"的理念,使每个人才都能发挥出最大潜能。

"为官择人者治,为人择官者乱。"用对一人,可以挽国家之运;用错一人,则可能导致国破家亡。范雎当初在魏国郁郁不得志,甚至差点被鞭笞致死。后随秦国使者入秦,秦王物尽其用,充分采用他"远交近攻"的策略,最终使秦国在列国中崛起。赵括从小熟读兵书,但缺乏战场经验,不懂灵活应变。赵孝成王不顾他人反对,任命赵括为主将对抗秦军,最终遭受大败,赵国几近灭亡。这一正一反的案例充分说明了"人岗相适"的重要性。

学习目标

1. 了解个体差异研究的历史
2. 掌握气质的概念及其相关理论
3. 掌握性格的概念及其相关理论
4. 掌握能力的概念及其相关理论
5. 了解气质、性格及能力在管理中的运用

第一节 个体的差异与管理

正如世界上没有两片相同的树叶一样,世界上也没有完全相同的两个人。是什么原因导致了个体间的差异?个体差异的表现有哪些?这些差异在组织行为学及人力资源管理中应该如何运用才能取得良好的管理效果和效率呢?

---

① 刘晓超. 用才贵在"人岗相适". 微信公众号:鲁祖轩;2018-09-06.

一、关于个体差异的研究历史

1. 个体差异的研究涉及的学科众多

截至2024年12月，通过对知网的搜索发现"个体差异"作为关键词的文献有6063篇，而把"个体差异"作为主题发现有48388篇文献。近现代关注"个体差异"的学者越来越多，这些文献涉及的学科有教育学、管理学、心理学、社会学、医学、生物学、语言学、药学、经济学、数学、计算机及软硬件等，其中尤以教育学、心理学和医学方面的研究较多。个体差异在管理学中被重视是近年来的事情，也体现了管理学对个体差异越来越重视。

2. 中国古代的个体差异思想

自古以来，人们就承认个体间存在差异，早在数千年前，《周易》和《易经》就论述了如何"识人"的相关理论，也有圣人先贤们总结了"识人"的方法。这些"识人"理论实际上已经认可了"个体的差异"。

【《吕氏春秋》的识人"六验法"】 喜——验其节制能力，不得意忘形；乐——验其脾性爱好，不玩物丧志；怒——验其控制能力，不失去理智；惧——验其是否勇于负责，当铮铮好汉；哀——验其是否悲观失望，怨天尤人；苦——验其是否有坚韧不拔的气度，能吃苦耐劳。

【诸葛亮的识人七法】 ①问之以是非而观其志——看分辨是非能力。②穷之以辞辩而观其变——看应变能力。③咨之以计谋而观其识——看远见卓识。④告之以祸难而观其勇——看勇往直前精神。⑤醉之以酒而观其性——看自控能力和品性。⑥临之以利而观其廉——看清廉本色。⑦期之以事而观其信——托给他办一些事，看他是否讲信用。

3. 个体差异研究的起源和历程

对个体差异的重视和研究起源于近代生理学家和心理学家对个体差异的实验室认定。

1879年，德国心理学家威廉·冯特（Wilhelm Wundt）在莱比锡大学建立了第一个心理学实验室，标志着心理科学的诞生，自此心理学真正成为一门实验科学。此后很多心理学家的研究发现一种现象——对于同一刺激，各人的反应常常不同。对这一现象的解释开始归因于实验本身的误差，但经过长时间的实验后，否定了这一观点。这种现象的产生是由被试的个体差异造成的。

随着这一发现，个体差异的研究引起了人们的重视。随后，英国科学家弗朗西斯·高尔顿（Francis Galton）从遗传的角度研究个体差异形成的原因，开创了优生学；美国心理学家雷蒙德·卡特尔（Raymond Bernard Cattell）指出，个体的差异大部分是由环境造成的，并开发了个体差异测量的量表——卡特尔16PF法；美国心理学家爱德华·李·桑代克（Edward Lee Thorndike）对个体差异的研究更加注重情景的作用，著有《智力测验》（1927）；法国实验心理学家比奈·阿尔弗雷德（Binet Alfred）是智力测验的创始人，他于1905年开发了比奈-西蒙量表；斯腾伯格等对个体差异也进行了大量的研究并取得了有代表性的成果。

20世纪50年代，个体差异的研究逐渐被性向研究（包括能力、个性、意动、情感以及个人与环境的互动等）代替。特别是美国心理学家、教育学家克隆巴赫（Cronbach）提出的"克隆巴赫系数"① 将个体差异的研究与教学紧密联系了起来，成为个体差异研究和教学论研究中的重要领域之一。

20世纪60年代，个体差异的研究扩展到了动机，进一步揭示出人类行为多样化的根源。对动机的研究发现：人的不同需求产生不同动机，从而引起了不同的行为；反过来，不同的行为又强化了不同的动机。这样进一步巩固和扩大了个体之间的差异。其贡献在于，将个体差异的研究从单纯的心理差异引向了社会性差异，并把个体差异由微观引向了宏观。

20世纪70年代初，对元认知的研究把个体差异研究又推上了一个新台阶。1976年，弗拉维尔（JohnHurley Flavell）在《认知发展》一书中对元认知进行了明确的界定和系统的论述。元认知能够更好地解释个体差异的形成与发展，从而极大地深化和完善了个体差异的研究。

随着科技的发展，行为科学出现，相关研究进一步深化，心理学上个体差异的研究成果逐渐被运用到其他学科，如早期的教育学，后来的管理学，尤其是人力资源管理较为注重员工个体的差异，应用于员工招聘、职位配置、个性化的激励等方面。至今为止，个体差异的研究不仅是心理学、教育学的热点问题，而且是行为科学和管理学中的一个重要内容。

二、个体差异的来源

个体的差异是普遍和客观的，主要表现在以下三个方面。

1. 个体生理的差异

个体生理的差异主要由个体生理方面的指标构成，如性别、身高、体重、体温、脉搏等。对于不同的个体，这些差异均可以通过对生理指标的测量进行准确的量化而得到。生理差异产生的原因既有遗传因素，也有后天环境的因素。例如，一个人的身高既受父母身高的影响（遗传因素），也会受到后天营养的影响（环境因素）。

2. 个体社会方面的差异

个体社会方面的差异由一些社会指标构成，如出生背景、成长环境、所受的教育、工作经历、家长、教师、朋友、社会经济、科技、文化环境等。这些指标在一定程度上也可以用来准确地鉴别个体的差异，比如城里的孩子和乡村的孩子之间的差异。

阅读材料

中国流动人口有一个很重要的特点：富裕地区出来的，是经商的；中等地区出来的，是打工的；落后地区的人则不流动出来，因为落后地区的人可能连路费都没有。例如，西南、西北贫困地区出来打工的人就很少，如贵州、广西打工者就少。山西的情况是有煤的地方很富，没有煤的地方很穷，所以山西出来打工的农民就不多。零点调查公司的袁岳介绍他们有关农民工的调查结果：从全国来看，外出打工者最多的省份是四川、安徽、江西、湖北、湖南，当然，这不仅与这些省份的经济有关，也与这些省份的居民的流动爱好有关。

资料来源：魏城. 中国农民工调查 [M]. 北京：法律出版社，2008：37。

---

① 一套常用的衡量心理或教育测验可靠性的方法。

3. 个体心理的差异

个体心理的差异体现在个体的个性心理方面，主要有个性心理特征，如性格、气质、能力等；个性心理过程，如知觉、感觉等；个性心理倾向，如价值观、态度、兴趣、需求、动机等方面。由于目前心理学对个体心理现象的认识与研究还处于相对较低的水平，还无法用精确的数学语言解释其规律性。此外，从组织行为和管理的角度来看，个体的心理特征对于其行为的影响至关重要，而这些行为又直接影响到个体活动的效果和效率。根据勒温函数，个体的行为是个体心理特征和环境的函数，而员工的行为直接影响到个体的绩效、满意度、生产率等工作相关方面。如有位著名的企业家曾说："能力是未来的绩效。"这充分说明能力在组织管理和个人发展中的重要性，实际上其他的心理特征也具有同样的重要性。

因此，虽然对于个体心理方面的差异很难鉴别，但作为管理者，尤其是人力资源管理者，又不得不区分每一位员工的个体差异，以达到组织管理和员工个体发展"双赢"的结果。

需要特别说明的是，以上三方面的差异只是为了学习的方便把它们区分开来讲解。实际上，这三方面的差异具有密切的关系，相互之间既不可分割也相互作用、相互联系，共同构成完整的个体差异系统。

三、个体差异在管理中的应用

通过前面的描述，我们了解到个体间在三个方面存在差异，这是客观的也是普遍存在的现象。此外，在各类组织中的各类工作或岗位之间也存在差异，这些差异可以通过工作说明书体现出来。

【补充知识】工作说明书是工作分析的结果，包括工作描述和工作规范两部分。其中工作描述回答了任职者应该做什么（what），如何做（how），什么时间做（when），在哪里做（where），为谁做（whom），为什么做（why）；而工作规范回答的是这份工作由什么样的人来做（任职资格），即由谁做（who）的问题。

【预习提示】在网上查找一份完整的工作说明书，仔细阅读其内容并找到"补充知识"所提到的"5W1H"。

不同类型的工作、不同的岗位其工作性质、任务、职责、工作环境、任职资格等均有差异。人力资源管理的重要目的之一：人岗匹配、人事相宜、人尽其才、才尽其用。那么，如何才能达成这个目标呢？根据人力资源招聘的黄金法则——能岗匹配原理（廖泉文，2000），我们首先需要做的就是把合适的人安排在合适的岗位。如何才能够做到这一点呢？

个体的差异可以通过现代人员素质测评的方式得以了解，而工作或岗位之间的差异我们可以通过人力资源管理的基础——工作分析的方法进行区别，把两者能够清晰地区分开来，然后再进行人与岗位的匹配，才是最佳的管理策略。以能力和岗位所要求的能力为例，有三种情况：个体能力大于岗位所需要的能力——大材小用，其结果导致员工工作积极性受挫；个体能力小于岗位所需要的能力——小材大用，其结果是很难完成任务；最为理想的情况就是个体能力恰好等于岗位所需能力——此时既是人尽其才的一种表现，也能够顺利完成任务。

值得注意的是，以上所述的第三种情况仅是一种理想情况，在实践中几乎不可能达到，原因有二：一是准确地了解人的能力和岗位所需能力是不现实的；二是在实际的人员配置中，岗位所需能力应该稍大于个体的能力，以达到个体和组织双赢的结果。从组织角度来讲，高难度的任务对于个体具有一定的挑战性，激励性较强；从个体角度来讲，员工必须通过努力才能够胜任岗位的工作，如果完成任务，则个体的能力也会得到提升，有利于个体的发展。

最后，在现实的管理中，人与岗位的匹配是动态的，一方面，个体的能力在工作过程中会不断提高；另一方面，环境会发生改变，任职资格等也会不断发生改变，因此，人力资源管理中有很多匹配理论，但这些都应该是动态的。

第二节　气质与管理

一、什么是气质

1. 气质（temperament）的概念

古罗马时期最著名、最有影响力的医学大师——克劳迪亚斯·盖伦（Claudius Galenus）首先提出"气质"这一概念，并用气质代替了希波克拉底体液理论中的人格，形成了四种气质学说，此分类方式一直在心理学中沿用至今。

人的气质差异是先天形成的，受神经系统活动过程的特性制约。气质是与一个人神经过程的特性相联系的行为特征，是个体心理活动和外显动作中表现的某些关于强度、灵活性、稳定性与敏捷性等方面的心理特征的综合（萧鸣政，2013）。也有学者认为气质是个体生来就具有的心理活动的动力特征（李永瑞等，2012）。

个体气质的特点不依赖于活动的内容而改变，它表现出一个人生来就具有的自然特性，是由人的生理机制决定的。

气质是人的个性心理特征之一，它是指在人的认识、情感、言语、行动中，心理活动发生时力量的强弱、变化的快慢和均衡程度等稳定的动力特征。

2. 气质的类型

（1）气质的体液说

希腊著名医生希波克拉底（Hippocrates），被西方尊为"医学之父"，在公元前5世纪提出了"体液说"。他认为复杂的人体是由血液、黏液、黄胆、黑胆这四种体液组成的，四种体液在人体内的比例不同，形成了人的不同气质，每一个人，生理特点以哪一种体液为主，就对应哪一种气质，其中，血液对应多血质、黏液对应黏液质、黄胆对应胆汁质、黑胆对应抑郁质。每一种气质类型各有其独特的表现。

①多血质

多血质的人的气质特点是朝气、热情、活泼、喜欢交际、拥有同情心、思想较为灵活等；在工作中，对有兴趣的事情反应热忱，有显著的工作效能，但如果事业平凡或没兴趣，他的热情马上烟消云散。同时也容易出现变化无常、粗枝大叶、浮躁、缺乏一贯性等特点。

②黏液质

黏液质的人的气质特点是安静、均衡、坚定、顽强;人际交往方面,待人真挚、态度稳重,交际适度、能够控制感情;工作方面,一旦估计能完成任务就会坚持到底。但是这种气质的人往往比较沉默、有惰性,反应较为迟钝。

③胆汁质

胆汁质的人的气质特点是情感和动作的发生迅速、强烈,具有很高的兴奋性;往往能够以极大的热情投身于事业,善于克服困难,但是精力一旦耗竭就会失去信心,导致情绪低落。拥有这类气质的人虽然热情、直爽、精力旺盛,但是也有脾气急躁、心境变化剧烈、易动感情、具有外倾性等特点。

④抑郁质

抑郁质的人的气质特点表现为行为孤僻、不合群,具有明显的内倾性,但也有其另一面,如观察细致、敏感、表情腼腆、多愁善感、行动迟缓、优柔寡断。在工作和人际交往中谨慎、细致。

(2) 气质的高级神经活动类型说

伊万·巴甫洛夫(Ivan Petrovich)——苏联著名的生理、心理学家,在1935年提出了高级神经活动的气质类型学说。按照巴甫洛夫的观点,大脑皮层的神经活动有两个过程、三种特征和四种气质类型。两个过程为兴奋和抑制;三种特征分别为强度、均衡性和灵活性;四种气质类型为兴奋型、活泼型、安静型和抑制型(如图3-1所示)。

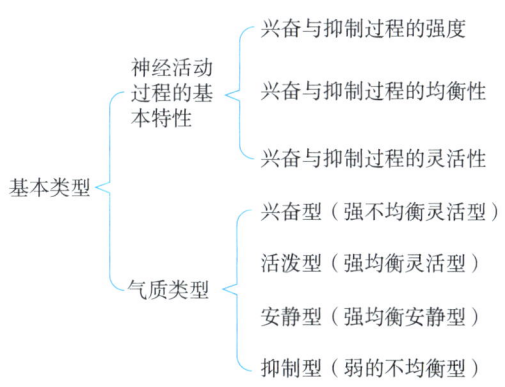

图3-1 气质的高级神经活动类型说

神经过程的强度是指神经细胞和整个神经系统的工作能力与界限;神经过程的均衡性是指兴奋与抑制两种过程间的相对关系,均衡是指兴奋和抑制过程的强度相似,而不均衡是指其中一个方面占优势而另一个方面较弱;神经过程的灵活性是指兴奋与抑制过程更替的速率。根据以上兴奋与抑制两个过程的三种特征,巴甫洛夫把高级神经活动的类型分为四种。

①兴奋型:兴奋和抑制两种过程中,兴奋过程占优势,表现为攻击性强、易兴奋、不易约束、不易抑制;

②活泼型:兴奋和抑制两种过程的强度相似且两种过程更替的速率较快,表现为活泼好动、反应灵活、喜欢交际等;

③安静型:兴奋和抑制两种过程的强度相似且两种过程更替的速率慢,表现为安静、坚定、迟缓、有节奏、不喜欢交际等。

④抑制型：兴奋和抑制两种过程中，抑制过程占优势，具体表现为胆小畏缩、消极防御等行为。

巴甫洛夫的高级神经活动的四种类型与希波克拉底的四种气质类型有一定的对应关系，如表3-1所示。

表3-1　神经活动类型及特征

神经活动类型（气质类型）	强度	均衡性	灵活性	行为特点
兴奋型（胆汁质）	强	不均衡	灵活	攻击性强、易兴奋、不易约束、不易抑制
活泼型（多血质）	强	均衡	灵活	活泼好动、反应灵活、喜欢交际
安静型（黏液质）	强	均衡	不灵活	安静、坚定、迟缓、有节奏、不喜欢交际
抑制型（抑郁质）	弱	不均衡	不灵活	胆小畏缩、消极防御

资料来源：李永瑞，等. 组织行为学[M]. 2版. 北京：高等教育出版社，2012：97-99.

阅读材料

气质类型的自我测试——"陈会昌[①]60题气质量表"[②]

第一步：自我评价

对表3-2中的60个问题进行回答，回答没有对错之分。先理解每个题目的意思再仔细品味，将题目描述的和你的真实思想和情感与下面（第二步：计分）5种情形进行对应，在对应的表格内打"√"。

表3-2　气质类型自我评价量表

序号	自我评价	2	1	0	-1	-2
1	做事力求稳妥，不做无把握的事					
2	遇到使你生气的事就怒不可遏					
3	宁肯一人干事，不愿意和很多人在一起					
4	到一个新环境很快就能适应					
5	厌恶那些强烈的刺激，如尖叫、噪声、危险镜头等					
6	和人争吵时，总想先发制人，喜欢挑衅					
7	喜欢安静的环境					
8	善于和人交往					
9	羡慕那些善于克制自己感情的人					
10	生活有规律，很少违反作息制度					
11	在多数情况下情绪是乐观的					
12	碰到陌生人觉得很拘束					

---

① 北京师范大学心理学教授。
② 李永瑞，等. 组织行为学[M]. 2版. 北京：高等教育出版社，2012：97-99.

续表

序号	自我评价	2	1	0	-1	-2
13	遇到令人气愤的事能很好地自我克制					
14	做事总是有旺盛的精力					
15	遇到问题常举棋不定，优柔寡断					
16	在人群中不觉得过分拘束					
17	情绪高昂时，觉得什么都有趣，情绪低落时，又觉得干什么都没意思					
18	当注意力集中于一件事物时，别的事很难放在心上					
19	理解问题总比别人快					
20	碰到危险情况时，有极度恐怖感					
21	对工作学习、事业有很高的热情					
22	能够长时间做枯燥、单调的工作					
23	符合兴趣的事，干起来劲头十足，否则就不想干					
24	一点小事就能引起情绪波动					
25	讨厌那种需要耐心细致的工作					
26	与人交往不卑不亢					
27	喜欢热烈的活动					
28	喜欢看感情细腻、描写人物内心活动的文学作品					
29	工作学习时间长了，常感到厌倦					
30	不喜欢长时间谈论一个问题，愿意实际动手干					
31	宁愿侃侃而谈，不愿窃窃私语					
32	别人说我总是闷闷不乐					
33	理解问题常比别人慢					
34	厌倦时只要短暂地休息就能精神抖擞，重新投入工作					
35	心里有话宁愿自己想，不愿说出来					
36	认准一个目标就希望尽快实现，不达目的誓不罢休					
37	学习工作一段时间后，常比别人更困倦					
38	做事有些鲁莽，常常不考虑后果					
39	老师讲授新知识时，总希望讲得慢些，多重复几遍					
40	能够很快忘记那些不愉快的事情					
41	做作业或完成一项工作总比别人花的时间多					
42	喜欢运动量大的剧烈体育活动，也喜欢参加多种文艺活动					
43	不能很快地把注意力从一件事情转移到另一件事情上					
44	接受一个新任务后，就希望把它迅速解决					
45	认为墨守成规比冒险强些					
46	能够同时注意几件事物					
47	当我烦闷的时候，别人很难使我高兴起来					

续表

序号	自我评价	2	1	0	-1	-2
48	爱看情节起伏跌宕、激动人心的小说					
49	对工作认真、严谨，保持始终一贯的态度					
50	喜欢复习学过的知识，重复做已经掌握的工作					
51	和周围人的关系总是相处得不好					
52	喜欢变化大、花样多的工作					
53	小的时候背会的诗歌，我似乎比别人记得更清楚					
54	别人说我"出语伤人"，自己并不觉得这样					
55	在体育活动中，常因反应慢而落后					
56	反应敏捷，头脑机智					
57	喜欢有条理而不甚麻烦的工作					
58	兴奋的事情常使我失眠					
59	老师讲的新概念我常常听不懂					
60	假如工作枯燥无味，马上就会情绪低落					

第二步：计分

完全一致（2分）（或完全赞成、完全符合等，下同）；比较一致（1分）；一致与不一致之间（0分）；不太一致（-1分）；很不一致（-2分）。

注意：做题时，不要累计加分，每题记每题得分。评分标准见表3-3。

表3-3 气质类型自我评价量表评分标准

胆汁质	题号	2	6	9	14	17	21	27	31	36	38	42	48	50	54	58	总分
	得分																
多血质	题号	4	8	11	16	19	23	25	29	34	40	44	46	52	56	60	总分
	得分																
黏液质	题号	1	7	10	13	18	22	26	30	33	39	43	45	49	55	57	总分
	得分																
抑郁质	题号	3	5	12	15	20	24	28	32	35	37	41	47	51	53	59	总分
	得分																

第三步：气质类型的诊断

多血质：多血质一栏超过20分，其他三栏得分均较低，为典型多血质。多血质一栏得分在10~20分，其他三栏得分较低，为一般多血质。

胆汁质：胆汁质一栏得分最多，其他三栏得分相对较低。

黏液质：黏液质一栏得分最多，其他三栏得分相对较低。

抑郁质：抑郁质一栏得分相对较高，其他三栏得分相对较低。

混合气质：其中两栏得分显著超过另外两栏，而且分数比较接近。如胆黏、血胆、血黏、黏抑等，为两种气质的混合。

如有一栏得分较低，其他三栏得分相差不大，则为三种气质混合型。

需要指出的是，人的气质没有好坏之分，而且以上提到的四种气质类型对于大部分人而言，均为混合类型，没有人绝对属于哪一种类型。

二、气质的差异与管理

1. 气质对行为的影响

个体的气质在工作中不起决定性的作用，但往往能够影响一个人的工作效率和性质。如果气质类型和工作类型能够很好地匹配，由合适气质类型的人来承担相应的工作，对组织和个体都有好处。例如，具有多血质和胆汁质的人比较适合从事那些要求迅速做出反应的工作，而具有黏液质和抑郁质的人则比较适合从事那些持久细致的工作。因此，在管理实践中，了解和识别个体的气质差异，充分利用气质特征积极的一面，抑制和减少其消极的一面，对管理工作具有重要意义。

2. 气质三原则

气质差异是客观存在的，在处理人际关系和管理工作中，应该把握以下原则。

（1）气质绝对原则——某些特殊的专业工作要求从业人员具备特定的气质特征。例如，飞行员、航天员、电网工人等，这些工作者要经受高强度的压力，要求他们能够做出灵敏快速的反应，具有冷静、理智、胆大心细、临危不惧等心理品质。

（2）气质互补原则——一般性的工作虽对气质有一定的要求，但可以由别的气质特征予以适当补充。例如，教师在备课时和指导学生时需要专注耐心，而在讲课时又需要灵活、有激情。

（3）气质发展原则——虽然气质难以改变，但在主客观条件的影响下，终究会缓慢地发生变化，何况多数人属于混合型气质。

3. 不同气质类型个体的管理策略

不同气质类型个体的管理策略主要包括以下几点。

胆汁质的人精力充沛，情绪发生快而强烈，具有外倾性。他们热情直率、朴实真诚，但思维活动常粗枝大叶，遇事欠思量，容易感情用事。对于这类员工，管理者应着重培养他们的自制力和坚持到底的精神，注意方式方法，避免轻易激怒他们，可以进行有说服力的严厉批评。

多血质的人活泼、好动、外向，富有朝气，情绪发生快而多变，思维及动作敏捷。他们乐观、直率，但浮躁缺乏耐心。对于这类员工，管理者应着重培养他们踏实专一和勇于克服困难的精神，创造条件，多给活动机会，对其缺点可进行较严厉的批评。

黏液质的人沉着、冷静，情绪发生慢而弱，思维、言语、动作迟缓，内向、坚韧、淡漠。管理者需要培养他们热情爽朗和朝气蓬勃的精神，对其教育批评要有耐心，允许其有足够的时间考虑和做出反应。

抑郁质的人柔弱、易倦，情绪发生慢而强，敏感而富于自我体验。他们胆小、孤僻，管理者需要着重培养他们友好、合作、刚毅、自信的精神，对他们要多关心、爱护、鼓励、疏导，不宜在公开场合批评。

综上所述，对于不同气质类型的员工，管理者应根据他们的特点采取相应的管理策略，以激发他们的优点，同时帮助他们改掉缺点，从而提高工作效率和团队的整体表现。

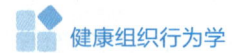

第三节 性格与管理

一、性格的概念

在众多的"组织行为学"书籍中,有的提到性格①一词,有的代之以人格②一词,也有的用个性③一词。有的学者把性格称为个性或人格。

人的心理现象是指人的精神现象和主观世界。它包括心理过程和个性心理两大方面。其中个性心理就是我们所说的个性,有时也叫作人格,是一个人的整体精神面貌,其结构包括三部分内容:

(1)个性心理特征——指人的多种心理特点的一种独特结合,是个体在其心理活动中经常地、稳定地表现出来的特征,主要是指人的能力、气质和性格等。

(2)个性倾向性——指人对社会环境的态度和行为的积极特征,它是推动人进行活动的动力系统,是个性结构中最活跃的因素,决定着人对周围世界的认识以及态度的选择和趋向,决定人追求什么,包括需要、动机、兴趣、理想、信念、世界观等。

(3)自我意识——指自己对所有属于自己身心状况的意识,包括自我认识、自我体验、自我调控三方面内容,如自尊心、自信心等。

心理过程包括认识过程、情感过程和意志过程。感觉、知觉、表象、记忆、想象、思维等属于认识过程;快乐、悲哀、愤怒、恐惧等是情感过程的表露;决心、毅力、目的性、自制力等体现了意志过程。

心理过程与个性心理有区别:心理过程是人人都具有的一种心理现象,具有共性的特点;个性心理具有人类的个体性,体现了人与人之间的个体差异。它们之间也有联系:一方面,每个个体的每一种心理过程都带有个人的独特性即个性;另一方面,每一个人的个性又都表现在心理过程之中。既没有不带个性的心理过程,也没有不表现在心理过程之中的个性,二者是相互渗透、融为一体的。心理学只是为了研究的方便才人为地将它们分割开来。其中,性格是个性心理特征的核心部分,气质是心理过程的动力特征,能力则是完成某项活动所必备的心理特征。

性格(character)是人格(personality)或个性(individualify)的一种,是人对现实稳定的态度和习惯化了的行为方式(李永瑞等,2012),最能表现个别差异性,具有复杂的结构(《辞海》的解释)。

为了更好地理解个体在各方面的差异,下面我们把心理学上极其相似的两个概念——气质和性格也做一个区分和解释。表3-4为性格和气质的区别与联系。

---

① 关培兰. 组织行为学[M]. 北京:中国人民大学出版社,2007:93;李永瑞,等. 组织行为学[M]. 北京:高等教育出版社,2012:105.

② 罗宾斯. 组织行为学[M]. 10版. 孙健敏,李原,译. 北京:中国人民大学出版社,2005:104;孙健敏. 组织行为学[M]. 上海:复旦大学出版社,2007:73;张德. 组织行为学[M]. 北京:高等教育出版社,2011:84.

③ 陈维政,等. 组织行为学高级教程[M]. 北京:高等教育出版社,2004:115-131;陈国权. 组织行为学[M]. 北京:清华大学出版社,2006:96-109;陈国海. 组织行为学[M]. 4版. 北京:清华大学出版社,2013:60-96.

表 3-4 性格和气质的区别与联系

	性格	气质
区别	性格的社会性较强	气质的生物性较强
	性格是后天条件反射系统	气质是先天神经类型
	性格形成晚且较易变	气质形成早且不易变
联系	性格在一定程度上掩盖或改造气质	
	气质影响性格的形成	
	气质影响个体对事物的态度和行为方式	
	气质影响性格的形成和改造的速度	

资料来源：作者根据相关资料整理。

二、性格的类型及测量

1. 卡特尔 16PF

美国伊利诺伊州立大学心理学教授雷蒙德·卡特尔（Raymond Bernard Cattell）于 1949 年首次发表《卡特尔十六种人格因素量表》，后经过五次修改并于 1973 年发表第五版。该量表于 1979 年引入国内并由专业机构修订为中文版，在心理测量专业领域被誉为"世界十大心理测评"之一。[①]

该量表把人格因素分成 16 个维度（见表 3-5 所示），共有 187 个自我陈述题目，采用按序列轮流排的方法测出各维度上的得分。

阅读材料

表 3-5 卡特尔 16PF 测试结果剖析表

人格因素	得分	低分特征	1	2	3	4	5	6	7	8	9	10	高分特征
乐群 A		缄默孤独											乐群外向
聪慧 B		迟钝，学识浅薄											聪慧，富有才识
稳定 C		情绪激动											情绪稳定
持强 E		谦逊顺从											好强固执
兴奋 F		严肃审慎											轻松兴奋
有恒 G		权宜敷衍											有恒负责
敢为 H		畏怯退缩											冒险敢为
敏感 I		理智，着重实际											敏感，感情用事
怀疑 L		信赖随和											怀疑，刚愎自用

---

① 百度百科. https://baike.baidu.com/item/%E9%9B%B7%E8%92%99%E5%BE%B7%C2%B7%E5%8D%A1%E7%89%B9%E5%B0%94/5132400.

续表

人格因素	得分	低分特征	标准分 1	2	3	4	5	6	7	8	9	10	高分特征
幻想 M		现实，合乎常规											幻想，狂妄不羁
世故 N		坦白直率，天真											精明能干，世故
忧虑 O		安详沉着，有信心											犹豫抑郁，烦恼多端
变革 Q1		保守，服从传统											自由，批评激进
独立 Q2		信赖，随群附众											自立，当机立断
自律 Q3		矛盾冲突，不明大体											知己知彼，自律严谨
紧张 Q4		心平气和											紧张困扰

需要说明的是，卡特尔 16PF 是对个体个性或人格的整体测量量表，包括性格特征但并非单一的性格特征。

2. A 型性格和 B 型性格

20 世纪 50 年代，美国心脏病学家弗里德曼和罗斯曼（Friedman M. and Rosenman R.）首次提出"AB 型性格"，并发现"A 型性格"与"冠心病"之间的关系问题。

A、B 型性格区分的显著标志是个体在时间利用上是否具有匆忙感、紧迫感以及争强好胜的程度。具体表现见表 3-6。

表 3-6 A 型性格和 B 型性格的行为表现之区别[①]

	A 型性格	B 型性格
行为表现	1. 运动、走路和吃饭时通常节奏很快； 2. 对很多事情的进展速度感到不耐烦； 3. 总是试图同时做两件以上的事情； 4. 无法打发休闲的时光； 5. 着迷于数字，他们的成功是以每件事中自己的获益多少来衡量的	1. 从来不曾有时间上的紧迫感以及其他类似的不耐烦； 2. 认为没有必要表现或讨论自己的成绩或业绩，除非环境要求如此； 3. 充分享受娱乐和休闲时光，而不是不惜一切代价实现自己的最佳水平； 4. 充分放松而不感到内疚

阅读材料

A 型性格的自我测度[②]

第一步：自我评价

在表 3-7 的各种特质中，你认为哪个数字最符合你的实际情况，在对应的表格打"√"。

---

① 罗宾斯. 组织行为学 [M]. 10 版. 孙健敏，李原，译. 北京：中国人民大学出版社，2005：111.
② 罗宾斯. 组织行为学 [M]. 孙健敏，等译，北京：中国人民大学出版社，2000：85.

表 3-7　A 型性格的自我测度

序号	问题的正面	得分								问题的反面
		1	2	3	4	5	6	7	8	
1	不在意约会时间									从不迟到
2	不争强好胜									争强好胜
3	从不感觉仓促									总是匆匆忙忙
4	一次只做一件事									同时做好多事
5	做事节奏平缓									节奏极快
6	表露情感									压抑情感
7	有许多爱好									除工作之外没有其他爱好

第二步：记分和判断方法

累加 7 个问题的总分，然后乘以 3。分数高于 120 分，表明你是极端的 A 型性格；分数低于 90 分，表明你是极端的 B 型性格。120 分以上（A+）、106～120 分（A）、100～105 分（A−）、90～99 分（B）、90 分以下（B−）。

第四节　能力与管理

一、能力的概念及分类

心理学家认为，能力指的是个体能够顺利完成某种活动所须具备的心理特征，例如教师须具备教学能力，科研人员须具备科研能力，总经理须具备决策能力，中层管理人员须具备执行力，绝大部分人须具备一定的人际关系能力等，所有的这些能力都是促使其胜任本职工作所需要的心理特征。个体的能力可以从不同角度分类。

（一）三种能力分类[①]

1. 一般能力

一般能力指的是在各种基本活动中表现出来的能力，如思维能力、想象力、观察力、记忆力，即我们通常所说的智力。

2. 特殊能力

特殊能力指的是完成某种专业性活动所必须具备的能力，如飞行员的飞行能力、电视剧《神探狄仁杰》中狄仁杰表现出来的敏锐的观察力和超凡的推理能力等。

3. 创造力

创造力指的是个体产生独特的新思想，发现和创造新事物的能力，它是顺利完成某种创造性活动所必须具备的心理特征。

---

① 《组织行为学》编写组. 组织行为学[M]. 北京：高等教育出版社. 2019：44−45.

(二)两种能力分类

按照能力的外在表现,可以把能力分为现实能力和潜在能力。

1. 现实能力

现实能力指的是个体已经表现出来的能力,如某人所取得的成就和做出的业绩等。

2. 潜在能力

潜在能力(potential ability),简称潜能,是一个人拥有但还没有表现出来的能力,即个人能力发展的可能性。这种可能性在外部环境或教育条件许可时,可以通过一定的经验发展成为现实能力。

二、能力的基本理论

1. 人力三要素理论①

李景毅(2001)将人力分解为体力、智力和心力,认为这三者是"人口质量"内涵的本质内容,即人力三要素。其中,体力为人力之基,智力为人力之本,心力为人力之魂。

所谓体力,是指一个人从事某种活动而使其身体在足以支撑的限度之内所付出的人力。个体的体力是以人为本且纯系个体化的一种极其特殊的社会存在。这不仅使它成了每一个个体生命最为直观的具体表现,也成了每一个个体生命存活的根本象征。因其在社会生活中功能作用的好坏大小不一致,自然也在某种程度和一定意义上体现了本人所具人口质量的实际水平(李景毅,2001)。人的体力与年龄之间的关系如图 3-2 所示。

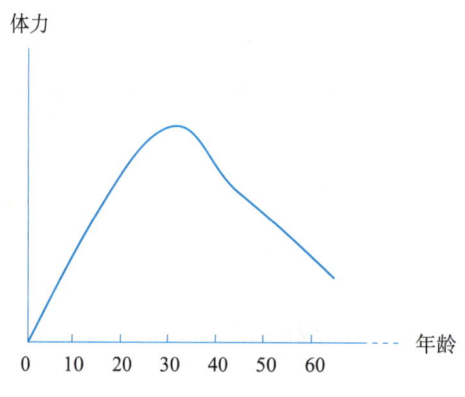

图 3-2 人的体力与年龄之间的关系

人的智力与人的体力相对应。如果说人的体力是出自他的肌体且以肢体活动的具体行为得以表现的一种物质力,那么智力则是在人的大脑中形成且以思维能力而表现为认知客观事物内在规律的一种精神力。就个人而言,智力是人力之本与其生命价值的根本所在;对社会来说,智力则是其得以存在的根本依据。人的智力水平与年龄级努力效应之间的关系见图 3-3。

---

① 李景毅. 人力是人口质量的本质内容:人力三要素解析[J]. 西北人口,2001(3):6-10,15.

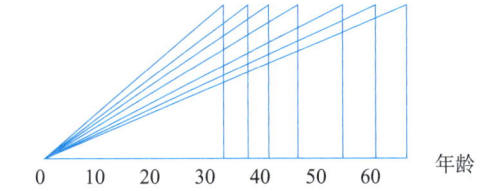

图3-3 人的智力水平与年龄级努力效应之间的关系

注：三角形的斜边表示努力效应，三角形的高表示所达到的智力高度，其底边表示达到同等智力高度的不同年龄。
资料来源：李景毅. 人力是人口质量的本质内容：人力三要素解析[J]. 西北人口，2001（3）：6-10，15。

心力则是指个体为了完成某项必要的任务或是为了实现某一预想的目标，而以事先下定的决心和付诸行动的恒性所表现出来的意志力，人们常说的心劲、毅力是其通行的异称别名。心力是个体自觉、自愿、完全出自个人内心世界的一种无形活力，是追求的产物，可分为感性心力与理性心力。

当然，将完整的人力人为地划分为体力、智力和心力三种最基本的元能力或人力三要素，是为了研究的方便。三种最基本的元能力或人力三要素是不可截然分割开的，它们之间是相互依存、相互联系、相互影响、相互作用的辩证关系，共同发挥作用形成合力成为个体成功的内在动力。

2. 人力资源管理三要素

众所周知，任何组织的人力资源管理与其他管理一样，都是围绕着组织目标展开的，而组织目标的实现离不开每个员工的绩效。依据绩效管理相关理论，个体产生绩效的三个基本条件即能力、态度和平台（机会）。为了使员工能够产生持续的高绩效，人力资源管理者针对员工进行绩效匹配管理，主要包括以下五个方面。

（1）能力与岗位匹配。大材小用，工作积极性不高；小材大用，不能完成任务；理性的状态是个体能力与岗位所需能力匹配。

（2）人格类型、职业兴趣与职业类型或工作类型匹配。依据霍兰德的职业性向理论：人的人格类型、兴趣与职业密切相关，兴趣是人们活动的巨大动力，凡是具有职业兴趣的职业都可以提高人们的积极性，促使人们积极地、愉快地从事该职业，且职业兴趣与人格之间存在很高的相关性。

（3）需要与报酬匹配。如果用公式表示：员工的满意度＝员工实际所得－员工期望所得。按照公平理论，员工的公平感来自自己的付出与所得的比较，来自自己的"所得与付出之比"和他人的"所得与付出之比"的比较等。

（4）价值观与组织文化匹配。研究显示：当组织文化与员工价值观相匹配时，员工更容易适应组织环境并为组织的发展做出贡献。

（5）绩效目标与员工的工作资源或工作机会匹配。任何绩效的产生一定离不开资源或者工作机会。工作资源可以是有形的也可以是无形的，如一个身份、一间办公室、一台电脑、一个发挥才能的舞台等。

发展是第一要务、人才是第一资源、创新是第一动力。但拥有人才不一定会体现出组织的竞争力，把所拥有的人才的作用发挥出来才是组织竞争力的表现。为了发挥组织人力资源的作用，人力资源管理者必须尽可能地做到以上五个方面，但需要注意的是，以上五个方面的匹配不是静态的，而是一种动态的匹配。第（1）个匹配解决的是员工的能力问题，不仅要关注能力与岗位匹配问题，更需关注员工能力的开发和其与岗位的动态匹配问题；（2）、（3）、（4）这三个匹配在一定程度上

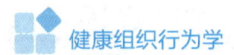

解决的是员工的工作态度问题，以提高员工的工作意愿和工作积极性；第（5）个匹配解决的是平台（机会）问题。总之，能力、态度与平台（机会）三个要素在人力资源管理中缺一不可，相互配合、形成合力指向组织目标。

阅读材料

强国密码[①]

习近平总书记在中国科学院第十九次院士大会、中国工程院第十四次院士大会上指出，人才评价制度不合理，唯论文、唯职称、唯学历的现象仍然严重，名目繁多的评审评价让科技工作者应接不暇，人才"帽子"满天飞，人才管理制度还不适应科技创新要求、不符合科技创新规律。

习近平总书记的重要讲话道出了广大专业技术人才的心声。人才评价是人才发现、引进、培养、选拔、使用、激励的依据，是人才辈出的基石。但在人才工作实践中，人才评价其实一直未能尽如人意，甚至让人才"爱恨交织"。

2018年7月初，中共中央办公厅、国务院办公厅印发了《关于深化项目评审、人才评价、机构评估改革的意见》，聚焦人才评价领域深层次问题，提出一系列精准、务实的改革举措，引发全国专业技术人才的强烈关注。

【案例】

"评价尴尬""评什么"与"干什么"脱节

在北京外科手术界，北京大学第一医院普外科医生赵某是一个没有高级职称的名医。从业二十几年里，他做了上千例手术，医疗纠纷率、投诉率均为零，并于2011年7月受原卫生部派遣，作为北京专家组四人成员之一，赴温州参加高铁事故伤员抢救工作。

由于一直对职称评审的烦琐程序不"感冒"，直到2017年初，赵某才在年龄允许的最后一年，在家人、同事动员下首次参加副主任医师（副高职称）申报。而此时，他于2011年参加的职称英语考试成绩已经过了三年有效期。由于没有职称英语考试成绩单，尽管所在医院领导爱其才能，做了诸多争取，赵某最终还是没有通过评审。

那么，赵某的实际外语水平如何呢？了解他的人都知道，他本科、硕士、博士都毕业于北京大学医学部，留学欧洲两年半，有英文译著，发表过国际期刊论文，国际交流中与外国同行可以畅谈无阻。

现实中，这样的"评价尴尬"并不是孤例。在中国社会科学院文学所就有一位研究古典文学的学者，他是业界翘楚，却曾因职称英语总考不过，连参加职称评审的资格都没有；深圳华大基因研究院副院长、首席科学家李某，在大学毕业前的两年里，就在国际权威期刊上发表了11篇论文，研究院为他报了一个青年人才项目，但第一轮就被淘汰了，原因很简单——他没有博士学位。

人们不禁要问，我们到底在以什么标准评价人才？英语流利的人才，为什么非得拿职称英语考试成绩单来证明？对研究中国古典文学的学者来说，专业能力与英语水平有多少必然联系？又有何依据可以证明博士学位是人才创新力的必备条件？

[①] 罗旭. 光明日报［N］. 2018-07-22（7）.（有删节）

"国家出台的许多文件都明确指出,要注重凭能力、实绩和贡献评价人才。但实际评价时,往往还是以学位、论文、英语等为主要评价指标,造成'评什么'与'干什么'脱节。"中国人事科学研究院原院长、研究员吴江说。

"种种问题的症结在于人才评价工作的价值导向,到底是以人才为中心设计,还是以管理者为中心设计,目的是'方便管理'还是'服务人才'。"吴江强调,"'管理主义'的评价方式最后必然是'方便管理',把评价看成一种权力,这又必然导致官僚主义和形式主义,其典型表现就是考英语、数论文、拼学位,因为这几项最容易量化比较。"

"人才要以用为本,人才评价中应当坚持'谁用人谁评价'的原则。"湖南省社科院智库办主任周湘智认为,"应该切实让用人单位在评价中发挥主体作用,对于负责任、敢担当的领导班子,也亟须有相应的容错纠错机制保驾护航。"

让广大专业技术人才深感鼓舞的是,此次出台的《关于深化项目评审、人才评价、机构评估改革的意见》明确规定,落实职称评审权限下放改革措施,支持符合条件的高校、科研院所、医院、大型企业等单位自主开展职称评审。选择部分国家临床医学研究中心试点开展临床医生科研评价改革工作。

"这些规定直指当前现实顽疾,如能落到实处,必将让更多人才从不合理的人才评价中解放出来,专注于扎实、系统的工作。"国家"千人计划"专家、北京市建筑设计研究院有限公司总建筑师吴晨这样指出。

问题:人才评价,如何评得好、评得准?

科学评价激发和释放人才创新创业活力

人才评价是人才发展体制机制的重要组成部分,是人才资源开发管理和使用的前提。建立科学的人才评价机制,对于树立正确用人导向、激励引导人才职业发展、调动人才创新创业积极性、加快建设人才强国具有重要作用。

"人才评不好、评不准的现象,极易挫伤人才的积极性,影响人才创造力的发挥,甚至成为束缚人才发展的桎梏。"吴江表示,"没有科学的评价体系与制度,中国就无法从人才大国迈向人才强国。当前,我国人才工作要有大突破,首先就要在人才评价体系上予以突破。"

为更好发挥人才评价的指挥棒作用,把人才的创造性活动从不合理的人才评价中解放出来,党和国家一直高度重视人才评价体制机制改革创新。

2016年3月,中共中央印发《关于深化人才发展体制机制改革的意见》,提出创新人才评价机制,突出品德、能力和业绩评价。坚持德才兼备,注重凭能力、实绩和贡献评价人才,克服唯学历、唯职称、唯论文等倾向。不将论文等作为评价应用型人才的限制性条件。

2017年1月,中共中央办公厅、国务院办公厅印发《关于深化职称制度改革的意见》指出,要克服"唯学历、唯资历、唯论文"倾向,要向基层倾斜,要突出用人主体在职称评审中的主导作用。

2018年2月,中共中央办公厅、国务院办公厅出台《关于分类推进人才评价机制改革的指导意见》明确,遵循人才成长规律,突出品德、能力和业绩评价导向,分类建立体现不同职业、不同岗位、不同层次人才特点的评价机制,科学、客观、公正地评价人才,让各类人才价值得到充分尊重和体现。

2018年7月出台的《关于深化项目评审、人才评价、机构评估改革的意见》提出，遵循科技人才发展和科研规律，科学设立评价目标、指标、方法，引导科研人员潜心研究、追求卓越。

"不断深化的评价体系改革，正为创新创业注入源源动力。"华夏国际人才研究院院长陶庆华认为，"这一系列改革文件及时呼应了自下而上的变革诉求，顺应了广大人才的期待。"

吴晨说："只有围绕经济社会发展和人才发展需求，充分发挥人才评价的正向激励作用，才能推动多出人才、出好人才，最大限度激发和释放人才创新创业活力，促进人才发展与经济社会发展深度融合。"

动态考核"打破一评定终身"

"标准是人才评价的核心。正确的评价标准能够激发人才积极做事的热情，形成争先恐后的干事氛围和高效的工作机制，发挥科学评价的指挥棒和风向标作用。"国家"千人计划"专家、河北工业大学副校长殷福星说，"在人才评价上，既要看'帽子'，更要看'里子'，要更加注重凭能力、实绩和贡献评价人才，同时建立动态考核管理机制，形成领域竞争，完善进入、退出机制，打破一评定终身。"

"要细化制定人才评价创新能力、质量、贡献影响的指标，不能泛泛而论、泛泛而评，要充分突出评价研究成果质量、原创价值和对经济社会发展实际贡献。"周湘智说，"要改进人才评价方式，坚持'干什么评什么'的分类原则，坚持评用结合、谁用谁评，扭转少数人急功近利、作风浮躁的问题。"

"人才评价亟须回归本源。"吴江认为，"人才评价的一个极为重要的作用是发现和甄别人才，要为人才使用和发展服务，应特别重视未来，而不是过去。过多关注过去的人才评价模式，不适合创新型人才引进评价，尤其不适合海外年轻拔尖人才引进评价。因为创新型人才是发展中的人才，需要的是'加油站'式的评价，评价要能为他们的未来发展加油鼓劲。"

人们欣喜地看到，《关于深化项目评审、人才评价、机构评估改革的意见》明确提出，克服唯论文、唯职称、唯学历、唯奖项倾向，不得将论文、外语、专利、计算机水平作为应用型人才、基层一线人才职称评审的限制性条件。不简单以学术头衔、人才称号确定薪酬待遇、配置学术资源；不把教育、工作背景简单等同于科研水平，突出个人品德、能力、业绩导向。纠正了以往人才评价"脱实向虚"的倾向，让人才评价回归其激励和发现人才的本质。

"人才评价机制改革，重在落实。"陶庆华说，"要围绕经济社会发展和人才队伍建设需求，进一步简政放权，建立以科技创新绩效为核心的中长期绩效评估制度，变重学历为重能力、变重资历为重业绩、变重论文为重贡献，以'实绩'论英雄。唯有如此，才能切实发挥好人才评价指挥棒作用，为各类人才施展才华提供更加广阔的天地，形成人尽其才、才尽其用的良好氛围。"

本章小结

本章共分为四部分内容。第一部分，在对个体差异的研究历史进行描述的基础上，提出个体差异表现在三个方面及其相互关系；第二部分，在对气质的概念进行描述的基础上，对气质的测量等性格理论进行了介绍；第三部分，在对性格的概念进行介绍的基础上，对性格的测量及其在管理中的运用进行了介绍；第四部分，在对能力的概念及类型进行介绍的基础上，进一步介绍了人力资源管理的三要素。

复习思考题

1. 个体的差异体现在哪几个方面？个体差异如何进行管理？
2. 气质的概念及其在管理中的运用。
3. 性格的概念及其在管理中的运用。
4. 能力的概念及其在管理中的运用。
5. 人力资源管理的三要素指的是什么？

本章关键词

1. 气质（temperament）
2. 性格（character）
3. 人格（personality）
4. 个性（individuality）
5. 潜在能力（potential ability）
6. 人力资源管理三要素（The three elements of HRM）
7. 人力三要素（The three elements of human resources）

第四章
价值观、态度与健康

开篇案例

价值观小故事之一枚铜钱[①]

一个年轻人，家境贫寒，双亲又体弱多病，无奈之下只能辍学打工补贴家用。有一天，他在路上捡到了一枚铜钱。当他路过花园，听到花匠们说口渴时，便用这枚铜钱买了一些水送给了花匠们，花匠们十分感激这个年轻人，每人送给他一束鲜花。他拿着这些花路过集市，见很多人喜欢，就把花送给了他们，得到花的人为了表示感谢便每人给了他1枚铜钱，于是他拥有了8枚铜钱。

有一天刮起了狂风，果园到处都是枯枝败叶。年轻人对园丁说："我帮您把果园打扫干净，这些断枝落叶给我做柴火可以吗？"园丁很高兴地说："当然可以。"捡柴火时，他听到有群小孩为了争夺糖果在闹别扭，于是用之前的8枚铜钱买了一些糖果分给了他们，小孩们非常感激他，纷纷加入了拾柴火的队伍。

柴火很快就被拾捡一空，年轻人正准备把这些柴火拉回家时，来了一位大户人家的厨师，"这个柴火很好，烧火不冒烟，东家有哮喘病最怕烟了"。年轻人听后说："那你就拿去吧。"厨师怎么可能白拿呢？于是厨师付了16枚铜钱拿走了这堆柴火。

年轻人拿着这16枚铜钱，心想这么多钱可以做不少善事。于是，他在自家不远处开了一个茶水摊，正值炎热的夏季，路人们都很口渴，一来可以廉价地卖一些茶水补贴家用，二来可以免费给附近的500个割草的工人提供喝水的地方。于是500个割草工人每天都会向他点头微笑，并竖起夸赞的大拇指。不久后，一位商人喝水时听到有人议论："这个年轻人真傻，不仅茶水卖得便宜，还天天免费给割草的工人供应。"

商人听后微微一笑，转身对年轻人说："明天有一帮马贩要带着400匹马经过这里，你多准备一些茶水。"听了商人的话，年轻人心里想道，这么多马肯定要吃草，于是他把这个想法对割草的工人说了，结果，每位割草的工人都很慷慨地送了他一捆草，年轻人于是得到了500捆草。第二天，马贩们来了，看见这么多好草，便提出要买。年轻人说："这些草我没有花钱，你们需要就拿去吧。"马贩们笑了笑，喝完茶拿走了500捆草。年轻人在收拾茶碗的时候，发现桌子下面有一个布袋，里面是1000枚铜钱。几年后，这里出现了一位远近闻名的富豪。

读完这个故事，让我想起"爱出者爱返，福来者福往"。种善因，结善缘，得善果。在工作生活中，若总在得与失之间衡量，多得一点就内心喜悦，多失一点就惊怒彷徨，那么就会成为一个患得

[①] 微信公众号：冠城第一时间-人力资源中心［Z/OL］：2022-08-31.

患失、多疑焦虑的人。但若我们能够在工作生活中多帮助身边的伙伴一些，那么在帮助他人的时候自己也获得了成长。我相信当一切归于初心，不去计较得失时，失便是得，这就是真正的利他之心。

【健康数据及健康观念】

根据《中国企业员工健康洞察报告2019》，中国企业员工健康状况堪忧，员工测试年龄平均比真实年龄老4.3岁，近60%的人员患有各类慢性疾病，员工病多假少，医疗开支有压力。《中国人健康大数据》显示，我国主流城市的白领亚健康比例高达76%，处于过劳状态的白领近60%，真正意义上的健康人比例不足3%。亚健康使员工工作效率降低，既不利于员工自身发展，也会损害企业发展。[①]

健康中国战略实施以来，党和政府非常关心人民群众的健康水平。其中，习近平总书记在各种场合关于健康的论述也非常之多。例如，关于健康重要性的论述，2021年3月，习近平总书记在福建考察时的讲话指出：健康是1，其他都是后面的0。1没有了，什么都没有了。关于提升健康水平途径的论述，2016年8月，习近平总书记在全国卫生与健康大会上的讲话指出：预防是最经济最有效的健康策略。古人说："上工治未病，不治已病。""良医者，常治无病之病，故无病。"要坚定不移贯彻预防为主的方针，坚持防治结合、联防联治、群防群控，努力为人民群众提供全生命周期的卫生与健康服务。

提高健康水平，除了提高对健康科学的认知，还需树立科学的健康观。健康是促进人全面发展的必然要求，是经济社会发展的基础条件，是民族昌盛和国家富强的重要标志，也是广大人民群众的共同追求。[②] 个体对待健康的观念在很大程度上决定了他的工作、生活行为和习惯，直接影响到他的健康水平。

学习目标

1. 掌握态度的概念及其来源
2. 掌握价值观的概念及其来源
3. 掌握工作满意度及其影响因素和测量
4. 掌握组织承诺、组织公民行为等概念及相关理论
5. 了解并掌握态度及价值观在管理中的作用
6. 理解并形成科学的健康观

第一节　价值观与行为

价值观是人们判断是非曲直、善恶美丑的标准。一个民族、一个国家的价值观就是这个民族、这个国家追求理想生活目标的故事叙述系统（韩震，2021）[③]。对于任何一家企业而言，只有当绝大部分员工的个人价值观趋同时，整个企业的价值观才可能形成。

[①] 王永福，宋奕冰．企业员工健康管理模式及其案例分析[J]．企业改革与管理，2021（4）：66-67.
[②] 中共中央、国务院．"健康中国2030"规划纲要[Z]．2016-10-25.
[③] 韩震．如何讲好中国价值观故事[N]．光明日报，2021-05-18（16）.

一、概念

价值观（values）是指个体在长期的社会环境中形成的比较稳定的、持久的社会信念和价值系统（李永瑞，2008），是人们基于生存和发展的需要对事物的价值的根本看法，是关于如何区分好与坏、善与恶、符合意愿与违背意愿的总体观念，是关于应该做什么和不应该做什么的基本原则（杨耕，2015）[①]。从个人或社会的角度来看，某种具体的行为类型或存在状态比与之相反的行为类型或存在状态更可取。

例如：在求职时，有的求职者认为报酬最重要，有的求职者把职业发展放在第一位，也有的求职者之所以选择这份工作是因为喜欢；在面对同一种现象时，不同的人会有不同的反应，比如在遇到需要帮助的人时，有的人会主动伸出援助之手，有的人会视而不见；有的人追求自由，有的人追求金钱，有的人追求公平……这些都体现了不同的人价值观的差异。

与社会总是通过主导价值观、核心价值观告诉人们能做什么，不能做什么，从而为人们的社会活动、日常生活提供规则、标准和模式一样（如社会主义核心价值观），对每个人而言，其价值观也不是单一的，如自由、快乐、公平、诚实、服从、自尊等可能都是某个个体所追求的。如果按照对个体的重要性程度排序，就构成了个体的价值系统。每个个体都有自己的价值系统，但起作用的是个体的主导价值观或核心价值观。例如在上述所追求的目标中，你认为最重要的是自由，那么自由便是你的核心价值观。

二、价值系统的来源

个体拥有何种价值观或价值系统取决于以下三方面因素：遗传、民族文化、成长背景。

（1）遗传：价值观受遗传成分影响较大，约40%，因而价值观比较稳定，不容易发生变化。

（2）民族文化：不同的国家、不同的地域和民族其文化存在差异，这些差异往往会体现在个体的身上，导致个体价值观的差异。

（3）成长背景：个体成长的家庭环境、父母的行为、老师及亲朋好友的态度等均会影响一个人价值观的形成。

价值观具有相对的稳定性，这是由遗传决定的，同时价值观也是可以发生变化的，这是环境影响的结果。

此外，个体的价值观往往与社会及其发展阶段相一致，不同的社会、社会发展的不同阶段，其倡导的核心价值观有所不同。

处于不同社会地位的人其价值观也有所不同。例如，农民工和城镇职工其价值观不同；即使处于同一社会地位的人其价值观也可能有所差异，例如同样是农民工，有的是"求加班"，有的是处于"被加班"状态。

---

① 杨耕. 价值、价值观与核心价值观 [J]. 北京师范大学学报（社会科学版），2015（1）：16-22.

阅读材料

任何社会大变动时期都会发生价值重估的问题，主要表现为对传统价值观念的重估。西方的启蒙运动，是对古希腊罗马时期关于人的思想的一次重估，是被中世纪神学压抑的古代人文思想的一次重生。中国的"五四运动"，是对中国传统文化的一次重估，是科学和民主思想在中国的一次重生。当代新儒家关于"五四运动"的评价则是一次对重估的重估。价值重估的积极作用是纠正人们对传统价值观念的片面认识，消极作用带来的传统价值体系的崩溃，使社会在思想观念上处于无序状态。信仰危机的实质是价值观的危机。当代中国正处在一个大变革时期，这一变革最突出的特征和最重要的意义就在于，它把现代化、市场化和社会主义改革这三重重大的社会变革浓缩在同一个时空中进行，构成了一场前无古人、艰难复杂的伟大的社会变迁，它必然引发价值重估的问题，也必然为重建社会主义价值观开辟广阔的思维空间和社会空间。

资料来源：杨耕. 价值、价值观与核心价值观［J］. 北京师范大学学报（社会科学版），2015（1）：16-22.

三、价值观对行为的指导作用

个体的价值观是在长期的社会实践中形成的，对行为具有指导作用（见表4-1）。

表4-1　价值观与行为方式的关系

价值观	行为方式
独立	依靠自己、充分自信
合作	与他人合作、为他人幸福而工作
竞争	力图超过他人
互爱	温柔、富有感情
顺从	有责任心、尊敬别人
负责	可靠、可信赖
进取	努力工作、朝气蓬勃
诚实	诚挚、真实

资料来源：关培兰. 组织行为学［M］. 2版. 北京：中国人民大学出版社，2008.

四、价值观的类型

通常是以量表的形式进行价值观的测量，不同的测量工具、不同的测量内容所选的测量指标有所差异。测量的目的就是连接个体的价值观类型，从人力资源管理的角度来看，在选人、用人、育人、激励人、留人等环节中，个体的价值观是重要的依据，也是识人的主要环节。

价值观按其内容、表现可分为不同类型，主要有奥尔波特的价值观类型、罗克奇价值观调查、工作场所两种价值观等。

1. 奥尔波特（Gordon W. Allport）的价值观类型

美国人格心理学家、个性心理学的创始人之一奥尔波特将个体的价值观分为六种，即经济的、理论的、审美的、社会的、政治的和宗教的，每一类价值观都有其各自的特点，并适合于不同类型的职业（见表4-2）。

表4-2 奥尔波特的六种价值观

价值观类型	价值观特点	有效匹配的职业类型
经济的	追求实用和经济效益，更看重结果	企业家
理论的	重视以批判和理性的方法寻求真理	科学家
审美的	重视外形的和谐匀称	艺术家
社会的	强调对人的爱	社会工作人员、慈善家
政治的	重视权利和影响力	政治家
宗教的	关心对宇宙整体的理解和体验的融合	

资料来源：陈国权. 组织行为学［M］. 4版. 北京：清华大学出版社，2013：99-100.

2. 罗克奇价值观调查

罗克奇（Milton Rokeach）在1973年编制了价值观调查表（values survey），包括两种价值观类型，每种价值观类型有18项具体内容（见表4-3）。一种是终极价值观：指一种期望存在的终极状态，是一个人希望通过一生而实现的目标；另一种是工具价值观：指偏爱的行为方式或实现终极价值观的手段。

表4-3 罗克奇价值观调查

排序	终极价值观	排序	工具价值观
1	舒适的生活（富足的生活）	1	雄心勃勃（辛勤工作、奋发向上）
2	振奋的生活（刺激的、积极的生活）	2	心胸开阔（开放）
3	成就感（持续地贡献）	3	能干（有能力、有效率）
4	和平的世界（没有冲突和战争）	4	欢乐（轻松愉快）
5	美丽的世界（艺术与自然的爱）	5	清洁（卫生、整洁）
6	平等（兄弟情义、机会均等）	6	勇敢（坚持自己的信仰）
7	家庭安全（照顾自己所爱的人）	7	宽容（谅解他人）
8	自由（独立、自主选择）	8	助人为乐（为他人的福利工作）
9	幸福（满足）	9	正直（真挚、诚实）
10	内在和谐（没有内心的冲突）	10	富于想象（大胆、有创造性）
11	成熟的爱（性和精神上的亲密）	11	独立（自力更生、自给自足）
12	国家的安全（免遭攻击）	12	智慧（有知识的、善于思考）
13	快乐（快乐的、闲暇的生活）	13	符合逻辑（理性的）
14	救世（救世的、永恒的生活）	14	博爱（温情的、温柔的）
15	自尊（自重）	15	顺从（有责任感、尊重的）
16	社会承认（尊重、赞赏）	16	礼貌（有礼的、性情好的）
17	真挚的友谊（亲密关系）	17	负责（可靠的）
18	睿智（对生活有成熟的理解）	18	自我控制（自律的、约束的）

> **课堂练习**

请您仔细斟酌，把表4-3中的两类价值观各18项，按照对您自身的重要性进行排序，"1"为最重要，"18"为最不重要。

3. 工作价值观和伦理价值观

在诸多价值观分类中，与组织行为学有着密切关系的是关于工作场所的两种价值观，即工作价值观（work values）和伦理价值观（ethical values）。

工作价值观是指个体关于期望从工作中得到什么以及在工作中如何行为的个人信念。例如：有的人希望从工作中得到经济报酬；有的人希望从工作中得到职业发展；也有的人希望从工作中实现自身的价值等。不同的工作价值观对理解和管理组织行为非常重要。

工作价值观又分为内在工作价值观和外在工作价值观。

内在工作价值观（intrinsic work values）是指关注工作本身特点的价值观。比如，有的人喜欢富有挑战性的工作，认为能够从工作中学到新的知识和经验，属于此类。

外在工作价值观（extrinsic work values）与工作的结果有关。例如，张三喜欢这份工作是因为能够从工作中获得工资收入，他把工作看成养家糊口的手段。

需要说明的是，大多数人同时拥有内在和外在工作价值观，只是二者的重要程度有所差别，比如，对于生存型员工而言，更加重要的是外在价值观，对于实现型员工而言，可能内在价值观占据主导地位。

伦理价值观是关于什么是对、什么是错的个人信念。例如，对德国人而言，加班是不可取的；而对日本人来说，加班是家常便饭，而且日本人把加班看成受领导重视的表现。

伦理价值观可分为效益主义价值观（utilitarian values）、道德权利价值观（moral right values）和公正价值观（justice values）。三种价值观的侧重点有所不同。

效益主义价值观追求的是最大多数人的最大幸福或者管理决策能否为最大多数的人带来最大限度的好处。

道德权利价值观追求的是保护相关人的基本权利。

公正价值观追求的是公平公正、不偏不倚。

实际上，在工作场所，任何职业、任何人均会遇到如何看待工作或从工作中得到什么的问题，也会遇到各种关于职业道德和伦理的问题。例如，教师应该有师德，医生应该有医德，律师也应该有自身的职业操守等。

五、当代中美工作群体价值观比较

由于成长的环境不同，主导价值观有着很大的变化，相应地，有效管理方式和手段也应该适应这种变化。下面以中国和美国为例说明这种变化。

1. 美国当代劳动力群体价值观变迁[1]

自20世纪50年代起,罗宾斯把美国劳动力群体的价值观变迁分为四个阶段:退伍军人、婴儿潮一代、X世代、21世纪。每个阶段进入劳动力领域的劳动者,其价值观有着很大的差异(见表4-4)。

表4-4 美国当代劳动力群体占主导地位的价值观变迁

阶段	进入劳动力领域的时间	现大概年龄	占主导地位的价值观
退伍军人	20世纪50—60年代晚期	70岁以上	努力工作、保守、对组织忠诚
婴儿潮一代	1965—1985年	50~70岁	成功、成就、雄心、蔑视权威、对职业忠诚
X世代	1985—2000年	35~50岁	工作与生活的平衡、团队取向、不喜欢规则、对关系忠诚
21世纪	21世纪	35岁以下	自信、财政上的成功、自我依赖但团队取向、对自我和关系忠诚

资料来源:[美]罗宾斯.组织行为学[M].10版.孙健敏,李原,译.北京:中国人民大学出版社,2005:72-73.

20世纪50—60年代进入劳动力领域的劳动者,他们的成长过程普遍受到经济大萧条、第二次世界大战、安德鲁斯姐妹[2]、柏林封锁的影响,这一代的美国劳动者工作勤奋、认可现状、尊重权威人物,被称为退休军人一代。

1965—1985年进入劳动力领域的劳动者,他们深受民权运动、女性解放、甲壳虫乐队、生育高峰的影响,在很大程度上有嬉皮士的道德观,而且不信任权威,他们把成就感和社会认可作为主导价值观。

1985—2000年进入劳动力领域的劳动者,他们的生活受全球化、双职工父母、MTV、艾滋病和计算机的影响。价值观方面,他们更加看重灵活性、对生活的选择权、工作满意度,因此他们对真正的友谊、快乐和幸福评价较高,并被称为X世代。

21世纪后进入劳动力领域的劳动者,是在经济繁荣时期成长起来的一代人。他们期望较高、自信力较高,对自我和关系忠诚。

2. 中国当代劳动力群体价值观变迁

每个人的价值观都有时代的烙印,中国当代劳动力群体的价值观也经历了不同阶段的变迁,陈国海(2013)把中国不同时期劳动力的一些主要价值观变迁分为五个阶段,即崇拜主义阶段、文化革命主义阶段、文化精英主义阶段、物质主义阶段和享乐主义阶段(见表4-5)。

表4-5 中国当代劳动力群体占主导地位的价值观变迁

阶段	进入劳动力领域的时间	现大概年龄	占主导地位的价值观
崇拜主义	20世纪50—60年代	65岁以上	热情、服从、崇拜、诚实、努力工作、保守、对组织忠诚
文化革命主义	20世纪70年代	50~65岁	猜疑、明哲保身、压抑、肯吃苦、重感情、重视生活质量、对自己忠诚

---

[1] 罗宾斯.组织行为学[M].10版.孙健敏,李原,译.北京:中国人民大学出版社,2005:72-73.
[2] 安德鲁斯姐妹是合唱组合,在第二次世界大战期间她们不知疲倦的为部队演出,她们一生中奇迹般地录了1800多首歌曲,卖出了9000多万张唱片。

续表

阶段	进入劳动力领域的时间	现大概年龄	占主导地位的价值观
文化精英主义	20世纪80年代—90年代初	40~50岁	好学、传统、负责、成功、雄心、努力工作、对事业忠诚
物质主义	1993年—20世纪末	30~40岁	灵活、享受、竞争、思考、工作满意、有休闲时间、对爱好忠诚
享乐主义	21世纪	小于30岁	享受、好玩、灵活、好学、旅游、创业、冒险

资料来源：陈国海.组织行为学[M].4版.北京：清华大学出版社，2013：102.

六、企业三种经营管理价值观

西方的组织行为学家总结了三种关于经营管理的价值观：最大利润价值观、委托管理价值观和生活质量价值观（见表4-6）。

表4-6 三种经营管理价值观的比较

	最大利润价值观	委托管理价值观	生活质量价值观
一般目标	最大利润	令人满意的利润水平	利润只是一种手段
指导思想	个人主义、竞争、野心勃勃	混合的，既有个人主义又有合作的	合作
政府作用	越少越好	虽然不好，但不可避免，有时是必要的	企业的合作者
对员工的看法	是实现利润目标的根据之一，员工为物质报酬而工作	既是手段，也是目的	员工本身就是目的
领导方式	专制独断	开明专制，专制和民主混合	民主、高度参与
股东的作用	头等重要	主要的，但也兼顾其他群体的利益	并不比其他群体更重要

资料来源：孙健敏，李原.组织行为学[M].上海：复旦大学出版社，2007：97-98.

最大利润价值观。这种价值观流行于18—20世纪初，从西方经济学角度来看，企业的目的就是利润的最大化（孙健敏等，2007）。

委托管理价值观。从20世纪20年代开始，委托管理价值观的形成进一步修正和补充了最大利润价值观。观点是在企业规模扩大、组织日趋复杂、投资额巨大而投资者分散的情况下，管理者受投资者委托从事经营管理而形成的价值观。其主要思想是，在为投资者获取最大利润的同时，必须兼顾其他相关各方的利益（孙健敏等，2007）。

生活质量价值观。20世纪70年代以来兴起的一种管理价值观，其核心理念是，社会责任决定企业的长远发展，在强调企业利润时不仅要考虑企业所有者的利益，更要考虑为实现这些利益所付出的代价，以及为实现利益目标可能给社会带来诸如环境污染、破坏生态平衡、损害社会公德等不利影响，通过自觉承担社会责任为企业带来利润（孙健敏等，2007）。用一句话概括：作为企业要"一边做好事、一边赚钱"。

请通过阅读下面的材料，思考目前企业的经营管理价值观应该如何改进。

阅读材料

创造共享价值[1]

旨在倡导"重建商业伦理，坚守商业正道"的商亦载道论坛，于2009年正式发起创办。在联合国教科文组织和《第一财经日报》的共同推动下，2010年的第二届论坛，一批深具社会责任与使命感的优秀商业领袖联合发布了《企业良知底线宣言与倡议》，倡议并呼吁商界建立敬畏心，坚守良知道义。

中国经济腾飞了30年，是时候回归商业价值本源的深刻反思了。最新数据显示，多个地方GDP增幅放缓，似乎预示着GDP崇拜的时代即将成为过去。

世界管理大师迈克尔·波特曾借《哈佛商业评论》向商界发出了振聋发聩之声：传统的资本主义道路已经行不通了，企业必须从单纯创造经济价值转向创造共享价值，在企业成功与社会进步之间重新架起一座桥梁！而此共享价值，非指本业之外的社会责任与慈善，乃是呼吁企业回归本业之善，让企业经营行为本身成为民生之福，而非民生之毒。

2011年11月25日，第三届商亦载道论坛在中欧国际工商学院隆重召开。第三届论坛正是以"回归本业之善"为主题，致力于呼吁商业社会，从价值本源思考商业，将本业做成真正利于民生福祉的善业，践行自利利他的商业正道！第三届论坛分享了众多"以良知成就企业价值"的经典案例。它们均验证了稻盛和夫成功经营背后的简单道理，也是本届论坛顾问白立新博士在无数次演讲中强调的："天理即良知，依良知而行，即是循天理而动；循天理而动，必得天助，顺之者昌，逆之者亡！"

七、价值观在组织行为学中的应用

当今社会，道德问题越来越受到重视，这在一定程度上源于越来越多的各类组织的不道德行为及其引起的不良后果。例如，2001年的某公司的做假账事件、2008年的某企业"三聚氰胺"事件、某外企雇用童工事件、吉林长春某生物科技有限责任公司的疫苗事件等，这些事件使得社会对企业高管的道德标准产生了质疑，也导致了很多知名企业的破产。从组织内部来看，不道德的事件也频频出现在各类媒体上，如员工超时、超强度、超压力地工作而且加班工资少，甚至没有加班费。过度劳动已经成为影响劳动者健康的一个重要因素。

价值观是一个人对客观世界的基本认识和判断，是一切行为的主观基础。道德是个体在其价值观基础上，在认识世界的过程中形成的基本稳定的行为规则。因此，道德行为涉及正确与错误、好与坏的标准，而一种行为是否符合道德标准直接体现了一个人的价值观（孙健敏等，2007）。

阅读材料

李克强强调，要以公平可及和群众受益为目标把医改推向纵深。完善全民基本医保制度，逐步实现医保省级统筹。改革医保支付方式，减少"大处方""大检查"等过度医疗现象。用两年时间实现异地就医直接结算，减少群众"跑腿""垫资"的情况。加快推进公立医院改革，破除"以药

---

[1] 网易财经. 创造共享价值回归本业之善 [EB/OL]. (2011-11-22). http://money.163.com/11/1122/11/7JFA9CJM002540VS.html.

补医"机制,坚持基本医疗卫生事业公益性。加快建设分级诊疗制度,提升基层医疗服务水平。改革薪酬分配机制,调动医务人员积极性。引导社会力量增加医疗卫生资源供给,放宽市场准入、人才流动和大型仪器设备购置限制,加强医疗服务行为监管。深化药品供应保障体系改革,提高药品生产质量,建立完善药品信息全程追溯体系。压缩流通环节、降低费用。实施中医药传承创新工程,推动中医药生产现代化,打造中国标准和中国品牌。

资料来源:林晓红.习近平:把人民健康放在优先发展战略地位[J].人口与计划生育,2016(9):4-5.

课堂讨论

你认为应如何破除医院的"大检查""大处方"等现象?

相关研究显示:道德行为直接影响组织绩效、消费者的购买意愿及组织间关系和关系网络。而这些则直接影响到一个企业的发展(杨伟等,2012)。[①]

除此之外,价值观还对忠诚度、员工的流动率、缺勤率、满意度、组织承诺、组织公民行为等有着重要影响。

第二节 态度

一、态度的定义

美国家喻户晓的"态度教练"、全球励志演讲圈和职业培训师中的大师级人物——凯斯·哈瑞尔(Keith Harrell)所著的《态度决定一切》,其书名告诉了我们态度的重要性,这也是中国男子足球前教练米卢先生经常说的一句话。态度的研究源于社会心理学家的关注,在美国社会心理学历史中,奥尔波特(G. Allport,1935)、克瑞奇(Krech,1948)、弗里德曼(Freedman)等均在社会心理学下对态度下过定义。奥尔波特强调经验在态度形成中的作用,认为态度是一种心理和神经的准备状态,它通过经验组织起来,影响着个人对情境的反应;克瑞奇则从认知理论出发,认为态度是个体对自己所生活世界中某些现象的动机过程、情感过程、知觉过程的持久组织;弗里德曼强调了态度的组成和特性,认为态度是个体对某一特定事物、观念或他人稳固的,由认知、情感和行为倾向三个成分组成的心理倾向。"这位同学性格很好、很随和"是我对这位同学态度的认知成分;"我非常喜欢这位同学"是我对这位同学的态度的情感成分;"我很想与这位同学交朋友"是我对这位同学态度的行为倾向。弗里德曼的定义是目前被学界公认的对态度的较好解释。这三个态度的成分也同时是态度的三大功能,即认知功能、情感功能和意向功能。

认知功能,即对某一对象的认识和理解。

情感功能,即对某一对象的态度和评价。

意向功能,即可能做出某种行为的倾向性。

最后,需要特别指出,态度和价值观一样,一部分来自父母的遗传,另一部分受后天环境如教

[①] 杨伟,刘益,王伟龙,等.国外企业不道德行为研究综述[J].管理评论.2012(8):146-159.

师、朋友、长辈等的影响而形成。

二、态度对行为的影响

人的行为受到态度的影响，但行为本身是态度的外在表现，是在态度的影响下表现出来对态度对象的具体化；反过来，了解一个人的态度不能仅靠直接观察，还要借助他的外显行为去推测。

1. 态度影响知觉

个体的知觉影响态度的形成，而态度一旦形成反过来又会作用于个体的知觉，直接影响个体对人、事的知觉。由正确的价值观所形成的科学态度对人的社会知觉会产生积极的影响；反之，不科学的态度会使人产生心理上的惰性，进一步会干扰和妨碍个体的知觉，容易产生知觉的偏差，甚至错觉。

2. 态度影响行为

由前面对知觉的学习，我们已经认识到：人的行为是以对客观现实的知觉为基础的，而不是以客观现实本身为基础，而人的知觉往往不能够反映客观现实。因此，知觉对现实的偏差往往会导致错误的行为。

3. 态度对行为的预测

态度能否预测行为，在学界有不同声音。这个过程包括由可预测到不可预测，再到可以预测三个阶段。态度不能说可以直接预测行为，也不能说全然不可预测行为。态度和行为的关系正因其他变量的介入而变得日益饱满和完善，未来的研究将有助于我们对这一关系形成更好的认识，从而为预测和控制人类行为增一份力。①

三、态度的类型

组织行为学中，我们关注的是与工作相联系的态度。主要有四种类型：工作满意度（job satisfaction）、工作投入（job involvement）、组织承诺（organizational commitment）、组织公民行为（organizational citizenship behaviors，OCB）。

（一）工作满意度——对待工作的态度

1. 工作满意度定义

工作满意度是指员工对其所从事工作的一般态度，是员工对工作知觉的结果。洛克（Locke, 1976）认为它"源自对个体工作或者工作经历评估的一种快乐或积极的情绪状态"。从其表现来看，满意度是实际从工作中获得的报酬②与期望获得的报酬之间的差距，即满意度=实际获得的报酬-期望得到的报酬。

而这里的报酬（reward）是一个非常广泛的概念，是指员工为以某个组织工作而获得的所有本人认为有价值的要素总称，既包含薪酬和福利等经济性的报酬，也包含员工从工作中得到的心理上的满足或其他的非经济报酬，如地位、尊重、能力的提升、个人成就感、决策参与、良好的工作环

---

① 姜峰，卢苏，侯玉波．对态度和行为一致性的思考［J］．北京教育学院学报，2009（3）：32-37.
② 美国报酬学会的定义：报酬是员工从组织得到的所有有价值的东西。

境（物理环境和心理环境）、上下级的认可等所有员工认为有价值的要素。

2. 影响满意度的因素

报酬概念的丰富性决定了影响满意度因素的复杂性，而且不同学者的研究结论可能存在一定的差异，但总体而言，我们可以从三个层面探讨影响满意度的因素，即个体层面的因素、组织层面的因素和环境层面的因素。

在个体层面，人格、价值观、受教育程度、职业阶层等均会影响员工的满意度。人格是一个人稳定的情感、思维和行为方式，是决定一个人态度的重要因素；价值观是态度的基础，是比态度更深层次的个性倾向；受教育程度对满意度的影响不是独立作用的，受教育程度高的员工，收入、职位等相应地也高，会提升满意度；相反，受教育程度高但其收入和职位低下会严重影响其满意度。总之，个体层面的因素对满意度的影响更多的是通过个体对"期望得到的报酬"和"实际所得报酬"的知觉差异产生的。

在组织层面，薪酬与福利及各类制度体系、组织规模、领导风格、工作性质、激励机制等均会影响员工的满意度。

在环境层面，其是指其他个体或团队对员工的态度和行为产生的影响，既包括组织内部的其他个体也包括组织外部的其他个体。如组织内部同事、员工所在的团队，员工成长和生活的环境，来自员工与组织内外部个体的比较而产生的不公平感等，这些均会影响工作满意度。

3. 工作满意度的测量

工作满意度的测量有两种被广泛使用的方法，一种是单一整体评估法，另一种是工作要素总和评分法。

（1）单一整体评估法只要求被测量者回答一个问题，例如

【举例】把所有因素考虑在内，你对自己的工作满意吗？

A. 非常满意　　　　B. 满意　　　　　C. 一般

D. 不满意　　　　　E. 非常不满意

（2）工作要素总和评分法则需在确认工作中的关键因素的基础上，询问员工对每一个因素的感受，根据标准量表评价这些因素，然后将分数加总就是工作满意度得分。例如，对员工进行"薪酬满意度的调查"可以从薪酬水平、薪酬的竞争性、薪酬的公平性、薪酬的激励性、薪酬制度的清晰度等方面提出问题，在每一问题下设置某个顺序变量的不同程度选项供被测者选择，然后加总各个问题的得分，就是薪酬满意度得分，例如

【举例】员工薪酬满意度调查问卷

1. 您对目前获得的收入感到满意吗？

A. 非常满意　　B. 比较满意　　C. 一般　　　D. 不太满意　　E. 非常不满意

2. 您对自己的努力付出与薪酬回报觉得公平吗？

A. 非常公平　　B. 比较公平　　C. 一般　　　D. 不公平　　　E. 非常不公平

3. 您觉得工资各个组成部分的比例设置得合理吗？

A. 非常合理　　B. 基本合理　　C. 不确定　　D. 不太合理　　E. 非常不合理

4. 您对自己薪酬涨幅的评价
   A. 非常满意   B. 基本满意   C. 一般   D. 不太满意   E. 非常不满意
5. 您的收入充分反映了您的业绩表现
   A. 非常同意   B. 比较同意   C. 说不清楚   D. 不同意   E. 强烈反对
6. 您的收入充分反映了您的能力
   A. 非常同意   B. 比较同意   C. 说不清楚   D. 不同意   E. 强烈反对
7. 您的收入充分反映了您的岗位职责
   A. 非常同意   B. 比较同意   C. 说不清楚   D. 不同意   E. 强烈反对
8. 您对加班工资的计算与支付感到
   A. 非常满意   B. 比较满意   C. 基本满意   D. 不太满意   E. 非常不满意
9. 您对每月工资的支付时间感到
   A. 非常满意   B. 比较满意   C. 基本满意   D. 不太满意   E. 非常不满意
10. 您对公司设置的奖金项目的计算与支付感到
    A. 非常满意   B. 比较满意   C. 基本满意   D. 不太满意   E. 非常不满意
11. 您对公司提供的福利总体满意度评价
    A. 非常满意   B. 比较满意   C. 基本满意   D. 不太满意   E. 非常不满意
12. 您觉得公司的薪酬制度对人才吸引力如何
    A. 非常有吸引力   B. 有一定的吸引力   C. 不确定
    D. 较弱   E. 很弱

在这个问卷中，每一个小题选项对应得分为：A—5，B—4，C—3，D—2，E—1，然后把每一小题得分加总，即为该员工薪酬满意度得分。

4. 员工满意度的金字塔模型

虽然没有直接的证据显示满意度会提高组织绩效，但是满意度不高的员工肯定会对组织目标的实现产生不利影响。根据前面的学习我们已经了解到：员工的工作满意度除与个体自身的一些特质有关外，大部分来自工作和组织层面的因素。作为组织的管理者，在管理过程中如果重视员工的需求，实施人本化的管理，确实可以提高员工的满意度。那么，员工满意度的提高会对组织产生哪些影响呢？请阅读下面的材料。

阅读材料

上海波特曼丽嘉酒店的800名员工有充分的理由为自己的酒店感到自豪。在2001—2002年度，它们分别蝉联了"亚洲最佳商务酒店"和"亚洲最佳雇主"的第一名。

对于到波特曼丽嘉来探寻成功秘诀的人们，总经理狄高志（Mark J. DeCocinis）喜欢勾画出一个三层金字塔，来解释一切的基础来自员工满意度："从下至上依次为员工满意度、顾客满意度和酒店盈利，所以我最重要的工作就是要保证酒店的员工们在每天的工作中都能保持愉快的心情，他们的努力决定一切。"事实上，从1998年正式运营以来，这家五星级酒店的员工满意度与顾客满意度就一直相携节节攀升，到2003年同时达到了97%的高点。

根据著名的人力资源咨询公司翰威特的"最佳雇主调查",员工满意度达到80%的公司,平均利润率增长要高出同行业其他公司20%左右。

图4-1为员工满意度的金字塔模型。

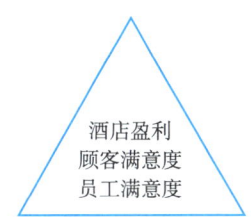

图4-1　员工满意度金字塔模型

资料来源:逯明明. 你的员工满意吗?[J]. 中国商人,2004(8):53-55;蔡芸伟. 知识管理提升员工满意度[J]. 企业文化,2008(6):64-65。

5. 员工如何表达他们的不满

满意度的提高有利于组织目标,但是当员工感到不满意或满意度不高时,如何来表达他们的这种情绪?对于不同的员工,表达方式也有所差异。按照建设性—破坏性和积极性—消极性两个维度将员工表达不满的方式分为四种,即退出、建议、忠诚、忽略,如图4-2所示。

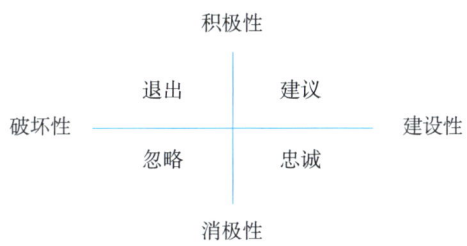

图4-2　员工对工作不满意的反应

退出,指调动或辞职。无论是调动还是辞职,都会对组织造成不利影响,如人力成本的增加、雇主品牌受到影响,士气低落等。

建议,指员工会主动地去改善目前的境况,不仅表达自己的不满还会向组织提出改善的建议等。

忠诚,指员工消极地、乐观地等待组织的改善,而且相信组织会改善。

忽略,指员工消极地应对,听之任之,是对组织最具有危害性的应对方式。因为这种情况下可能组织或上级没有发现问题但确实存在不满,因此不能得到及时的解决。

课题思考

如何提高员工的满意度?

(二)工作投入

1. 工作投入概述

工作投入是员工对组织目标的认同程度,认为工作绩效对自我价值的重要程度。工作投入高的员工对工作有强烈的认同感,非常在意他所从事的工作。

员工工作投入的概念最早是由 Lodahl 与 Kejner 在 1965 年提出的：他们认为工作投入是一个人认同其工作或在他的自我印象中工作的重要性，并且进一步指出工作投入是工作绩效影响其自尊的程度。[1] 而 Kahn（1990）将工作投入定义为"组织成员控制自我以使自我与工作角色相结合"。Schaufeli 等（2002）以 Kahn 的理论为基础提出工作投入的概念：工作投入是一种积极的、完满的情绪与动机状态，具有持久性与弥散性的特点。包括三个维度：活力、专注和奉献。[2] 以上对员工工作投入的定义实际上包含了两层含义，一是指员工从心理上对工作的认同程度；二是指员工在行为上表现出的积极性和主动性的程度。[3]

2. 工作投入度的测量[4]

表 4-7 工作投入度测量

1	在工作中，我感到自己迸发出能量	0	1	2	3	4	5	6
2	工作时，我感到自己强大并且充满活力	0	1	2	3	4	5	6
3	我对工作富有热情	0	1	2	3	4	5	6
4	工作激发了我的灵感	0	1	2	3	4	5	6
5	早上一起床，我就想去工作	0	1	2	3	4	5	6
6	当工作紧张的时候，我会感到快乐	0	1	2	3	4	5	6
7	我为自己所从事的工作感到自豪	0	1	2	3	4	5	6
8	我沉浸在工作当中	0	1	2	3	4	5	6
9	我在工作时会达到忘我境界	0	1	2	3	4	5	6

注：计分方法：活力维度共三题，包括1、2、5题；奉献维度共三题，包括3、4、7题；专注维度共三题，包括6、8、9题。

（三）组织承诺——对待组织的态度

1. 什么是组织承诺

组织承诺最早由社会学家 Becker（1960）首次提出，早期对组织承诺的定义仅限于单方面承诺，如 Berker（1960）的概念与"继续承诺"相近；Mowday 等（1974）的概念与"情感承诺"相近，也即在 20 世纪 80 年代前，组织承诺的概念是单维度的。Mayer 和 Allen（1984）把组织承诺归纳为"继续承诺"和"情感承诺"两个维度。后来，Mayer 和 Allen（1991）将组织承诺划分为继续承诺、规范承诺和情感承诺三个维度。[5]

组织承诺是指员工接受组织目标，并希望保留自己作为组织的一员，是员工对组织的态度，有继续承诺（continuance commitment）、规范承诺（normative commitment）和情感承诺（affective commitment）。

继续承诺是指由于无力承担高额的离职成本而继续为组织工作的意愿。如员工在一个组织内工

---

[1] 陈维政，李金平，吴继红. 组织气候对员工工作投入及组织承诺的影响作用研究［J］. 管理科学，2006（6）：18-23.
[2] 叶莲花，凌文辁. 员工的工作投入及提高策略［J］. 统计与决策，2007（4）.
[3] 石建忠. 员工工作投入的机理分析及员工工作投入计划的实施［J］. 前沿，2011（15）：125-131.
[4] Schaufeli, W. B, Salanova, M, González-Romá, et al. The measurement of engagement and burnout: A two sample confirmatory factor analytic approach［J］. Journal of Happiness Studies，2002，3（1）：71-92.
[5] 魏舜波. 基于组织公民行为视角的企业文化与知识型员工工作绩效关系研究［D］. 杭州：杭州电子科技大学，2013：19.

作的时间越长，他们为组织的付出就越多，而且一旦离职其损失就越多，因此宁愿继续留在组织中。

规范承诺是指由于面临外部的压力而继续为组织工作的责任感。来自外部的压力，如自己的离职导致其他员工的想法、同事是否会看不起自己等。

情感承诺是指由于认同组织目标和价值观而继续为组织工作的强烈愿望。如员工之所以留在组织是因为他对组织文化和价值观的认同并且愿意为实现组织目标做出贡献；相反，一旦员工失去这种认同，组织承诺就会降低，最终他会离开组织。

值得一提的是，情感承诺是员工对组织的心理依赖，是对组织目标和价值认同的产物。与规范承诺和继续承诺相比，情感承诺会给员工和组织带来更加积极的结果。

2. 组织承诺的测量

组织承诺反映了员工对组织的忠诚度，是员工对组织及其前景的关注程度。随着环境的变化、竞争的加剧、工作压力的增加等一系列职场问题的出现，对于组织而言，建立一种对员工的人文关怀、充满活力的工作场所有助于提高员工的组织承诺，从而有助于提升组织的有效性，尤其是近年来，对组织承诺的认可度越来越高。组织承诺的测量可以以量表的形式进行，目前，测量组织承诺的量表很多，表4-8为组织承诺调查问卷。

表4-8 组织承诺调查问卷

下面列出的是代表员工可能持有的，对他为之工作的公司或组织所感受到的一系列表述。根据你对目前工作的特定组织的亲身感受，请选择每一句表述下的7个备选项之一，以表明你对这句表述的赞同或者不赞同程度。

1. 为了帮助这个组织获得成功，我愿意付出比一般的期望更多的努力。
2. 我和朋友谈及这个组织时，把它描述为一个非常值得为之工作的组织。
3. 我对于这个组织没有什么忠诚度。（R）
4. 为了使这个组织的工作得以开展下去，我愿意接受几乎任何类型的工作任务。
5. 我发现我的价值观和组织的价值观非常相似。
6. 我自豪地告诉别人，我是这个组织的一部分。
7. 只要工作类型相似，我就能在另外一个组织中工作得很好。（R）
8. 在工作绩效方面，这个组织确实把我激发到了最佳状态。
9. 我目前所处的环境中非常小的变化都会导致我离开这个组织。（R）
10. 我非常高兴我在当时选择了这个组织而不是其他组织。
11. 一直留在这个组织不会有太多的收益。（R）
12. 我经常发现很难赞同这个组织关于员工的重要事情的政策。（R）
13. 我确实很关注这个组织的命运。
14. 对于我来说，这是可能选择的组织中最好的一个。
15. 在我这方面，决定在这个组织工作肯定是一个错误。（R）

注：每个陈述项目的答案都有一个7点量表来评定，这个7点量表的各个值的意义表示：1——非常反对，2——比较反对，3——有一点反对，4——既不反对也不赞成，5——有一点赞成，6——比较赞成，7——非常赞成。"R"表明这是个反面表述，需要反向计分。

资料来源：陈国权. 组织行为学［M］. 北京：清华大学出版社，2006：139.

3. 组织承诺与绩效的关系

（1）组织承诺对员工工作满意度有显著影响

情感承诺高，工作满意度也高；情感承诺、组织支持知觉与组织成员身份呈正相关关系；继续承诺与组织成员身份呈负相关关系。

（2）组织承诺影响绩效、离职率和缺勤率

相关研究显示：组织承诺与高绩效、低离职率和低缺勤率有正相关关系（M. J. Somers，1995），组织承诺的预测结果比工作满意度好（L. M. Shore et al.，1989）。

4. 如何提高员工的组织承诺水平

（1）密切关注员工的组织承诺状态

利用组织承诺量表，定期或不定期地对员工的组织承诺水平进行调查，了解员工的组织承诺水平，以掌握员工对组织的态度，做到防患于未然。

（2）适当提高员工的继续承诺水平

以人本化为原则，合理地提高员工薪酬待遇和离职成本；在保证薪酬激励性的前提下，适当提高其"资历"的价值。

（3）提高员工的规范承诺水平

增强组织凝聚力，并使凝聚力与组织目标和组织规范保持一致。

（4）提高员工的情感承诺水平

规范组织对员工的职业生涯管理，把组织目标与员工的职业生涯管理有机结合，保证组织与员工"双赢"局面；构建组织文化，在招聘、培训等人力资源管理中注重员工价值观的培养，尽可能使其认同组织文化和价值观，以提高员工的情感承诺水平。

（四）组织公民行为——对待组织的另一种态度

1. 组织公民行为概念

Organ（1988）正式提出"组织公民行为"这一概念，其最初被定义为：组织公民行为是一种对组织有利的员工自发行为，能够对组织的社会和心理环境起到支持和促进作用。该概念被提出以来，一直为组织行为学界所关注，尤其是近年来，越来越成为组织行为学研究的热点之一。其有三个要点：一是对组织有利；二是自发的行为；三是不被组织奖惩系统识别。

这四种态度是相关的，但也有所区别，前两种是对工作的态度，后两种是对组织的态度。这几种对待组织或工作的态度共同构成组织顺利运转的必要条件。Katz（1964）指出，组织得以顺畅运转其成员应该具备三个行为条件：一是留在该组织的意愿；二是良好地履行组织所规定的职责，并对组织存在信赖感；三是员工必须有规定角色以外的创造性和自发性行为，愿意为组织分忧。[①] 而根据前文的学习可知：留在组织的意愿即组织承诺；良好的履行组织所规定的职责，并对组织存在信赖感应该是工作投入和工作满意度的合称；第三种应该是组织公民行为。

虽然近年来关于组织公民行为的研究越来越多，但关于组织公民行为的相关理论还不够成熟，但就其测量而言，量表非常之多，下面介绍一种比较具有代表性的量表。

2. 组织公民行为的量表

请根据自己的实际感受和体会，对下面10项描述进行评价和判断，并在最符合的数字所对应的空格内打"√"。分数对应表见表4-9，组织公民行为量表见表4-10。

---

① Katz D. The motivational basis of organizational behavior [J]. Behavioral Science, 1964 (9): 131-146.

表 4-9 分数对应表

非常不同意	比较不同意	不同意	不好确定	同意	比较同意	非常同意
1	2	3	4	5	6	7

表 4-10 组织公民行为量表

题目/分数	1	2	3	4	5	6	7
1. 如果有员工的工作跟不上，会给予帮助							
2. 愿意与单位的其他成员共享自己的特长							
3. 当单位的其他成员意见不一致的时候，尽力做调解人							
4. 采取措施尽力避免与单位的其他成员产生矛盾							
5. 愿意花时间帮助在工作中遇到问题的单位成员							
6. 在做有可能影响到单位其他成员的事之前，会提前跟他们打招呼							
7. 在单位其他成员情绪低落的时候，会加以鼓励							
8. 对于如何提高单位效率提供建设性建议							
9. 愿意冒着遭到不满的危险表达自己对什么是单位最好的看法							
10. 积极参与团队会议							

注：计分规则：上述组织公民行为量表包括帮助行为和公民道德行为，共10题，可以计算各个量表所包含题目的平均分或总分。

帮助行为量表：指员工采取的行动可以帮助同事解决与工作有关的问题。共7题，即1~7题。

公民道德量表：表示员工负责任地参与组织生活的行为。共3题，即8~10题。

资料来源：Bachrach D. G., Wang H., Bendoly E., et al. Importance of organizational citizenship Behavior for overall performance evaluation: Comparing the role of task interdependence in China and USA [J]. Management and Organization Review, 2007, 3 (2): 255-276.

3. 组织公民行为在管理实践中的应用

既然组织公民行为的积累有利于提升组织的有效性，作为管理者，可以从以下两个方面去提升或再现员工的组织公民行为：一是创造组织公民行为所依赖的工作环境，如员工的工作满意度、领导者的信任、组织公平感、组织支持感等均与组织公民行为有正向的关系；二是通过强化员工的组织公民行为以达到其再现的目的，或以树立榜样来影响其他员工，或使用情景迁移在培训中学习组织公民行为可增加其出现的概率。

4. 组织公民行为的负面影响

相关研究发现：某些员工表现出组织公民行为的目的是获取更大的利益。在这种情况下，员工会刻意表现出这些行为而忽视自己的本职工作，这种行为的示范作用会带动更多的员工倾向这种行为。

因此，管理者应该清楚地认识到组织公民行为的这种负面影响，识别并培养健康的组织公民行为并发挥其积极作用。

本章小结

本章是从个性心理倾向的角度对个体心理和行为规律的探索，共分为两大部分，第一部分是价值观与行为，对价值观的概念、来源及相关理论进行了介绍，在此基础上提出了针对价值观的管理建议和对策；第二部分是态度，在对态度的相关概念、理论进行介绍的基础上，重点对组织行为领域关注的几种态度类型（包括工作满意度、工作投入、组织承诺、组织公民行为等）的概念、理论及管理方法进行了介绍。

复习思考题

1. 简述价值观的概念及来源。
2. 什么是价值观系统？举例说明。
3. 何为态度，有关工作的态度都有哪些？
4. 名词解释：工作满意度、组织承诺、继续承诺、规范承诺、情感承诺、组织公民行为、工作投入。
5. 简述态度及管理。
6. 试运用"道德健康观"剖析某些企业的"不道德"现象，并说明其产生的根源。

本章关键词

1. 价值观（values）
2. 价值系统（values system）
3. 工作满意度（job satisfaction）
4. 工作投入（job involvement）
5. 组织承诺（organizational commitment）
6. 继续承诺（continuance commitment）
7. 规范承诺（normative commitment）
8. 情感承诺（affective commitment）
9. 组织公民行为（organizational citizenship behaviors，OCB）

第五章
激励与健康

开篇案例

案例一：你如何看待案例中的激励[①]

小李是一家IT公司的技术主管。在一天下午就要下班的时候，小李兴致勃勃地一边整理着办公桌、关电脑，一边想着给儿子买一个什么样的生日礼物。这时，小李的直接上司进来对他说道："你们部门这个季度的任务完成得怎么样啊？你看，这个季度再有几天就要结束了，如果不能按时完成任务，会影响到这个季度的绩效奖，也会影响你这个主管的评优和晋升，所以要加快进度啊！"小李听完之后立刻感觉到压力重重，本来要回家陪儿子过生日的兴奋心情马上低落下来。儿子今年5岁了，前几年儿子过生日时自己不是加班就是出差，从来没有和家人一起庆祝过儿子的生日。对此，儿子和妻子时常抱怨。此外，刚上任公司技术部主管的小李，在接受这个季度任务的时候就考虑到了任务的难度，但想到完成任务之后那一笔不菲的奖金，他就硬着头皮把任务接了下来。这三个月他几乎每天加班，每天累得腰酸背痛。现在，小李深深地陷入了沉思：是回家为儿子过生日，兑现对妻儿的承诺，还是留下来为争取数目可观的季度奖金加班？思考过后，他还是决定留下来加班，因为季度奖金对他来说太重要了……

案例二：来自胖东来的两个关键词[②]

关键词一：音乐声

还未踏入胖东来生产基地大门，一首欢快的音乐便已传入记者耳中。虽然说音乐是线下零售商超必不可少的元素，但将音乐延伸到生产基地端，恐怕唯有胖东来一家。胖东来生产基地相关工作人员告诉记者，在该生产基地的初期设计阶段，胖东来便从两个方面考虑，一是要采用更多智能化、数字化的手段和措施，为降本增效带去更多可行性方案；二是要让员工在生产基地内舒适、惬意，彰显出胖东来始终在坚持的"企业发展的目的就是为更多人带来幸福和快乐"的初衷。为此，胖东来不仅在生产基地内做到全场区、全楼层高品质音乐声覆盖，还创建员工分享曲库，力求让每一位员工都能在生产基地听着喜爱的音乐，干着热爱的工作。

[①] 石建忠. 激励过度就是伤害 [J]. 企业管理，2011（6）：34-35.
[②] 孙富奇. 来到胖东来享受自由感受爱 [J]. 中国储运，2023（10）：44-45.

关键词二：笑声

当走入胖东来生产基地内部参观一段时间后，抛开丰田叉车的搬运声、自动产线的机械声、装卸平台的脚步声，笑声则成了继歌声后的又一主旋律。这笑声来自员工，也来自货运司机。据了解，胖东来生产基地内打造有多处休息室，并均配置有零食、饮品、空调等以确保休息质量。一位正在休息室内等待装货的司机告诉记者，胖东来生产基地是他从业30余年来，体验最好的物流园区，不仅零食、饮料免费提供，如果赶上饭点，胖东来的员工还会从食堂为他们打好饭菜送来，让他们内心暖暖的。胖东来生产基地相关工作人员表示，胖东来希望让每一个人感受到爱，而这份爱不仅来自胖东来的企业文化，以及认同并将这种企业文化付诸日常行动的员工，更来自胖东来生产基地数字化的赋能。而之所以能够做到实时掌握司机休息室内具体人数情况，更是因为数字化的赋能，包括通过装卸货订单与车辆调度平台预测、通过视频监控系统远程统计和反馈等。技术发展的目的是带来降本增效，但根本目的是让人活得更有尊严、更加幸福，而胖东来生产基地内的笑声则正在告诉着行业、社会这个最简单的道理。

【讨论】你如何看待上述两个案例中的激励问题？

学习目标

1. 掌握激励的概念
2. 掌握激励的过程及分类
3. 了解人性假设及其发展历程
4. 掌握激励理论
5. 了解并掌握激励在管理实践中的应用
6. 了解激励与员工的压力、健康的关系

第一节　激励相关概念

一、概念

1. 欲望、需要、需求

欲望（desire）：是由人的本性产生的想达到某种目的的要求。欲望无善恶之分，关键在于如何控制。例如，某人想要一架飞机，但可能因没有能力购买而无法实现。

需要（need）：是指人类没有得到某些基本满足的感受状态，是人类天性的基本部分，无法创造，无法改变。例如，人在饥饿时对食物有需要，在寒冷时对衣物有需要。

需求（demand）：是指对有能力购买并愿意购买的某个具体产品的欲望，是以购买能力为基础的欲望。扩展之后的概念即为人们想要并且有能力得到的东西。

2. 动机

动机（motivation）是引起个体活动，维持并促使活动朝向某一目标进行的内部动力，是行为产生的直接原因。其有三个维度：一是动机的方向，二是动机的强度，三是动机持续的时间（意志力）。

3. 激励

从激励（motivate）的内容来看，一切内心要争取的条件、希望、愿望、动力都构成了对人的激励。

从激励的过程来看，激励是综合考虑组织和个体目标，通过设计适当的组织内外部环境，建立科学的制度和机制，借助沟通来激发、引导、保持和归化组织成员的行为。

从激励的目标来看，激励是激发员工工作的积极性和主动性，以有效地实现组织和个人目标，达到组织和员工"双赢"的系统性活动。换言之，激励就是激发人的有利于组织目标的行为。

综上，本书比较认同《组织行为学》编写组（马工程教材，2019）的观点：所谓激励，就是创设满足员工各种需要的条件，激发员工的工作动机，使之产生实现组织目标的特定行为的过程。

二、为什么要激励

1. 知识型员工逐渐成为职场的主力

早期工业化时代，纯粹的体力劳动占据主要地位。在这样的情况下，员工做什么，如何做，效率如何，是管理者（监工）能够直接识别的，因而用简单粗暴的管理方式效果较好。随着科技的发展，知识型员工逐渐增多，这时再用简单粗暴的方式不仅不能够起到良好的效果，甚至会降低生产效率。对于知识型员工而言，积极主动地工作远比被迫工作效率高，而积极主动地工作来自对员工的激励。这是激励的必要性。

2. 个体潜能的挖掘

人的能力分为成就（现实的能力）和潜能两种，成就是表现出来的能力，即绩效；而潜能是未来可能会表现出来的能力，是未来可能的绩效。对于任何组织而言，拥有优秀的人力资源仅是一种潜在的竞争力，真正的竞争力应该体现在把优秀人力资源的潜能发挥出来，即让潜能变为现实的能力。激励是开发人才潜能的最为有效的手段。正是潜能的存在使激励成为可能。

3. 人力资源管理发展的历史就是一部激励史

从100多年前泰勒的"计件工资"到梅奥"人群关系理论"，再到费德勒的"权变管理"，直至现代众多管理理论的出现，无一离不开激励。可以说，人力资源管理发展的历史就是一部激励的历史，这一方面说明了激励在管理实践中的重要性，另一方面也说明了激励思想在管理思想发展历史中的重要地位。

三、激励的过程

激励的本质就是激发个体表现出组织所期望的行为，正是由于这种行为的出现才会实现目标并消除由需求产生的紧张感。

(一)激励过程模式一

人是充满欲望的动物。每当一种需要获得满足时,另一种需要便紧接着出现,取而代之。这样的过程从出生到死亡,周而复始,永无止境。① 激励的一般过程如图 5-1 所示:由未被满足的需求产生紧张,进一步产生动机和行为,即心动不如行动。在行动中达到目标满足需求,从而产生新的需求。

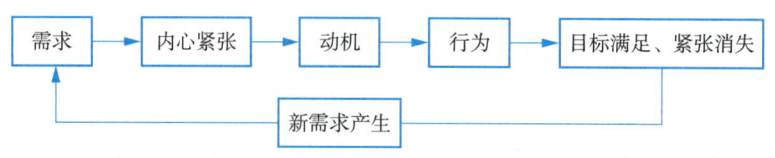

图 5-1 激励过程模式一

(二)激励过程模式二

如果把图 5-1 这个激励过程细化,可以发现有两种情况,一是由"行动"满足需求;二是即使有"行动"也有可能会受挫,不能满足需求,此时仍然会产生两种行为:积极行为和消极行为。也就是通常所说的"在哪里跌倒,就在哪里爬起来"的积极行为和"跌倒了就干脆躺平"的消极行为。如图 5-2 所示②。

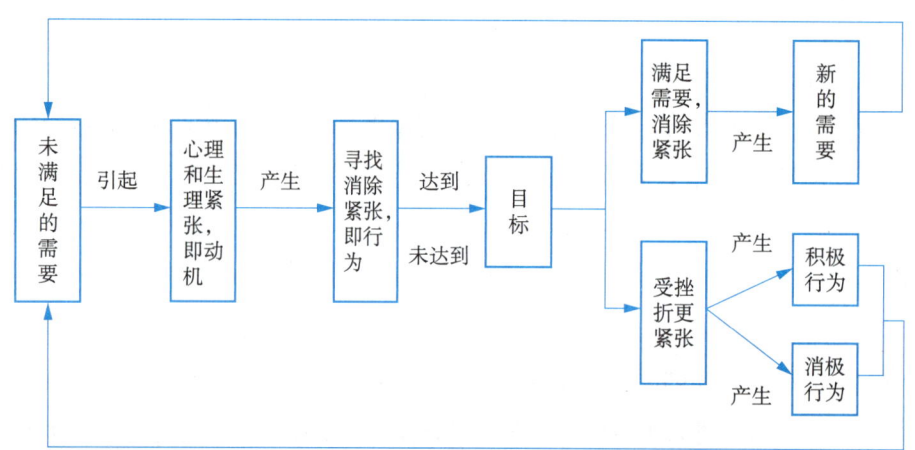

图 5-2 激励过程模式二

需要说明的是,从心理学的角度来看,压力就是人们对身心紧张状态的生理反应和主观体验。由图 5-2 可知,这种身心的紧张会产生动机,有了动机就会产生压力。当个体感觉到压力存在时就会相应地产生消除紧张的行为的动力,这个动力正是由压力转化而来的。因此,在个体有了完成某项任务的驱动力之后,即会促使其产生实际行动或行为。所以,在整个激励过程中,在动机和行为之间还有一个环节即压力产生动力的过程。③

(三)激励过程模式三

为了更加清楚地认识激励过程,我们可以把图 5-2 所示的激励过程模式改为图 5-3 所示的激励过程模式。

---

① 麦格雷戈.企业的人性面[M].格尔圣菲尔德,注释.韩卉,译.北京:中国人民大学出版社,2008:35.
② 陈维政,余凯成,黄培伦.组织行为学高级教程[M].北京:高等教育出版社,2004:146.
③ 石建忠.激励:一把"双刃剑"——基于期望理论的实证研究[J].劳动经济评论,2015,8(2):77-97.

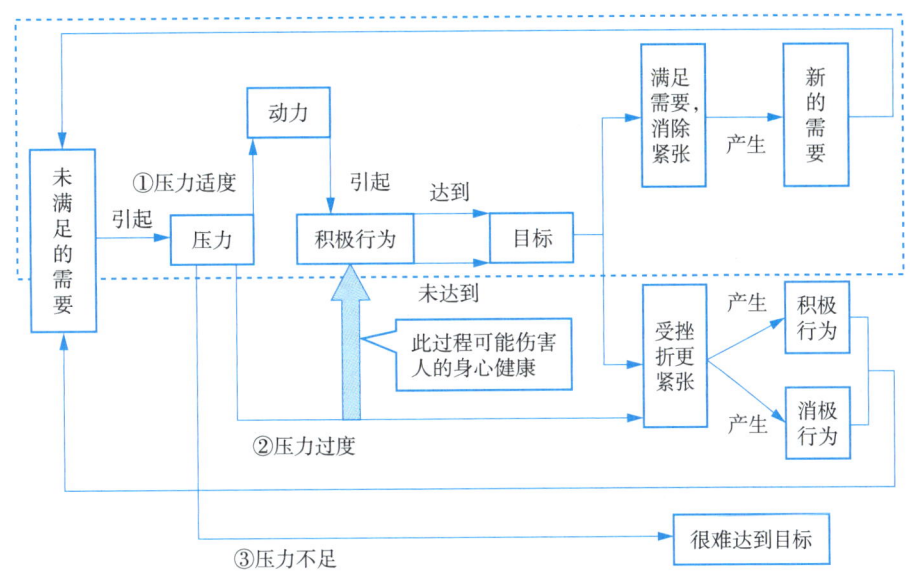

图 5-3 激励过程模式三

由图 5-3 可知，激励的过程会引起压力。实际上，工作与生活中压力无处不在，压力本身就是工作或生活的一部分。压力是人对发生在他周围或在他身上的事物的一种反应。根据压力的大小我们可以把激励的过程分为三种情况：从压力对个体行为的意义上分析，一些适度的压力可以给人以振奋，促进注意力的集中、提升工作的动机、引发正向情绪（如兴奋）、增加成功所带来的成就感等，这就是激励的第一个过程。而那些不适当的压力或者过度压力往往会带来负面影响甚至破坏性后果，例如造成注意力狭窄、思维僵化，产生恐惧与逃避的心理，引起情绪与行为失控，长久压力导致身心疾病等。也就是说，适当的压力会转化成动力进而转化为实现目标的行为，而过度的压力不仅不能转化为动力，而且还可能把人压垮，这是激励的第二个过程。当然压力也不能太小，太小的压力会导致员工不思进取，整天吊儿郎当，很难完成工作任务，此为激励的第三个过程。因此，一个人的压力不能太大，人能够承受一定的压力，但其所能承受的压力是有限度的。

第二节　人性假设

对人性的假设是人力资源管理的前提和基础。现代管理理论都是以人性假设为基础的，不同的人性假设在管理实践中体现为各种不同的管理观念和管理行为，因此对人性假设的学习不仅可以理解管理理论的发展和现状，同时也对现实的管理实践活动具有极其重要的指导意义。

一、"经济人"假设

（一）"经济人"假设的基本含义

1. "经济人"基本观点

"经济人"也被称为"唯利人"或"理性人"，这种假设源于享乐主义的哲学观点和亚当·斯密（Adam Smith）关于劳动交换的经济理论。

1776年，亚当·斯密在《国富论》中提出了"经济人"的观点，即经济活动产生于个人利益基础上的共同利益，在追求个人利益最大化的同时，必须兼顾其他人的利益，在此基础上产生了共同利益，从而形成总体社会利益。个人追求利益的动机和行为有利于发展生产、调动积极性，会自然形成社会共同利益。这种"经济人"的观点是资本主义生产关系的反映。

2. X 理论

美国工业行为科学家道格拉斯·麦格雷戈在他的著作《企业的人性面》一书中提出两种相对立的人性假设理论：X-理论和 Y-理论。其中，X-理论的主要观点如下：

（1）一般人都会对工作具有与生俱来的厌恶，因此只要有可能，便会逃避工作；

（2）由于人们厌恶工作的本性，因此必须对他们进行指挥、控制、监督，以及予以惩罚的威胁，才能促使他们努力向组织目标奋进；

（3）一般人都愿意接受监督，希望逃避责任，胸无大志，安于现状。

（二）"经济人"假设的管理

（1）管理者关心的是任务而不是人，他们的工作重心是生产率的提高、生产任务是否完成，几乎不考虑人的情感；

（2）管理工作只是少数管理者的事情，与普通员工无关；

（3）为了提高生产率和完成任务，实施明确的奖惩措施，即"胡萝卜加大棒"的政策。

（三）"经济人"假设的评价

泰勒的科学管理理论就是以"经济人"假设为基础的，在当时的社会背景下，有其科学合理的成分，对提高生产率具有一定的积极作用。但"经济人"假设是以享乐主义哲学为基础的，他把多数人看成是"懒惰的""胸无大志的""不喜欢工作的"和"不愿意负责任的""只看重金钱和物质利益的""否认工人在生产中的地位和作用"等，反映了时代的局限和资本主义特点。

二、"社会人"假设

（一）"社会人"假设的基本含义

1924—1932 年，由美国哈佛大学教授梅奥主持，在美国西屋电器公司的霍桑工厂进行了一系列的实验——霍桑实验，其被称为心理学历史上最著名的实验之一。"社会人"假设就是该实验的一个重要结论：在影响工人工作积极性的因素中，"经济性"因素不是最重要的。"社会人"假设认为："经济性"因素是第二位的，排在第一位的是社会交往、他人的认可、归属于某一群体等社会性因素，即人除了追求"经济利益"或"物质利益"，还追求良好的社会心理状态，如人际关系、社会地位、社会交往等。

（二）"社会人"假设的管理

（1）管理人员不应该只关注任务的完成情况，而应该把关心人放在第一位，满足人的社会需求；

（2）管理人员在对员工进行指挥、控制和监督等的基础上，要关注人与人之间的关系，提高员工对组织的认同感，激发员工的奉献精神；

(3) 正确引导组织内的"非正式组织";

(4) 主张员工参与管理,激励员工不同程度地参加组织相关决策的讨论和制定。

(三)对"社会人"假设的评价

从"经济人"假设到"社会人"假设是管理思想上的一次巨大飞跃,是人们对人性认识的加深。"社会人"告诉我们:人是社会的人,社会是人的社会,人是社会的客体,我们不仅要重视人的自然属性,更要关注人的社会属性,主张从满足人的社会需求来调动人的工作积极性和主动性,鼓励员工参与管理,为员工创设良好的工作环境(物理环境和心理环境),改善上下级之间的关系。因而,"社会人"假设的提出及其管理方式的运用,不仅是管理思想的重大飞跃,也是管理实践的一次进步。

三、"自我实现人"假设

(一)"自我实现人"假设的基本含义

在20世纪50年代,美国著名的心理学家亚伯拉罕·马斯洛(Abraham Harold Maslow)、克里斯·阿基里斯(Chris Argyris)和道格拉斯·麦格雷戈等提出了"自我实现人"假设。"自我实现人"又被称为"自动人",指个人才能得到充分展示和发展,个体追求自我价值的实现,但由于客观条件的限制,多数人不能够达到"自我实现"的目标。

1. 马斯洛的"自我实现人"假设

从个体需求来看,"自我实现"是人的最高层次的需求。个体需要发挥自己的才能,只有这样,他才会得到满足。

2. Y-理论

麦格雷戈在马斯洛和阿基里斯等人观点的基础上,结合管理实践提出了著名的Y-理论。主要观点如下。

(1) 工作对体力和智力的消耗是正常的事情,就像游戏和休息一样自然。

(2) 要想使人朝着组织目标方向努力,外在的控制和惩罚并非唯一的方式。人为了达到自己承诺的目标,自然会坚持"自我指导"和"自我控制"。

(3) 人之所以做出承诺,是为了得到实现目标后的各种酬劳。

(4) 在正常情况下,人不但能学会承担责任,还会争取责任。

(5) 以高度的想象力、智力、创造力来解决组织中的各种问题,这是大多数人具有的能力,而不是少数人特有的能力。

(6) 在现代企业模式下,大部分人只发挥了一部分智能潜力。

(二)"自我实现人"假设的管理

1. 管理重点的变化

"自我实现人"假设把管理的重点从重视人的因素转移到重视工作环境上面。主张为员工创造一个舒适的工作环境,充分发挥员工的个人特长和创造力。

2. 激励方式的转变

"自我实现人"假设认为，调动人的工作积极性和主动性的因素是那些内在的激励因素，如在工作中获取知识、提高能力、充分实现自身价值等，其满足的是个人的自尊和自我实现的需要，具有长远的作用。

3. 主张员工自我管理

"自我实现人"假设主张"授权"，建立参与决策和参与管理机制，让员工自己选择喜欢的工作，一定程度上为员工展示自己的才能提供"舞台"。

4. 管理职能的变化

以"自我实现人"假设为基础，管理者的主要任务在于尽可能为员工充分发挥自己的才能提供良好的环境，为员工在自我实现过程中扫除障碍。

（三）"自我实现人"假设的评价

一方面，"自我实现人"假设把个人和组织目标进行融合，为实现员工和组织的"双赢"提供了思路；另一方面，与"经济人"假设一样，把人性看成天生的，但实际上，无论是"经济人"，还是"自我实现人"，其形成都受到社会、家庭、教育等的影响。

四、"复杂人"假设

（一）"复杂人"假设的基本含义

前面三种人性假设在调动员工工作积极性和主动性上各自有合理的一面，但都不是普遍适用的。人是复杂的，处于不同环境、不同的发展阶段和不同时期下，人的需求和潜力会随着年龄、受教育程度、经济地位、社会地位等的变化而发生变化，不能用统一的模式去管理和嵌套所有人。"复杂人"假设基于这样的事实以期更加合理地说明人的需求与工作动机的关系。

美国行为科学家埃德加·沙因（Edgar H. Schein）于1965年出版了《组织心理学》，对人性进行了相应的归类，提出了"复杂人"假设。其基本观点如下：

（1）每一个个体及同一个体在不同的时期、不同的环境条件下的需求均有所差异，工作动机也复杂多变，很难进行统一、明确的定义；

（2）个体是否愿意为组织目标而奋斗，其工作积极性和主动性取决于他本身的需求与组织为之提供的条件、环境、工作岗位是否匹配；

（3）个体可以根据自己的动机、能力即工作性质对不同的管理方式做出不同的反应。

（二）"复杂人"假设的管理

1. 关注个体之间的差异

管理者要善于观察和发现不同员工在需求、动机、能力及个性等方面的差异，也需关注员工在不同的发展时期的需求、动机和能力等的变化，因人、因时、因地采取灵活多变的管理方式。

2. 采取灵活多变的管理方式

管理者在了解员工之间的差异及员工在不同时期、不同环境下的差异基础上，因时制宜、因地制宜、因人制宜，以灵活地调整管理措施、组织形式以及领导方式等。

（三）"复杂人"假设的评价

"复杂人"假设是权变管理的思想基础，其主要观点体现了个体与个体之间存在差异，个体在不同的时期、不同的环境下存在差异，比较符合客观实际。

五、"绿色人"假设

人性假设理论发展的每一个阶段都与当时的经济、科技和社会背景有密切的关系，"经济人"假设是在18世纪后期以手工业为主，生产效率极其低下的背景下提出的；而"社会人"假设的提出正是适应了当时资本主义国家出现的此起彼伏的罢工和劳资纠纷，同时为了提高员工的工作效率；"自我实现人"假设的提出适应了当时知识型员工的出现，同时为了提高知识型员工的工作积极性和主动性；而"复杂人"假设的提出则考虑到个体之间的差异等。但这些人性假设有一个共同的特征就是其都是从组织的角度提出的，聚焦于生产效率的提高和员工工作积极性与主动性的提高上，把人看成是实现组织目标的"工具"，没有考虑人本身的发展，表现了先天的不足。

（一）"绿色人"假设的基本含义

"绿色人"假设最早由何小莲和李小聪[①]（2007）提出，后由石建忠等[②]（2013）对其进行了细化并对其内涵进行了界定。所谓的"绿色人"是从人的自身角度出发提出的一种关于人性的假设，人之所以追求经济利益、社会地位和自我价值的实现等目标，人之所以通过努力学习、辛辛苦苦地工作去实现上述目标，其最终目的是获得一种长期的、可持续的和高质量的幸福生活。这里的"绿色"是指和谐、健康和幸福。其有四点内涵。

（1）"绿色人"假设的核心和基础是自我和谐。只有拥有了健康的身心，人才能够可持续地被开发和利用；人才能够成就自己的事业；人才能够实现自己事业和生活的"双赢"；人才能够幸福。这也正是我们构建"和谐社会""幸福中国"和"健康中国"的基础和前提，同时也是"绿色人"所追求的目标。

（2）人与人的关系是"绿色的"。即人与人之间要公平公正、诚实守信、互助互爱。在现代人力资源管理中，员工与管理者、基层管理者和中层管理者、高层和中层以及员工和员工之间的关系都应该是公平公正、诚实守信、互助互爱的。试想在一个没有任何欺骗、任何不公正、任何怨恨的环境中工作，人的心情必是愉快的。虽然工作要花费人的脑力和体力，但这是一种痛并快乐的付出。每一个人追求的是"work smart"基础上的"work hard"，而不仅仅是"work hard"。

（3）人与自然的关系是"绿色的"。人生存的最基本需求——衣、食、住、行无不来自自然界，人发展所需要的绝大部分资源也来自自然界，因此，人要善待自然，要保护自然环境，要节约自然资源，否则就要受到自然界的惩罚。保护自然就是在保护自己，正如习近平总书记所说，"金山银山不如绿水青山"。

（4）人与社会的关系是"绿色的"。"绿色人"还追求与社会的"绿色"关系。我们知道，人是社会的人，社会是人的社会；社会的发展离不开人，而人同样离不开社会而存在和发展。人的任

[①] 何小莲，李小聪．绿色激励：激励发展的新趋势［J］．科技管理研究，2007（1）：135-137．
[②] 石建忠，刘群慧．绿色人假设的提出及对其概念、内涵的界定［J］．科技管理研究，2013（14）：133-136．

何行为或促进社会的发展或阻碍社会的进步,而人的行为又是在一定的社会环境中表现出来的,因此,社会中人类共同的行为构成了整个社会的行为,社会要持续发展需要"绿色",社会中的人也必须是"绿色"的,人与社会的关系也必须是"绿色"的。具体来说,人与社会的"绿色"关系是指:一方面,社会要为人提供"绿色"的生存和发展的社会环境;另一方面,每一个人都要为其在一定社会环境中表现出的行为负责,不仅要对行为本身负责,更要对其行为产生的后果负责,即承担社会责任。这样才能保证社会和人都是"绿色"的,而且是可持续的"绿色"。

(二)"绿色人"假设的管理

(1)从个体层面来看,要形成健康的生活和工作习惯;

(2)从组织层面来看,不仅要对员工进行绿色激励,促进人力资源的可持续开发和利用,而且要从"营利性"组织向"社会责任型"组织过渡;

(3)从社会和政府层面来看,要促进"绿色价值观"的形成和服务型政府的构建。

(三)"绿色人"假设的评价

(1)从管理的角度来看,"绿色人"假设的提出适应了当前环境的变化。管理要与环境匹配,而我们现在的环境(无论是自然环境还是社会环境)已经发生了巨大的变化,因此现代人力资源管理的理念基础应与环境动态适应。

(2)科学发展、高质量发展、"五大发展理念"、"健康中国"等一系列新理念、新战略的提出,对人力资源管理提出了挑战。而基于"绿色人"假设的人力资源管理体系将是新理念下的发展趋势。

(3)党的十九大提出的新社会矛盾中对"美好生活"的追求正是"绿色人"所追求的目标。

第三节　激励理论及应用

一、内容型激励理论——用什么激励

内容型激励理论也被称为需要激励理论,解决"用什么"来激励的问题。需要是动机的来源,是行为产生的基础,了解员工的需要有助于管理者有针对性地激励员工。最具代表性的需要激励理论有马斯洛需要层次理论、成就需要理论和双因素理论。

(一)马斯洛需要层次理论

1943年,美国人本主义心理学创始人亚伯拉罕·马斯洛(Abraham Harold Maslow)在《人的动机理论》一书中提出了需要层次理论。之后,马斯洛又在《需要满足与心理健康》《论低级牢骚、高级牢骚和超级牢骚》等文章中,对需要层次理论进行了补充和应用。

1. 主要内容

马斯洛需要层次理论的主要内容:人从低到高有五个层次的需要,分别是生理需要、安全需要、社交需要、尊重需要和自我实现需要,见图5-4。

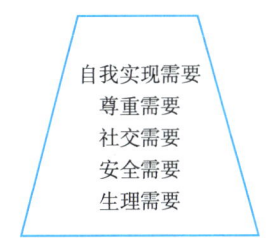

图 5-4　马斯洛需要层次理论

（1）生理需要，是指人对衣、食、住、行、性等的需要，是人最根本、最为迫切的、表现最为明显的需要，只有生理需要得到满足才会产生其他需要。

（2）安全需要，是指个体对劳动安全、职业安全、生活稳定、免于灾难、未来的保障、社会保险等方面的需要。

（3）社交需要，亦称归属和爱的需要。每个人都有爱与被爱的需要，在被接受的情况下与人交往，希望得到爱情、家庭、友谊，希望得到各种群体的接纳，拥有良好的人际关系，否则会感到精神压抑或孤独等。

（4）尊重需要，是指对于成就、名誉、地位、评价的需要。一是自尊，包括对获得信心、能力、成就、独立、自由等的愿望；二是来自他人的尊重，包括威望、被承认、受到关心、获得地位和名誉等。

（5）自我实现需要，指个体对于成长、发展和开发潜力、实现自我价值等的心理需要。

2. 主要观点及管理建议

（1）需要的层级递进。如图 5-4 所示，从生理需要到自我实现需要依次是从低级到高级。因而，生理需要是最低层次的需要，自我实现需要是最高层次的需要，只有满足了低层次的需要才会产生更高层次的需要。

（2）需要的多样性。人的需要是多种多样的，但总会有主次之分，也即最主要的需要、次主要的需要……总会有一个按照主次的排序。其中，最主要的需要被称为主导需要。

（3）激励需针对主导需要。当某种需要未被满足时，它将成为支配行为的优势需要（主导需要）。

（二）成就需要理论

1. 主要内容

20 世纪 50 年代，美国哈佛大学心理学家麦克利兰（McClelland）对成就需要这一因素进行了大量的调查研究，提出了成就需要理论。麦克利兰认为，在人的生理需要基本得到满足的前提下还会有以下三种需要。

（1）权力需要。权力欲望较高的人往往会希望得到更高的权力，他们对影响和控制别人往往表现出较大的兴趣。

（2）友谊需要。亦称归属需要或社交需要。社会地位较高的人往往具有友谊的需要，他们往往会从友爱、情谊和人际交往中得到快乐和满足。

（3）成就需要。成就需求旺盛的人，对胜任和成功有着强烈的需求，具有挑战性的成就会引发快感，使他们精神振奋，这种需求对人追求成功的行为具有主导作用。

2. 主要观点

（1）由于个体差异的存在，不同的个体对权力需要、友谊需要和成就需要的重要性排列次序和所占比重有所差异。个人的行为取决于他的需要，而被环境激活的需要才会对行为产生影响，如新入职的员工对友谊的需要多一些，而老员工对成就的需要则更多一些。

（2）具有高成就需要的人往往会选择适度的风险，有责任感，喜欢得到及时的反馈，看到自己的工作绩效和评价。

（3）最优秀的管理者往往拥有较高的成就需要和较低的友谊需要。

（4）员工的成就需要可以通过培训来提高。

（三）双因素理论

20世纪50年代末，美国心理学家赫茨伯格（Herzberg）经过大量的调查研究提出了双因素理论。

1. 主要内容

（1）保健因素。造成员工不满意的原因主要是工资报酬、工资条件、人际关系等与工作直接相关的因素，这些因素的改善不能提高员工的满意度，但是可以降低员工不满意的程度。这些因素没有激励作用，却有着预防性作用，有保持员工积极性、维持工作现状的作用，因此被称为保健因素。

（2）激励因素。能激发员工的工作积极性和主动性，使员工感到满意的因素，如各类奖励、职位的晋升及成就感等。这类因素的缺乏会使激励效果低下，拥有这类因素可以提高员工的工作积极性和主动性，因此被称为激励因素。

保健因素和激励因素举例见表5-10。

表5-1 保健因素和激励因素举例

类别	解释	因素
保健因素	所有与工作不满意有关的因素	公司政策及管理、监督、与公司的关系、工作环境、与同事的关系、工资、个人生活、与下属的关系、地位、安全保障等
激励因素	所有与工作满意有关的因素	成就、认可、工作本身、责任、晋升、成长等

资料来源：孙健敏，李原. 组织行为学［M］. 上海：复旦大学出版社，2007.

2. 主要观点

赫茨伯格改变了"满意—不满意"是对立的这一传统的观点，并提出了"满意"的对立面是"没有满意"，"不满意"的对立面是"没有不满意"。由"不满意"到"没有不满意"是一个保健过程，在这个过程中，是保健因素在起作用；由"没有满意"到"满意"是激励过程，在这个过程中，是激励因素在起作用。如图5-5所示。

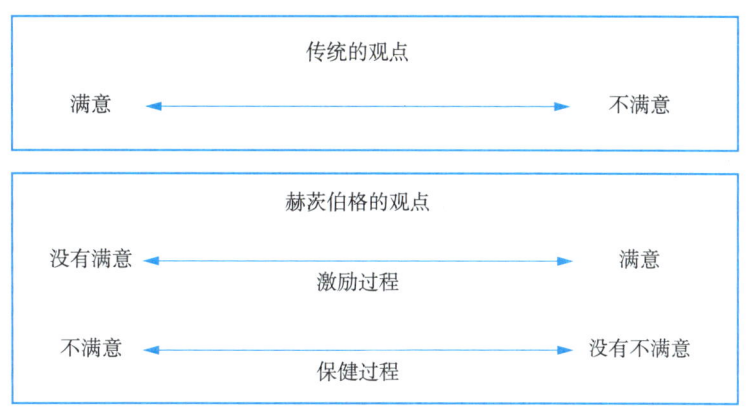

图 5-5 满意—不满意观点对照

3. 管理应用

（1）要注意保健因素的作用，尽可能避免员工产生不满情绪。如提供公平的管理、良好的工作环境和工作条件、合理的工资等，以保持员工的工作积极性和主动性。

（2）在保健因素的基础上，充分利用激励因素激发员工的工作热情，调动员工工作的积极性和主动性，以创造一流的工作业绩。为此，管理者可以利用工作扩大化、工作丰富化以及参与管理等手段避免员工因长期单调地工作而产生厌倦心理，增强其工作的成就感等。

（3）表 5-1 所示的保健因素与激励因素并非绝对的，有时保健因素会起到激励作用，这时的保健因素就转化为激励因素；有时激励因素也仅能够起到保健作用，这时的激励因素就转化为保健因素。因此，在管理实践中，一方面，应该尽可能避免激励因素向保健因素的转化；另一方面，尽可能使保健因素起到激励作用。

阅读材料

防止激励因素变成保健因素

乞丐到小王家乞讨，小王给了他十元，第二天，乞丐又去乞讨，小王又给了他十元，持续了两年。有一天小王只给了乞丐五元，乞丐问道："你以前给十元，怎么现在给五元？"小王说："我结婚了。"乞丐一巴掌打过去，非常生气地嚷道："你竟拿我的钱去养你老婆！"

【启示】当提供免费服务让客户形成一种习惯时，这种服务就不再是激励因素，而是变成了保健因素。

【结论】当激励手段变成一种常态，它就失去了激励的作用，因为它已经由激励因素变成了保健因素。

二、过程型激励理论——如何激励

（一）期望理论

期望理论是最为流行的激励理论之一，该理论最早由美国心理学家维克特·佛鲁姆（Victor Vroom）在 1964 年出版的《工作与激励》一书中提出。该理论假设员工是理性的，能够对信息进行认真加工并且会对自己所拥有的关于工作、能力和愿望等方面的信息进行分析，最终决定他们在工作中选择做什么以及付出多少努力。

1. 主要内容

佛鲁姆认为，每个人都有需要，需要的满足依赖于达到一定目标的行为。当目标没有实现时，这种需要仅仅是一种期望，而期望本身就是一种潜在的力量，能够激发人们的行为。在佛鲁姆看来，这种力量的大小与他所追求的目标和达到这个目标的可能性有关，而期望理论就是研究这种关系的理论。

期望理论以三个变量反映需要与目标之间的关系，也即要提高员工工作积极性和主动性，必须让他们明白：工作能够提供给他们想要的东西，他们所追求的东西与他们的工作绩效有关，只要努力工作就能提高他们的绩效。因此，期望理论可以用下式表示。

$$M = V \cdot E$$

式中，M——激发力量；V——目标价值；E——期望概率。

目标价值（也称为效价），是指某项工作或目标对于满足个人需求的价值。需要注意的是，客观上同样的目标价值，由于个体需要和所处环境等的差异，在主观上效价可能不同，例如，达到某种目标后，500 元的奖励对于不同的员工效价就不同。另外，效价可以是正值、负值或零。

期望概率（也称期望值），是指根据个人的经验判断某种行为能够导致某种结果和满足需要的概率大小，或者是完成某种任务概率的大小。期望概率同样具有主观性，不同的个体对于同一任务完成的概率大小判断会不同。例如，能力较强的员工认为某项任务是"小菜一碟"，而能力较弱的员工则会认为其是一项"艰巨的任务"。期望概率值在 0~1，1 为肯定能够实现的目标并满足需要，0 为不可能完成或实现的目标。

2. 基本观点

期望理论的基本观点主要包括三个关系，即努力—绩效、绩效—报酬和报酬—个人目标，见图5-6。

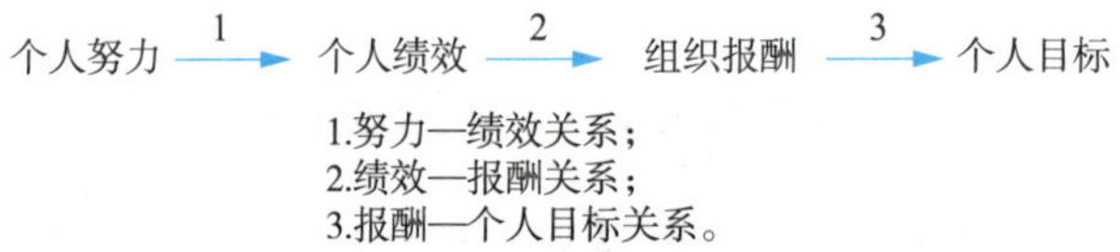

个人努力 —1→ 个人绩效 —2→ 组织报酬 —3→ 个人目标

1.努力—绩效关系；
2.绩效—报酬关系；
3.报酬—个人目标关系。

图 5-6 期望理论

（1）努力—绩效关系

所谓期望，既是员工未被满足的需要，也是员工对通过自身努力达到绩效目标的可能性的判断或信念。这个判断或信念直接影响到员工是否决定为达到一定的绩效目标而付出努力或努力程度。如果员工认为付出努力能够取得预期的绩效水平的概率较大，则他将付出努力；反之，他将不太可能努力。这是员工努力的第一个条件。

（2）绩效—报酬关系

努力的第二个条件就是，员工对于达到一定绩效水平后获得报酬的信任程度或者是否能够得到报酬的判断和信念。这个判断或信念也会直接影响到员工是否决定为达到一定的绩效目标而努力或努力程度。如果员工认为通过努力所取得的绩效能够得到报酬或者得到报酬的概率较大时，员工很可能会为绩效而努力；反之，则不太可能努力工作。

（3）报酬—个人目标关系

在满足以上两个条件的基础上，即员工通过努力既能够达到一定的绩效水平，同时也能够获得绩效奖励或报酬（或者概率较大）时，还要考虑该奖励或报酬是不是自己想要的，是否能够满足自己的需要或满足的程度。也就是说报酬的效价如何也会影响到员工是否会努力或努力程度。此为第三个条件。

综上所述，当以上三个条件均被满足时，即员工认为"努力能够产生绩效—绩效可以获得相应的报酬—报酬能够满足需要"时，才会努力工作，才能够提高员工工作的积极性和主动性，而提高的程度同时取决于三者概率的大小。运用期望理论的公式来解释就是，激发力量 M 的大小取决于 $V·E$ 的大小。图5-7为期望理论综合模型。

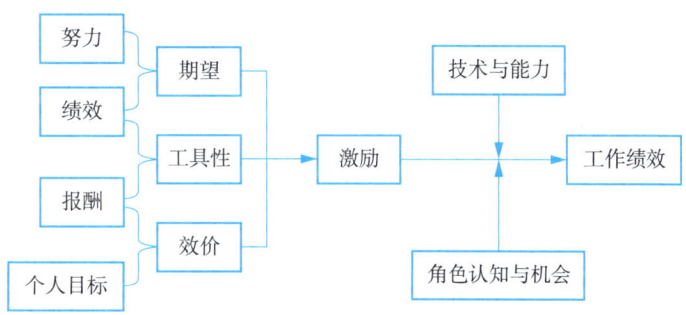

图5-7 期望理论综合模型

3. 管理应用

（1）为员工创造良好的环境和平台，使员工能够凭借自身能力创造出绩效，不要浪费员工的努力。既要充分提高时间的利用效率，也要完善绩效管理体系。

（2）完善组织薪酬制度体系，尤其是与绩效关系密切的薪酬部分对员工的激励具有非常重要的作用。

（3）激励应具有个性化，针对员工不同的需要采取不同的激励物，投其所好。

（4）完善整个人力资源管理体系，人与岗位匹配、人与组织匹配。其中在人员配备时考虑员工的能力、需要及激励强度的两两匹配问题。

（二）公平理论

公平理论最早由美国心理学家亚当斯（J. Stacy Adams）提出。公平是比较的结果，员工常把工作投入的多少与所得报酬的多少进行比较，由此产生的公平或不公平的感受将直接影响他们在工作中的努力程度。

阅读材料

小明和小刚是大学同班同学，毕业之后又在同一家企业从事相同的工作。刚上班第一个月，他们各自领到了3000元的工资，他们都感到非常高兴，为此还特意选了一家不错的饭店搓了一顿。等到第二个月工资到手的时候，小明更加高兴了，因为和第一个月相比，他的工作也没有更多的付出，但是收到的工资短信显示是3500元，但当他发现小刚这个月的工资是3800元的时候，一股莫名的不悦瞬间涌上了心头。

【启示】公平是比较的结果，具有主观性。

1. 基本内容

员工不仅关心报酬的绝对数，更关心报酬的相对数。员工通常会用自己所得报酬与自己的付出相比较或者与他人比较。比较的方式如下。

（1）自我比较

$$\frac{自己所得报酬}{自己的付出} = (</>) \ 1 \quad \cdots\cdots\cdots\cdots\cdots\cdots\cdots\cdots (5-1)$$

$$\frac{自己现在所得报酬}{自己现在的付出} = (</>) \ \frac{自己以前所得报酬}{自己以前的付出} \quad \cdots\cdots\cdots\cdots (5-2)$$

如公式（5-1）和公式（5-2）所示，在自我比较中，通常有两种比较方式：一是用自己的所得和自己的付出相比；二是把自己现在所得报酬和付出与自己以前所得报酬和付出相比较。如果二者相等，则感到公平；否则，感到不公平。

（2）自己与他人比较

$$\frac{自己所得报酬}{自己的付出} = (</>) \ \frac{他人所得报酬}{他人的付出} \quad \cdots\cdots\cdots\cdots\cdots\cdots (5-3)$$

在自己与他人比较时，可以是自己与内部的其他人相比，也可以是自己与外部的其他人相比。比较的方式见公式（5-3），用自己的所得和付出与他人的所得和付出相比。如果二者相等，则感到公平；否则，感到不公平。

2. 基本观点

（1）员工的公平感是比较的结果，比较对象（参照物）的选择至关重要。

（2）员工的付出要素和报酬要素举例见表5-2。

表5-2 员工的付出要素和报酬要素举例

付出要素	报酬要素
时间	工资
教育	晋升
努力	赞美
培训	安全
经验	津贴
能力	交往机会
建议	个人发展

（3）当员工感到不公平时会产生一系列不利于组织的行为，其中典型的有：

①改变自己的投入或产出；

②改变参照对象的投入或产出；

③改变自己对于投入或产出的观念；

④改变参照对象；

⑤离开或退出。

3. 管理应用

（1）公平理论强调公平对于激励员工有着非常重要的意义，要求组织尽可能公平地对待每一个员工并让员工感到真正的公平。公平的内容包括结果公平、过程公平、机会公平、信息公平和人际公平。

（2）公平是相对的，是比较的结果。引导员工正确对待公平，正确选择比较对象，引导员工比能力、比贡献、比绩效、比付出，把公平建立在促进组织健康发展的基础上。

（三）综合激励理论

自100多年前泰勒的《科学管理原理》出版后，在管理学科发展的过程中，涌现出来很多管理和激励理论，除本章提到的激励理论外，还有斯金纳（Burrhus Frederic Skinner）等提出的强化理论、德鲁克的目标管理理论、波特-劳勒的激励过程模式等，由于篇幅有限，本章不再讨论，有兴趣的读者可以查阅相关资料进一步了解和学习。

值得我们学习的是，前面所提到的激励理论之间不但不存在矛盾，而且具有一定程度的互补。综合各激励理论，我们既可以解决"用什么来激励"的问题，又可以从中发现"如何激励"。图5-8为当代激励理论的综合。

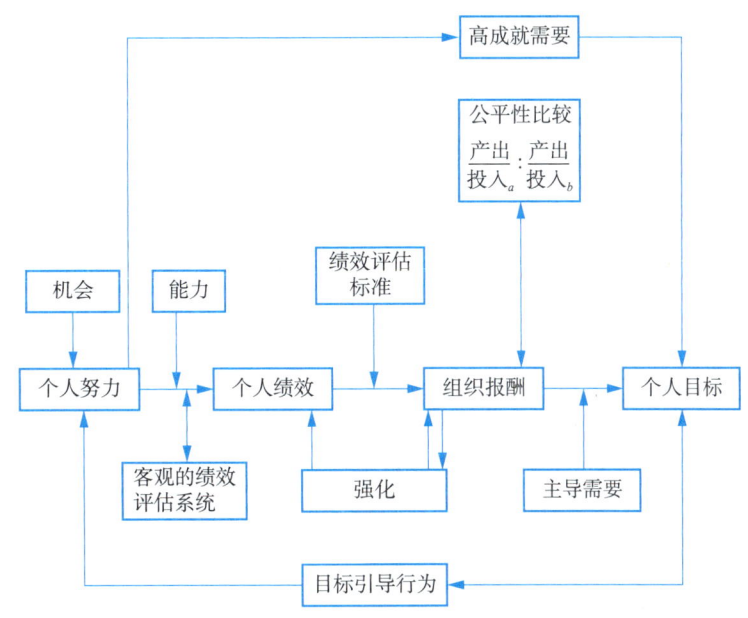

图5-8 当代激励理论的综合

资料来源：Robbins, 2002. 转引自：孙健敏, 李原. 组织行为学［M］. 上海：复旦大学出版社, 2007.

首先，机会既可以促使也可以阻碍个人的努力，个人努力同时也会受到其目标的影响，这是目标管理的思想。

期望理论告诉我们，努力与绩效、绩效与报酬、报酬与个人目标之间有着密切的联系，这是该模型的核心。

个人获得报酬时，其产生绩效的行为及绩效本身会得到强化，这是强化理论的主要观点。从报酬到个人目标的实现过程就是满足个人主导需求的过程，可以用激励的需要理论来解释，而在个人获得报酬后进行比较获得公平感的过程可以用公平理论来解释。

阅读材料

"绿色激励"——激励的新趋势[①]

所谓的"绿色人"就是从人的自身角度出发提出的一种关于人性的假设，人之所以追求经济利益、追求社会地位、追求自我价值的实现，人之所以通过努力学习、辛辛苦苦地工作去实现目标，其最终目的是获得一种长期的、可持续的和高质量的幸福生活。

一、"绿色人"假设的管理激励策略——绿色激励

根据"绿色人"假设，人最终追求的是一种长期的、可持续的和高质量的幸福生活。人的身心健康是其获得这种生活的根本，因此，在对人进行管理激励时首先要保证人的身心健康。为此，我们对"绿色激励"策略做了重新定位和拓展分析。

在对人进行激励时，首先要理解人的需求，要针对人的需求而不是欲望进行激励才能够使人与组织得到"双赢"。

所谓的"绿色激励"是指针对"绿色人"的激励措施，是在激励的方向上要与员工的需求相匹配，在激励强度上要与员工的能力大小相匹配的一种激励理念。其最终目的是通过激励促使员工在实现组织和个人目标的同时持续地保证员工的身心健康，以提高员工的生活质量。理解该概念需要注意以下几点。

1. 人的需求具有多样性。所谓的激励，在方向上要与员工需求相匹配，指的是员工的主导需求，只有这样，激励对提高员工的积极性、主动性和开发人力资源才是最为有效的。

2. 对员工进行激励的整个过程中，激励本身会对员工造成压力，而这种压力的大小一定程度上与激励强度成正比。如果激励强度过高，势必导致员工的压力超过其承受能力，这对员工的身心健康是不利的，激励要与员工的能力相匹配。

3. 由于人的需求和能力随着时间的推移、自身条件和环境的改变而变化，因此激励也应该是动态的，即随着人的需求和能力的改变而调整激励机制。

"绿色激励"包含了两层含义：一是在激励的方向（内容）上，要针对人的主导需求而不是其他需求更不是欲望去激励；二是在激励强度上，激励目标的设定要考虑被激励者的能力。以下分为三种情况讨论。

第一种情况：被激励者的能力大于完成激励目标所需的能力，激励效果不明显，导致人力资源浪费，同时也挫伤被激励者的积极性，不能有效地开发人力资源。

第二种情况：被激励者的能力小于完成激励目标所需的能力，其结果有两种可能。一种可能是被激励者根本就不能完成任务，挫伤被激励者积极性的同时组织目标的实现受到影响；另一种可能就是如果被激励者完成了任务，必然是被激励者超极限地发挥了自己的脑力和体力完成的，这无疑对被激励者的身心健康不利，长此以往"过劳"将不可避免地发生在被激励者身上。这时，人受到的实际上就是一种过度激励。过度激励与绿色激励相对应。

[①] 石建忠. "绿色人"假设：绿色激励策略探讨 [J]. 企业管理：2013（1）：114-116.

第三种情况：被激励者的能力等于完成激励目标所需的能力，此时，被激励者不仅能够完成任务而且自身的价值也得到了体现，同时组织目标的实现也得到了相应的绩效保证，从而达到个人和组织"共赢"的局面。这也正是"绿色激励"所追求的目标。

由于被激励者的需求和能力具有动态性，激励机制和措施也必须有弹性。

二、"绿色激励"的实施策略

"绿色激励"的实施，无论是对管理者还是被管理者来讲，都最终体现在其行为上。管理者在实施"绿色激励"措施的时候，既要考虑到其面对的是"绿色人"，又不要忘记自己也是"绿色人"，在这种情况下，组织内所体现出的行为才可能是一种"绿色行为"。那么，如何使传统的激励方式转变为"绿色激励"，改变组织员工的行为为"绿色行为"呢？实施"绿色激励"成功的关键是通过改变组织成员的观念去规范和约束其行为。为此，我们的策略就是构建绿色组织文化，通过实施"软管理"去规范员工的行为并使员工的"绿色行为"成为一种习惯。根据勒温函数 $B = f(P, E)$，人的行为取决于人的个性特征和环境。因此，我们可以通过改变人的价值观和环境去影响或改变员工的行为，具体构建流程如图5-9所示。

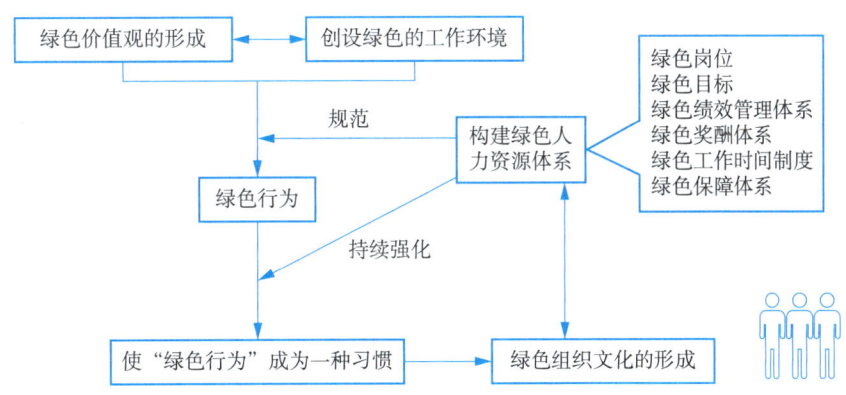

图5-9　绿色组织文化构建流程

（一）绿色价值观的形成

价值观的形成是构建组织文化的第一步，价值观的形成过程包括核心价值观的提出和员工对核心价值观的认同。在提出阶段，既要考虑组织的战略目标、组织高管的价值观，同时又要考虑"绿色"的价值观。所谓绿色价值观不仅指的是对自然环境的保护和自然资源的可持续开发与利用，更要考虑人力资源的可持续开发和利用。要使价值观得到员工认同，可以通过宣传、人际影响和建立规章制度等方式来实现，同时，绿色环境的创设也会增加员工对绿色价值观的认可度。

（二）创设绿色的工作环境

环境对人的价值观和行为方式都有很大的影响，绿色的工作环境不仅对人的生理影响是绿色的，而且对人的心理影响也是绿色的。这就要求创设绿色的"物理环境"和绿色的"心理环境"（德裔美籍心理学家勒温提出的拓扑心理学中的一个基本概念）。绿色的"物理环境"是指对一个人的生理健康不会造成损害，同时又让人感觉到舒适、愉悦和轻松的环境，如组织的建筑物、办公室及所有的办公设施等；绿色的"心理环境"是指对人的心理不会产生负面影响的环境，包括和谐的人际关系、适度的工作压力、公平的竞争机制等。

(三) 构建绿色人力资源体系

1. 构建绿色人力资源体系的六项原则

(1) 和谐原则。和谐原则包括四方面的和谐，即员工自身和谐，指员工的生理和心理的健康、和谐、平衡；员工与员工的和谐，指和谐的人际关系；员工与组织的和谐，一方面指组织内人力资源结构的多样性和合理性，另一方面指员工与组织相互投资的有效性和和谐性；组织与环境的和谐，指组织的雇主品牌的创立过程要与外界环境和谐。

(2) 健康原则。健康原则包括员工健康和组织健康。员工健康是指员工的生理健康和心理健康。而对于组织健康的观念，笔者认为一个健康的组织至少应该包括下列内容：组织内的个体是自我和谐的；组织内个体之间关系是和谐的；组织内个体与各部门的关系是和谐的；个体与组织关系是和谐的；组织内的部门本身是和谐的；组织内各部门之间的关系是和谐的；部门与整个组织关系是和谐的；整个组织包括其组织成员和各部门与外部环境（社会与自然）的关系是和谐的。

(3) 可持续发展原则。组织和员工共同可持续发展是"双赢"的结果。组织的可持续发展是指组织内部员工可持续发展（组织可持续发展的可能性），组织的服务对象需求是可持续的（决定了组织存在的必要性），组织与外部环境（社会与自然）的关系可持续（组织存在和发展的可能性）。

(4) 经济原则。经济原则不是唯利是图，而是在保证组织的使命和愿景的前提下，把降低成本和提高经济效益作为组织管理的一项"副产品"。

(5) 参与原则。参与原则是指组织在管理、决策和激励等整个过程中都要有员工的参与。一方面使员工更加认可组织的管理机制，另一方面其管理机制可能更适合员工。参与原则是组织实施"绿色激励"的基础和重要的实现方式之一。

(6) 个性化原则。由于个体具有差异性，其需求尤其是主导需求各不相同，而组织针对不同个体的激励所要达到的目标也各不相同，因此组织的激励机制要突出员工的个性。

2. 绿色人力资源体系的主要内容

(1) 绿色岗位。绿色岗位有两层含义：一是指绿色产品生产或服务岗位；二是指基于员工胜任能力的岗位设置，即能岗匹配。这样的岗位既不会对环境及消费者造成伤害，同时也为员工轻松工作和对员工进行"绿色激励"奠定了基础。

(2) 绿色目标。在绿色岗位的基础上要为员工制定绿色目标。绿色目标是指在组织整体目标下根据员工的能力为其设定中、长、短期目标，一方面员工为了实现目标不至于超极限地发挥其能力，另一方面也要保证组织目标的实现。当然，目标的设置要考虑其对环境的影响。

(3) 绿色绩效管理体系。绩效管理是组织战略落地的载体，而绩效也同时对员工的行为起导向作用，员工"绿色行为"的形成有赖于绿色绩效管理体系。所谓绿色绩效管理体系就是基于"满意度"的绩效管理体系，在选择考核指标以及绩效管理的整个过程中，要同时考虑员工的满意度、顾客的满意度和环境的满意度三个方面。

(4) 绿色奖酬体系。包括健康奖励制度、员工帮助计划（EAP）、个性化的薪酬以及菜单式福利等一切有利于员工身心健康和环境可持续发展的策略，并且对组织长远目标有贡献的奖酬体系都应纳入绿色奖酬体系中。

(5) 绿色工作时间制度。其核心是员工能够自由支配时间。因此，我们尽可能地根据岗位的差异性建立不同岗位的弹性工作时间制度，这是"人性化"激励和管理的集中体现。

（6）绿色保障体系。实际上，员工的很大一部分压力来自对自己和组织未来的不确定性预期。如果政府和组织能够建立健全保障制度，如医疗、工伤、失业以及养老等保障体系，在一定程度上能够缓解员工的压力，同时也不至于使员工为了得到未来的保障而伤害自己的健康，甚至做出危害环境和他人的行为。

（四）"绿色行为"的形成及强化

在员工认可了组织所倡导的绿色价值观念的基础上，在绿色环境的影响下和在绿色人力资源体系的激励与约束下，员工的"绿色行为"得以形成。通过绿色人力资源体系对已形成的"绿色行为"持续的强化作用，员工的"绿色行为"最终将成为一种习惯性的行为，此时绿色组织文化得以形成。绿色组织文化和绿色人力资源管理体系相互作用，并共同作用于组织绿色战略目标的实施。

本章小结

本章分为三部分，分别介绍了激励相关概念、人性假设以及经典的激励理论及其应用。

复习思考题

1. 什么是激励？为什么要激励？
2. 举例说明人性假设是人力资源管理的基础。
3. 激励理论有哪些，主要内容、主要观点及管理应用如何？
4. 你认为我国的人力资源管理应该如何适应高质量发展的背景？请说明理由。
5. 名词解释：激励、需要、动机、激励因素、保健因素。
6. 试问：如果针对人的欲望进行激励，会产生什么样的结果？
7. 试述激励、压力与健康之间的关系。

本章关键词

1. 欲望（desire）
2. 需要（need）
3. 需求（demand）
4. 动机（motivation）
5. 激励（motivate）
6. 经济人（economic man）
7. 社会人（social man）
8. 自我实现人（self-actualization man）
9. 复杂人（complex man）
10. 绿色人（green man）
11. 激励理论（theory of motivation）

第六章
群体行为的基础

开篇案例

案例一 食盐抢购

2011年3月11日下午,日本东北部海域发生9级地震,并引发强烈海啸。在随后的几天中,核反应堆出现爆炸,核泄漏随之发生。"如果实在不放心,可以服用一定的稳定性碘来预防","日本核辐射会污染海水导致以后生产的碘盐都无法食用"的谣言开始在网络大量扩散。3月16日起,中国大陆各地陆续出现了采购加碘盐的高峰,因为民众普遍相信加碘盐能够预防辐射危害。3月17日,食盐抢购风潮迅速向全国各地蔓延,多地超市出现了抢购行为。食盐供应异常日益明显,食盐库存告急,出现"盐荒"现象。

案例二 同一宿舍考研"大满贯"

22岁的杨某是国内某大学2014届本科毕业生,参加了2014年研究生考试并以403分的总成绩顺利地被北京大学录取。与他同宿舍的王某、杨某某、徐某分别以410分、401分、371分的成绩,先后被中国地质科学院和中国科学院录取。一时间,该校C3-411宿舍考研"高分传奇"在校园不胫而走,被人津津乐道。创造考研传奇的不只C3-411宿舍,2014年,该校地质科学与工程学院共有9个这样的宿舍,全体成员考上了研究生。

宿舍考研氛围激励每一个人

该校地质科学与工程学院A3-206宿舍共有4名女生,其中张某以361分的总成绩考上中国矿业大学(北京),另外3名同学也全部考入211大学。大学4年,张某的成绩并不突出。与记者谈及自己的考研经历时,这个山东女生坦诚地说道:"我的基础并不好,考研过程中多次想过放弃,可看到同宿舍的人都在努力,自己怎么好意思不努力学?"

C3-601宿舍的张某某今年考上中国地质大学(北京)研究生,同宿舍的其他5名同学也全部考进国家重点高校和科研院所。张某某说:"从准备考研开始,除了午间、晚上休息,宿舍里没有超过两个人的时候,你更看不到闲聊的光景,因为大家都跑去教室或图书馆学习了。"

来自贵州的刘某今年如愿考上了贵州大学的研究生。"刚刚确定考研目标时,我有过出去租房子住的打算。但是等到复习开始后,同一宿舍的人互相影响、互帮互学,大家都按作息时间、复习计划同进共退,学习氛围特别好。"刘某告诉记者,最后结果揭晓,所在宿舍同学全部考上研究生。

地质工程专业的黄某某是一名非常活跃的学生会干部,看到同宿舍人都在准备考研,她也改弦易辙,加入了考研队伍。由于基础差、起步晚,她无从下手。同宿舍的聂某某对她说:"凡事开始时都是混乱的、懵懂的，慢慢起步，坚持一段时间就好了。"在宿舍同学的鼓励下，她坚持了下来，最终被中国海洋大学录取。

近年来，相关报道越来越多，武汉大学、岭南师范学院都有过类似的报道。请分析其背后的原因。

资料来源：研招网：https://yz.chsi.com.cn/kyzx/kyrw/201405/20140523/975320288.html。

正如我们在学习"力学"时，从一个理想化的模型——质点开始，是为了研究问题的方便。我们在学习人的心理与行为规律时也是从个体开始，而在社会中真正意义上的"独立个体"实际上是不存在的。在现实社会中，任何一个个体均分属于某个群体。

以上两个案例都是群体互动的案例，我们可以运用群体相关理论进行分析。当个体独处时和在一个群体内部时会表现出不同的行为。是什么原因导致了上述两种现象的发生呢？

学习目标

1. 理解群体的概念和特征。掌握群体的分类和发展的不同阶段的特征
2. 掌握群体行为并熟悉其产生的原因
3. 熟悉群体分析的目的、方法，了解群体的动态分析和静态分析的区别与联系
4. 掌握群体凝聚力的概念并了解其前因变量、结果变量
5. 掌握个体决策与群体决策的区别

第一节　群体概述

整个社会由不同的组织构成，而组织则由不同的群体构成，组织的管理者直接面对的是有规则和规范的群体，而不是自由散漫的个体，任何个体都不能脱离群体而单独活动。例如，家庭、乡村、城市、政党、国家乃至不同社会的结合；又如，教师群体、公务员群体、医生群体、企业高管群体等。

在现代社会经济发展过程中，群体的作用越来越重要，关于群体的形成、发展规律，群体的有效性等的研究也越来越丰富和深入。群体是由个体组成的，但个体独处的行为与在群体中的行为存在差异，且同一个体在不同群体中的行为表现也会不同。因此，研究群体的心理和行为规律就成为组织行为学中的重要内容。

一、群体的概念、特征和功能

（一）什么是群体

群体泛指通过一定的社会关系集合起来的共同活动的集体。从心理学视角来看，群体是指由两个或两个以上成员组成的，具有共同目标、任务、活动，并在行为上相互作用、在心理上相互影响的人群集合体。

在组织行为学中，群体是指为了实现某种特定的目标，两个或两个以上相互作用、相互依赖的

个体的组合。群体具有以下三个特征：

（1）拥有两个或两个以上的成员；

（2）有共同的目标；

（3）群体成员之间相互作用、相互依赖。

（二）群体有哪些功能

（1）完成任务。一个组织要想有效地实现其目标，必须通过分工与协作的形式，把工作任务进行分解并分配给每一个群体，只有每个群体都有效地完成了任务，组织目标才能够实现。

（2）满足成员的心理需要。个体的需要具有多样性，个体的许多需要必须通过群体来满足，如安全的需要、地位的需要、情感的需要、权利的需要、归属的需要、自我实现的需要等。

（3）促进信息的有效沟通。群体的成员与他人交往，是了解他人、了解社会的媒介和窗口。

二、群体的分类

社会群体的种类多种多样，依据不同的分类标准可以划分为不同的群体种类：按照群体的规模可以分为大型、中型和小型群体；按照群体维持时间的长短可以分为长期群体和短期群体；根据群体是否存在可以分为实际群体和虚拟群体；按照群体的开放程度可以分为开放群体和封闭群体；按照结构和运作过程可以分为初级群体和次级群体；等等。在组织行为学中，我们重点关注的是按照群体的组织属性分类的正式群体和非正式群体。

非正式群体的概念最早由美国心理学家梅奥在19世纪30年代提出，也是其霍桑实验的重要结论之一。

（一）正式群体

1. 概念：正式群体是指由正式组织建立、身份公开，其成员有共同的责任和目标，遵循组织确立的制度和行为规范的群体，如学校、医院、企业、政府机构、教会等。

2. 正式群体的类型：常见的正式群体有命令型群体和任务型群体两种。

（1）命令型群体是由组织结构决定的，有直接的上级和下级，下级直接向上级报告。例如，销售部经理和他的下属之间的权威关系，或某科长与下属科员之间的关系等都属于命令型群体。

（2）任务型群体也是由组织结构决定的，由为完成某项工作任务而结合在一起工作的个体组成。例如，政府部门的各类评估小组、企业研发某种产品的攻关小组等。任务型群体有时可能会跨越直接的层级关系，如政府部门在面对突发事件时组成的临时应急指挥中心。

（二）非正式群体

1. 概念

非正式群体是自发形成的，没有正式的明文规定，成员之间具有共同的兴趣或利益，能够相互满足某种需要而结合成的群体。例如，学校的篮球协会、同乡会，城市里的行业协会，社会上的学术团体等。

2. 非正式群体的类型

（1）利益型群体：是基于某种共同关心的目标而形成的群体，如某行业协会、学术团体等。

（2）友谊型群体：是由于成员间具有某种共同的特点而形成的，"共同特点"有的是共同的爱好或兴趣，如篮球协会、无线电协会；有的是具有共同的地域关系，如同乡会；也有的是年龄相仿、性格相似等。友谊型群体通常将他们的相互作用和沟通拓展到工作之外的兴趣活动上。

3. 正式群体和非正式群体的区别

正式群体和非正式群体有多方面的差异，但两者并不是排斥和不相容的，非正式群体往往存在于正式群体内部，其区别见表6-1。

表6-1 正式群体和非正式群体的区别

维度	正式群体	非正式群体
建立条件	明文规定，正式结构	无明文规定，无正式结构
运作机制	权威与责任	兴趣和利益
关注的出发点	任务的完成	个人的需要
领导权力来源	管理代表	群众给予
行为指南	法律和准则	道德规范
控制来源	报酬与惩罚	约束

资料来源：李永瑞，等，编著. 组织行为学［M］. 3版. 北京：高等教育出版社，2017：155.

4. 非正式群体的作用

非正式群体往往存在于正式的组织中，与正式群体并不相互排斥。对于组织而言，其既有积极的一面，也有消极的一面。其积极作用和消极作用见表6-2。

表6-2 非正式群体潜在的积极作用和消极作用

积极作用	消极作用
创造一个更加有效的整体系统	流言蜚语的温床
减轻管理者负担	鼓励消极的态度
有助于完成工作	抵制变革
有助于促成合作	造成个人和群体之间的矛盾冲突
弥补管理者能力的不足	拒绝和侵扰员工
赋予群体满意度与稳定性	降低激励效果和满意度
增进交流	超出管理者控制的范围进行运作
为员工的情绪宣泄提供一个"安全阀门"	支持从众行为
鼓励管理者更加周密地筹划并执行	造成角色冲突

资料来源：李永瑞，等，编著. 组织行为学［M］. 3版. 北京：高等教育出版社，2017：155.

5. 非正式群体的管理

非正式群体往往存在于正式的组织中，所以非正式群体的成员往往也是正式群体的成员，正确对待员工的这个双重身份,既有利于组织中人际关系的和谐,也能够促进组织目标的实现。为此,针对非正式群体需要做到以下几点。

(1) 识别非正式群体及其作用

组织中的非正式群体是客观存在的现象,对待组织中的非正式群体,既不能回避、拒绝,也不能简单地禁止和取缔,而是要分清楚不同情况,区别对待。既要识别积极型非正式群体和消极型非正式群体,也要识别非正式群体的积极作用和消极作用。

(2) 支持和保护积极型非正式群体

积极型非正式群体与组织目标往往是一致的,其成员服从组织领导,在工作上也非常努力,往往利用业余时间钻研业务、学习新知识,比如参加各类兴趣小组、专业协会等。积极型非正式群体的成员利用非正式群体提升能力、陶冶情操、锻炼身体、丰富自己的业余生活,既有利于满足员工的各种心理需要,也对组织目标的实现具有促进作用,能够使组织健康、协调发展。对于这类组织,应该大力支持和保护,以充分发挥这类群体的积极作用。

(3) 积极改造和正确引导消极型非正式群体

消极型非正式群体的活动往往会干扰甚至阻碍组织目标的实现。对待这类群体,需要正确地引导和积极改造,切忌采取简单化的粗暴的办法,要积极主动地与其成员接触,发现问题及时采取措施加以解决。

三、群体的发展

群体不是静止不变的,而是在不断地变化和发展的。自 20 世纪 40 年代以来,就有不少学者提出了关于群体发展的理论。其中,比较具有代表性的是 20 世纪 60 年代提出的群体发展的五阶段模型和 20 世纪 90 年代提出的间断—平衡模型。

(一) 群体发展的五阶段模型

该模型是 20 世纪 60 年代中期由塔克曼(Bruce Tuckman)提出的,即群体的形成和发展需经历形成、震荡、规范化、执行任务、终止五个阶段,如图 6-1 所示。

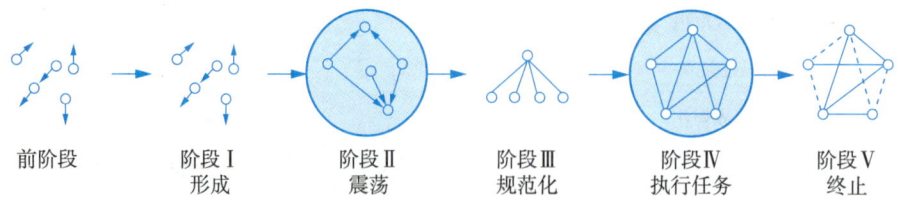

图 6-1 群体发展的阶段

1. 形成(forming)阶段。在这个阶段,群体成员的目的、群体的任务结构以及领导权力等都不确定,甚至混乱。群体成员各自摸索群体可以接受的行为规范。当群体成员开始把自己看作群体的一员时,这个阶段就结束了。

2. 震荡(storming)阶段。这个阶段是群体内部冲突和对抗的阶段。群体成员虽然接受了群体的存在,但对群体施加于他们的约束仍然予以抵制。而且,他们对各自的角色定位还存在争执。当群体领导层次相对明确了,这个阶段就结束了。

3. 规范化（norming）阶段。此时，群体内部成员之间开始形成亲密的关系，群体表现出一定的凝聚力。这时会产生强烈的群体身份感和友谊关系，当群体结构稳定下来，群体对于什么是正确的成员行为达成共识时，这个阶段就结束了。

4. 执行任务（performing）阶段。经过规范化阶段，群体结构已经开始充分地发挥作用，并已被群体成员完全接受。群体成员的注意力已经从试图相互认识和理解转移到努力完成群体任务上。

5. 终止阶段（adjourning）。对于长期性的工作群体而言，执行任务阶段是最后一个发展阶段，而对暂时性的委员会、团队、任务小组等工作群体而言，这类群体要完成的任务是有限的，因此，还有一个终止阶段。在这个阶段中，群体开始准备解散，高绩效不再是压倒一切的首要任务，注意力放到了群体的收尾工作上。这个阶段，群体成员的反应差异很大，有的很乐观，沉浸于群体的成就中；有的则很悲观，惋惜在共同的工作群体中建立起的友谊关系不能再像以前那样继续下去。

（二）间断—平衡模型

并非所有的群体都遵从发展的五阶段模型，内外部环境使得群体发展与"生物进化"有着类似的选择和变化机制。"间断—平衡"这一概念源自古生物进化领域，将这一概念引入群体发展领域虽然在理论系统的构建和实证研究上仍然有很大的空间，但也极具创造价值，值得推崇。

该模型认为，群体成员为了在有限的时间内完成任务，在前半段时间和后半段时间的表现明显不同。

群体成员往往会在第一次会议时确定群体的目标以及完成目标的基本步骤，这种看似符合逻辑和完美的决定，会在以后群体的发展中按部就班地执行前期的决策，且这些决策是不可能改变的。但是在第一阶段结束后，群体会发生一次转变，这个转变正好发生在群体寿命周期的中间阶段并且会引起群体的重大变革；在变革之后，群体又会按部就班地依赖惯性行事。但为了完成工作任务，进度明显加快，进行最后冲刺。如图6-2所示。

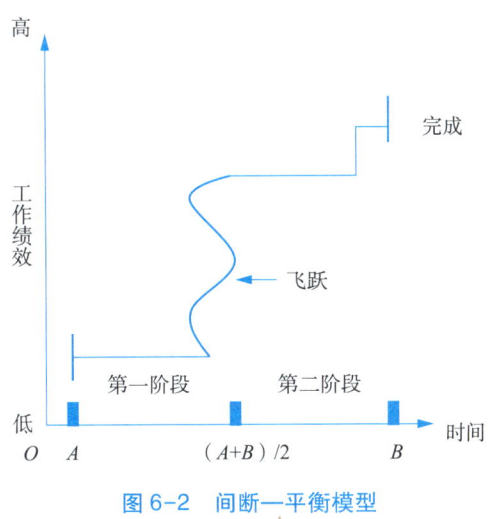

图6-2 间断—平衡模型

资料来源：李永瑞，等. 组织行为学 [M]. 3版. 北京：高等教育出版社，2017：216.

理解间断—平衡模型并不难，开始的发展是基于惯性，群体会在某种平衡状态下运行，一旦群体成员中途意识到离实现目标时限越来越近，就会促使其勇敢面对挑战，尝试变革（出现间断）并进入到新的平衡状态，直到实现目标。

间断—平衡模型不仅运用在群体发展的研究中，在团队乃至组织发展的研究中，也常有学者在进行积极的探索，其观点较为新颖。如果回想现实，却似曾相识。

第二节 群体行为及其解释

"物以类聚、人以群分"是人的社会属性的体现，人的一生离不开家庭、学校、工作单位等孤立地生活，他们是在群体的影响下成长起来的。群体行为是组织行为的基础，是个体行为的表现。

所谓群体行为就是在群体中个人行为统一于组织目标而产生并组织起来的行为。因此，群体行为不是个体行为的简单之和，而是成员间相互影响和相互作用的人际活动。群体行为会受到众多因素的影响，用公式可表示为

$$群体行为 = F（成员特征、环境、规模、领导者、任务、规范、结构……） \quad (6-1)$$

在各种因素的影响下，在群体成员的互动过程中，个体会在群体中表现出各种各样的行为。著名的德裔美籍心理学家勒温所开创的群体动力理论很好地诠释了这种现象。

一、群体动力理论

群体动力理论的创始人是德裔美籍心理学家勒温。他在《群体动力学的新领域》《群体决策和社会变革》中，借用物理学中"磁场"和"力学"的概念，说明群体成员之间力量相互依存和相互作用的关系。他认为人的心理、行为决定于内部需要和环境的相互作用。因此，要测定人的心理与行为就必须了解完成这一行为的内在的心理力场和外在的心理力场的情境因素。当人的需求未能满足时，就会产生内部力场的张力，环境起着导火线的作用。勒温的"场"理论最初只用于研究个体行为。1933年他迁居美国后，又将"场"理论应用于群体行为研究，提出"群体动力"的概念。1945年，他建立了"群体动力研究中心"。

所谓"群体动力"就是指群体活动的方向，而研究群体动力就是要研究影响群体活动动向的各种因素，因为群体活动的动向取决于内部力场和情境力场的相互作用。据此心理学家勒温认为，行为是个人内部需要与环境相互作用的结果，提出了心理力场的理论公式，被称为勒温函数，见式(6-2)。

$$B = f(P, E) \quad (6-2)$$

式中，B——行为；P——个人；E——环境；f——函数关系。

环境就是有机体的生活空间，是与有机体的感觉器官、要求、活动相依存的。人的行为及人的心理反应是通过体验"心理环境"而产生的，而"心理环境"的产生一般以外显的"物理环境"为依据，也就是说，人以"物理环境"汲取信息，经过大脑分析，评估产生"心理环境"，即一种内在体验。

二、群体行为特征

群体行为的特征也称群体效应，群体作为一个工作群体，既可能产生1+1>2的效果，也可能产

生 1+1=2 或者 1+1<2 的效果。群体最终的效果如何与群体成员的工作行为直接相关。概括起来，群体成员行为的特征大致有三种：社会惰化、社会助长与社会抑制、社会从众行为。

（一）社会惰化现象

社会惰化现象是指群体规模越大，每个人付出的努力相对越少。俗语"一个和尚挑水喝，两个和尚抬水喝，三个和尚没水喝"正是 1+1<2 的效果。

阅读材料

拉绳实验

20 世纪 20 年代末，德国心理学家瑞格尔曼（Ringelmann）通过拉绳实验，验证个人绩效之和与群体绩效的关系是否相等，也即 3 个人一起拉绳的拉力是不是 1 个人单独拉绳的 3 倍，8 个人一起拉绳的拉力是不是 1 个人单独拉绳的 8 倍。实验结果是 3 人群体的拉力只是 1 个人拉力的 2.5 倍，8 人群体的拉力还不到 1 人拉力的 4 倍。

社会惰化现象是制度不公平和职责不清晰所致。如"大锅饭"式的管理最容易产生社会惰化现象，付出的多少与收入的多少没有任何关系，所以成员为了"不吃亏"，宁愿少付出；当职责不清晰的时候，成员之间会出现"扯皮"或互相"踢皮球"的现象。

（二）社会助长与社会抑制

社会助长是指群体对成员有促进、提高效率的效应，即有别人在场时，工作效率会明显提高；与之相反，社会抑制是指群体对其成员有时会产生消极的影响，即有别人在场时，工作效率不仅不会提高反而会降低。这两种现象有时也被称为"观众效应"。

当工作任务简单且人们比较熟练时，会发生社会助长效应，反之会发生社会抑制作用。

（三）从众行为

从众行为是指群体成员在群体的压力下，改变自己的观点，在意见和行为上保持与群体其他成员一致的现象。一个典型的例子就是美国社会心理学家阿希（S. E. Asch）在 1951 年进行的实验，请阅读下面的材料。

阅读材料

阿希实验[①]

阿希把被试者编成多个小群体坐在教室里，要求对实验者手中两张卡片上的线条的长短进行比较，并将答案大声说出来。一张卡片上画有一根线条，另一张卡片上画有三条长短不一的线条，如图 6-3 所示。左边卡片中线条 B 与右边卡片中线条 O 一样长。从图示可以看出，左边的三根线条之间的长度差别十分明显，在一般情况下，人们独立判断失误的概率不会超过 1%。

---

① MBA 智库百科：https://wiki.mbalib.com/wiki/%E7%BE%A4%E4%BD%93%E6%95%88%E5%BA%94.

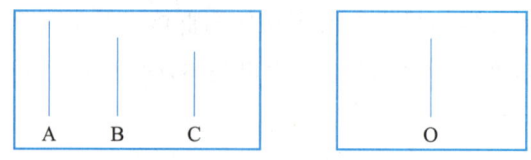

图 6-3　阿希实验所用图片示意

但是，阿希感兴趣的是如果各小组的其他成员在一开始就故意给出错误的答案，最后会出现什么样的情况呢？阿希在每一组中只安排一个不知内情的被试者，其他 6 位都是他的助手。回答的顺序也事先安排好，那位不知内情的被试者被安排在最后一个回答，而他的助手都先故意做出错误的回答。实验先进行两套类似的练习，所有的被试者都给出正确的答案。进入上述练习时，前面的 6 个人都给出一个明显的错误答案——都说图 6-3 中线条 C 的长度与线条 O 一样长。最后轮到那位不知内情的被试者回答，他是坚定地相信自己，公开说出与群体中其他成员不同的答案，还是为了与群体中其他成员保持一致，选择一个自己认为是错误的答案呢？经过多次实验，结果有 35% 的被试者顺从其他成员的意见，做出错误的判断。

第三节　群体有效性分析

群体有效性包含两方面内容，一是群体在完成任务时的效率，二是群体成员的需要得到满足的程度。如果一个群体既能够完成任务又能够满足其成员的需要，该群体就是有效的。

群体有效性分析就是对影响群体有效性因素的分析，群体有效性涉及三类变量：第一类是独立存在的变量（自变量），包括内部结构、工作性质和环境条件；第二类是中介变量，如团队协作情况、领导方式、沟通方式等群体成员之间互动过程涉及的变量；第三类是结果变量，包括群体效率和成员需要的满足程度。如图 6-4 所示。

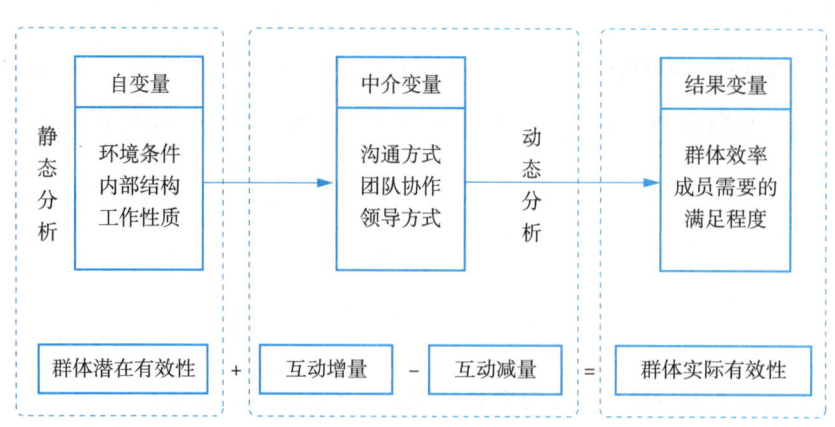

图 6-4　群体内部有效性分析

对第一类变量的分析，实际上是假定群体是一个静态的实体，就其自身的结构因素、工作因素和其所面临的环境因素对其有效性的影响进行的分析，为了分析问题方便，将其称为"群体静态分析"；对第二类变量的分析，由于第二类变量对群体有效性的影响不是独立作用的，而是通过第一类变量起作用，而且是在整个群体互动过程中才会体现出它的作用，因此本书将其称为"群体动态分析"。由此，我们把群体有效性分析分为群体静态分析和群体动态分析两类，需要特别说明的是，静态是相对动态而言的，没有绝对意义上的静态，因为就第一类变量而言，从长远看，没有哪一个变量是永远不变的。

一、群体静态分析

群体静态分析就是自变量对群体有效性影响机制的分析，也是对群体潜在有效性的分析。群体的潜在有效性取决于群体所面临的外部环境、群体规模、内部结构、成员特征及群体任务的性质等，这些变量在一定的时间段内可能不会发生变化，被称为"静态变量"，对其进行分析也称为"静态分析"。正如都是由碳12组成的物质，煤和金刚石的价值天壤之别。同一群人组成的群体，由于规模、结构、成员特征、任务的性质和所面临的环境的差异，其潜在的有效性可能有着巨大的差异，不同的是，由于群体的复杂性，应该用系统的观点进行分析。

（一）外部环境条件

工作群体存在于一个组织内部，因而，组织战略、权力结构、正式规范、组织资源、人员甄选以及组织文化一起构成了群体的外部环境。

1. 组织战略

组织的整体战略对组织内每个工作群体有着直接的影响，这些影响会通过任务、资源、权力等的分配和安排作用于群体。

2. 权力结构

一个组织的权力结构是指组织内部权力的分配体系，通常由正式的组织机构决定。组织的权力结构决定这个工作群体在组织中的位置，它影响了一个群体正式领导与组织的关系，以及群体领导与其他群体成员之间的关系。群体的正式领导往往会拥有群体其他成员没有的权力，这些权力会影响群体运行的情况。如一所大学的系主任，就是被学校正式任命的某个系的领导，而这个系就是大学这个组织内部的一个群体。

3. 正式规范

与非正式规范相比，一个组织内的正式规范一般都是成文的，是大家都必须遵守的明文规定。组织采用规制、程序、政策等作为正式规范来规范员工的行为，使员工的行为符合组织的要求。如×××大学差旅费管理办法、×××高校教职工考核办法等。

4. 组织资源

一个组织所拥有的资源无外乎人、财、物、时间、信息等。组织所拥有的资源是富裕还是短缺，或者组织分配给某个工作群体的资源是富裕还是短缺均会影响到群体的活动。

5. 人员甄选

个体是组成群体和组织的最小单元，群体的成员同时也是所在组织的一员。群体成员甄选的标准通常会决定这个群体的成员类型。这些标准既包括知识、学历和经验，也包括个性、态度和价值观等方面，这些方面对群体的有效性尤为重要。

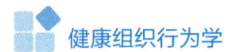

6. 组织文化

文化是一个组织的"性格",是一种被其成员接受的行为规范。对于组织文化所倡导的价值观、提倡的行为方式等,感知群体的接受程度越高,就越有可能被组织认同,并在组织内发挥重要作用。

(二)群体的内部结构

群体的内部结构是群体有效性的基础性条件,对群体有效性的发挥起着决定性的作用。内部结构包括成员、角色、领导、规范、地位、规模等。

1. 成员

个体的能力对于完成任务、实现目标至关重要。在一个群体内部,成员的能力越强,其对群体绩效的促进作用越大,但并非群体成员的能力越强,群体绩效就越高。你想必听说过这样一个案例,一个只有初中学历的老板,收购了一家员工80%拥有博士学历的公司。群体成员具备高素质是整个群体未来取得高绩效的必要条件而非充分条件。在科学发展形势下,在"发展是第一要务、人才是第一资源、创新是第一动力"的大背景下,2018年,我国各大城市、各类组织上演了一场"抢人大战",尤以西安和武汉表现最为突出。实际上,拥有优秀的人才仅仅是一个地区、一个城市或者一个组织竞争力的基础,真正的竞争力来源于优秀人才作用的发挥。同样的道理,群体内拥有优秀的人才是这个群体的潜在有效性,而真正现实的有效性取决于人才作用的发挥,而其作用的发挥过程就是群体互动过程,这一点将在群体的动态分析中学习。

2. 角色

工作群体中的角色是指人们对社会性组织或群体中处于某个职位的个体所应该做出的行为模式的期待。理想状态下,如果每个个体都只选择一种角色并可以长期"扮演"下去,那我们的行为模式只要按照一种角色表现即可,但实际上我们每天面对的工作、生活情景在不停地变化,这就需要我们按照不同的角色要求来改变自己的行为。例如,作为一名高校教师,在学校"扮演"的角色有任课教师、班主任、某学会指导教师、下属或上级;下班回到家里"扮演"的角色有丈夫或妻子、父亲或母亲、儿子或女儿、兄弟或姐妹;周末参加聚会,他(她)可能是同事、朋友、同学或其他角色。这些角色有时是相容的,有时却是冲突的。

个体在群体中的角色通常有以下三种情况。

一是期望角色,即人们对个体的态度、行为提出合乎身份要求并给予的期望。通俗地讲,就是别人认为你在一个特定环境中应该表现什么样的行为。

二是知觉角色,即处于某一职位的人认为自己应该表现出的行为定式。

三是行动角色,即个体实际所表现出的行为。

在一个工作群体中,通常希望这三种角色保持良好的一致,否则将发生冲突和挫折,即角色冲突。角色冲突自古就有,如古代的"忠孝难两全",当忠和孝发生冲突时,人们往往会非常痛苦。

3. 领导

一个工作群体往往会有一个正式的领导者,如部门主管、大学的系主任、研究所所长等。从静态分析的角度来看,领导者的能力、个性、品性、价值观和态度等均会对群体的有效性产生影响,如工作群体领导者的品质道德恶劣对群体有效性将会产生非常严重的负面影响。关于从动态的角度分析我们将在后面的章节重点探讨。

4. 规范

规范就是人们共同遵守的一些行为标准。广义的规范如社会制度、法律、纪律、道德、风俗等，这些是一个社会成员应该共同遵守的行为标准或模式。群体的规范就是告诉其成员在一定的环境条件下，应该做什么，不应该做什么，群体规范有正式的和非正式的，有积极的也有消极的，表6-3显示了一项研究发现的积极规范和消极规范。正式规范通常以明文形式规定，而非正式规范即便没有明文规定，员工也能知晓。

表6-3 群体内的积极规范和消极规范

积极规范	消极规范
1. 当其他人不公正地批评公司时，这里的人们有站出来为公司辩护的传统； 2. 在我们公司，人们总是努力改进工作，即使他们已经做得很好了； 3. 这里的人们都是很好的倾听者，他们主动寻找别人好的思想和观点； 4. 这里的管理者真正关心他们的下属	1. 在我们公司，他们总是试图利用我们； 2. 在这里努力工作没有任何意义，没有任何人这样做； 3. 在这里，大鱼吃小鱼，所以要学会自我保护； 4. 在我们公司，最好隐藏你的问题，回避你的管理者

每一个工作群体都有自己独特的规范，一般来说体现在以下四个方面。

一是与群体工作和绩效方面的活动有关。这类规范往往会非常明确地告诉成员：应该努力工作、应该完成自己的目标、应该如何与自己的上下左右沟通和协调……直接影响成员的个人绩效。

二是成员形象方面的规范，如穿什么样的衣服、使用什么样的礼仪。

三是成员在社交上的规范，这类规范常常来自非正式群体，用来约束非正式群体成员的相互作用，如日常的交友范围、谈话及交往方式等。例如，王某经常和李某、赵某等一块出去吃饭，有一天他找张某（假设他与张某不经常交往）去吃饭，大家就觉得很奇怪，不符合一贯的"规范"。

四是对群体资源分配所做的规定。包括任务的分配、完成任务所需资源的分配、群体的薪酬和奖励体系等。

5. 地位

地位是人们对群体或群体成员的位置或层次的一种社会性界定。社会中的人具有地位或层次的差异，很多个人特征都可以是地位的象征，如学历、职务、职业、能力等。即使在群体中，也能够产生地位的差异，这些差异可以通过权力状况、角色、礼仪等方面表现出来。如果群体成员对自己地位的认知与他人对自己地位的认知不一致，就会对个体的行为产生巨大的影响，从而影响群体的有效性。例如，群体中的领导，别人认为他是带领群体实现群体目标的，而领导本人认为自己高高在上，群体内所有权力集中于自己一身时，很可能导致权力滥用；相反，如果领导认为自己是群体的一员，只不过与其他人的职责不同，而群体的其他成员则认为其高高在上，可能会对其唯唯诺诺，甚至巴结讨好，目的是想获取更多的利益，这时对群体有效性的危害极大。

6. 规模

"两个和尚抬水喝，三个和尚没水喝"就说明了群体规模对群体成员行为和有效性的影响。因此，很多时候会把群体的规模控制在一个合理的范围。前面提到的德国心理学家瑞格尔曼（Ringelmann）的拉绳实验也说明了这个结论。那么，多大的群体规模是合理的呢？目前尚无研究证实这个问题，但事实表明，当需要解决复杂问题且需要众多观点时，大群体比小群体有效，小群体完成任务的速度较大群体快。一般来说，群体的规模应该控制在 2~16 人。

二、群体动态分析

如果说群体静态分析是针对群体"硬件"所具有的潜在有效性的分析，那么群体动态分析针对的就是群体的"软件"对其有效性的影响。这个"软件"就是群体在互动过程中潜在有效性发挥的程度，即"互动增量"和"互动减量"的多少，增加"互动增量"和减少"互动减量"均能够提高群体的实际有效性。那么，如何增加"互动增量"并减少"互动减量"呢？就是在群体完成任务的过程中，在领导者正确的领导下，通过良好的沟通和协作，使群体"潜在有效性"得以充分发挥，尽可能增加各种资源的利用效率和满足成员的各种需求，同时避免资源的浪费。因此，群体动态分析涵盖群体在完成任务过程中的沟通、领导、团队协作等活动分析。这部分内容在后面的章节中将逐步学习。

第四节　凝聚力

一、群体凝聚力的概念

群体凝聚力又称群体内聚力，指群体成员之间的相互吸引力和其成员对群体本身的认同程度。群体凝聚力用来表示群体的紧密程度以及群体成员在态度、行为上的一致性程度，是一种作用于个体使之保持在群体内的一种力量，这种使个体留存群体内的力量相较于使个体脱离群体的力量越大，群体的凝聚力就越强。

二、群体凝聚力的影响因素

一个群体凝聚力的大小主要受以下因素的影响：群体规模、群体的成功、群体成员的相似性、群体的领导方式、外部的威胁和竞争等。

（一）群体规模

群体规模的大小会影响其凝聚力，一般而言，群体规模越大其凝聚力越弱。原因很简单，规模越小的群体，群体成员直接相互交往的机会就越多，受到的关注就越多，可能会产生更多的情感联系。另外，小群体成员少，异质性就小，成员间的分歧和矛盾就少，而大群体则不具备这些特点。因此，规模小的群体更具凝聚力。

（二）群体的成功

群体凝聚力的大小会影响目标的实现，反之，群体的成功也会增加凝聚力。例如，一个球队在比赛中如果能够屡次获胜，这种共有的成功会增强球队的凝聚力，提高成员的满意度、荣誉感和归属感，增加他们在行为和态度上的一致性，减少他们离开球队的意愿，从而增加球队的凝聚力。

（三）群体成员的相似性

群体成员的相似性指群体成员在民族、成长背景、兴趣、需要、价值观、态度及人格等方面的相同或相似。通常来说，成员间相似性大会提高群体凝聚力，相似程度越高，凝聚力越强。相关研究显示：对凝聚力影响最大的是群体成员的价值观和态度上的相似性。

（四）群体的领导方式

群体的领导方式对凝聚力有不同程度的影响。例如，在民主型领导方式下，群体成员之间更加友爱，思想更加活跃，成员间感情更加深厚，相互交往更多，因此凝聚力更强；领导对下属的关心程度越高，凝聚力越强。

（五）外部的威胁和竞争

当群体遭遇外部的威胁时，会增强凝聚力；当群体遇到外部的竞争时，也会增强凝聚力。因为，外部的威胁和竞争使群体成员不得不同舟共济，求同存异，一致对外，通过改进沟通和加强协调增强凝聚力，以便在威胁和竞争中获胜。

> **思考**
>
> 从"众志成城抗击疫情"来看，哪些因素影响了中国人民的高度凝聚力？

三、群体凝聚力对群体有效性的影响

关于群体凝聚力对群体有效性的影响，应该辩证地看待，其影响结果如何往往取决于群体目标与组织目标的契合程度。

一般而言，存在以下四种情况：①群体和组织目标一致的情况下，凝聚力越强，群体有效性就越高；②群体和组织目标一致，凝聚力弱，群体的有效性较高；③群体和组织目标不一致，群体凝聚力越强，有效性越低；④群体和组织目标不一致，凝聚力弱，其有效性一般。以上四种情况的群体有效性比较如图6-5所示。

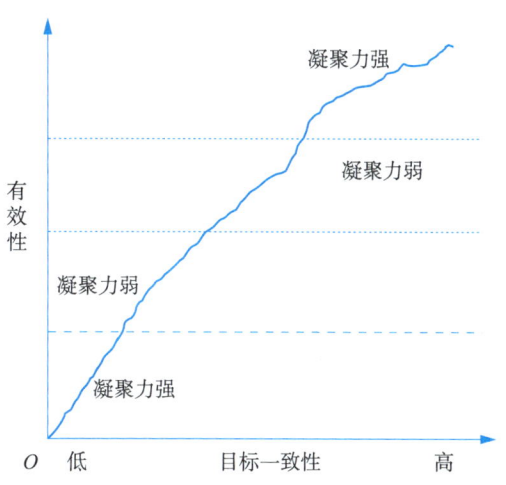

图6-5 群体凝聚力与有效性之间的关系

第五节　群体决策

一、群体决策与个体决策的区别

简单来讲，群体决策是由群体进行的决策，与个体决策在速度、准确性、创造性、效率及风险性等方面有所差异，因而，两种决策各有优缺点，适用于不同的决策情景，二者区别见表6-4。

表6-4　个体决策与群体决策的区别

决策方式	个体决策	群体决策
速度	快	慢
准确性	较差	较好
创造性	较高，适用于工作结构不明确的非程序性工作	较低，适用于工作结果明确的程序性工作
效率	由任务的复杂程度决定。通常费时少，但代价高	从长远看，费时多，但代价低。效率高于个人决策
风险性	视个人气质、经历而定	视群体性格（尤其是领导）而定

二、群体决策的影响因素

影响群体决策的因素包括群体规模、群体位置及群体思维等。

群体规模：一般而言，如以达成意见一致为标准，则2~5人较合适；如以决策质量为标准，则5~11人较合适。

群体位置：如平等排列、不突出组长，决策质量高、时间短，容易达成一致意见。

群体思维：是指由于群体成员的从众心理，群体对不寻常的、少数人的或不受欢迎的观点得不出客观的评价的一种现象。

群体思维可表现为以下特点：顺从思维、视沉默为认同、盲目乐观、首创精神的假象、有倾向性地选择信息等。所有这些都不利于决策质量的提高，甚至会出现很多负面的决策，因此，在群体决策中应该尽可能减少或者避免这种现象的发生。

思考

如何提高群体决策质量？

阅读材料

防止群体思维不良影响的措施[①]

首先，群体领导人应该努力保持公正，并培养一种公开咨询和讨论的气氛，使大家能够畅所欲

---

① MAB智库百科：https://wiki.mbalib.com/wiki/%E7%BE%A4%E4%BD%93%E6%80%9D%E7%BB%B4.

言，充分发表自己的意见。

其次，群体成员应该像支持群体计划一样，鼓励人们提出问题或批评意见，尤其对不同意见要给予足够的关注，把各种可能出现的情况估计到。

再次，应请"局外的专家们"对群体成员提出挑战，对最后的决定方案进行评价或提出看法，以期给群体带来新的思路。

最后，在达成一个共同的意见之后，群体领导人应该安排一个"第二次机会"的会议，使得群体成员能够将萦绕在心头的困惑和保留意见表达出来。只有经过广泛征求意见，经过多次反复讨论，最后形成的方案才是真正的集体决策。

本章小结

本章内容包括五部分，第一部分介绍了群体的概念、类型及群体的发展阶段；第二部分介绍了群体行为及其产生的原因；第三部分介绍了群体的有效性分析，群体的有效性分析包括群体的静态分析和动态分析，其最终目标是提高群体的实际有效性；第四部分介绍了群体凝聚力的概念及凝聚力与群体有效性、群体规范之间的关系；第五部分介绍了群体决策的概念及其与个体决策的区别。

复习思考题

1. 什么是群体，有哪些特征？
2. 群体有哪些类型，分别具有什么特点？
3. 群体有哪些行为特征？
4. 群体的静态分析和动态分析分别指什么？
5. 群体凝聚力对群体有利吗？
6. 个体决策与群体决策有何区别？

本章关键词

1. 群体（group）
2. 任务型群体（task group）
3. 命令型群体（command group）
4. 期望角色（expected role）
5. 知觉角色（perceived role）
6. 规范（norms）
7. 凝聚力（cohesiveness）
8. 协同效应（synergy）

第七章
组织健康与冲突管理

开篇案例

IBM，这家创立近100年的大型企业，1911年设立于纽约，从事打孔卡和钟表等业务。1964年研发出S/360主机，带来前所未有的成功；在20世纪80年代之前达到巅峰，直到分布式计算机运算方式崛起，IBM逐渐走下坡路。到1993年，刘易斯·葛斯纳（Louis Gerstner）执掌IBM，经过不到10年时间，至2002年葛斯纳退休之际，公司已获利80亿美元、股价狂涨8倍、市值大增1800亿美元，成功创造组织转型的奇迹，IBM从谷底翻身，重返科技业龙头的宝座。

企业攀上巅峰后，很有可能会面临"走下坡路"的窘境，大多数企业都是慢慢往下滑，有的时候还会想办法往上挣扎。然而IBM却不是如此，它几乎从高山上直直摔落谷底，跌成重伤，几乎被宣告不治。在IBM高层眼里，令人忧心的数据竟无法激起他们的危机意识，他们甚至还把工作报告甩到一旁，告诉下属"数据一定有错"。当领导团队不愿面对残酷事实，反而不断放大好消息，贬低甚至忽视坏消息，并把错都归于别人时，IBM不可避免地走向衰败。

1993年，葛斯纳接掌IBM，他在首次召开资深管理阶层会议时，手中握着令人瞠目结舌的顾客满意度与市场占有率图表，向来自世界各地的420位IBM经理人激动地说："我们在市场上被狠狠踢了屁股，这些数据奇差无比，已经有125000名IBM人离职，是谁害他们的？"（Gerstner and Herrmann, 2002）IBM内部到底出了什么问题，为何眼看衰败却无法力挽狂澜？葛斯纳毫不客气地指出："太多人拒绝变革！"

在这场撼动人心的会议后，葛斯纳发觉，IBM需要的是革命性变革，于是他决定从策略和文化两大层面着手。葛斯纳先重建经营团队，找来信任的人组成班底，将合适的人摆在关键位置上，开始启动IBM的变革。在策略层面上，担任IBM执行长9年期间，葛斯纳最重要的工作之一就是马不停蹄地拜访客户，光是飞行的里程，就超过一百万英里，可以绕地球四十圈。被IBM人戏称"饼干怪兽"的他，认清救IBM的唯一法门就是不再空谈愿景，而要"起而行"，即立即行动。第一要务是恢复获利能力，第二要务是打赢顾客争夺战，第三要务是拓展市场及建立完整服务。

葛斯纳不断选择面对残酷的现实，例如，过去公司砸下200亿美元投资开发应用软件，但报酬率竟为负70%，葛斯纳直接承认IBM终究无法跻身软件市场。于是，他决定让IBM转型成为应用软件商的伙伴，结果创造"双赢"局面，营收大幅提升。但是，要改变根深蒂固的文化并不容易，葛斯纳认为要连根拔除得先立下基本原则，激励领导团队推动文化转型。于是他以身作则，身体力行，重建了IBM文化，"求胜、执行和团队合作"变成一句宣言，启动创新，注重过程细节，把事情做得比其他人好，发掘新兴市场利益，并为顾客提供定制化服务，体贴顾客，充分了解顾客的需要，尽量满足他们。上述文化重塑让IBM能以全新面貌面对世人，在IBM企业里到处流传，员工渐渐恢复热情,"蓝色巨人"终于苏醒。

IBM 能从谷底翻身,莫过于葛斯纳对企业有高度的热情,期许在一片黯淡的前景中找到曙光,时时刻刻都想打胜仗,才能带领 IBM 重返卓越。葛斯纳推动 IBM 转型,变革组织经营模式,强调通过咨询顾问和技术服务,而非只是运用技术来解决顾客的问题。从组织行为学角度来看,领导一家公众瞩目的企业其实是一种公众信任。受托领导企业和机构的人,必须有无可挑剔的正直人格,真正正直的领导人会坚持他们的组织必须遵守某种行为规范,注入好的企业伦理,并设立监督机制,确保员工能够遵守规范。

在上述 IBM 的案例中,组织健康和个人健康的概念与实践对于理解企业转型的成功和冲突管理至关重要。这两个层面的健康提高了员工的士气、团队合作以及领导阶层的决策力和应对能力。以下扩展对应于组织和个人的健康内容,以增强对这一成功案例的全面理解。

1. 组织健康在 IBM 转型中的作用

组织健康通常与组织的文化、领导风格、沟通开放性、压力管理系统等因素相关。在 IBM 的转型过程中,企业文化的变革是促使组织重新走向健康和成功的核心。当组织面临崩溃时,缺乏危机意识、拒绝变革的文化正是导致 IBM 最初衰退的原因。健康的组织文化应当具备持续的自我评估和改进能力,能够坦然面对错误,并迅速做出调整,这正是葛斯纳所推动的文化转型的精髓。

葛斯纳的领导风格为 IBM 注入了新的健康文化,他不仅要求员工面对现实,还以身作则,身体力行地推动变革。这种行动力代表了一种健康的组织行为,即强调透明、开放的沟通和提升员工在决策中的参与感。这有助于增强组织内部的信任和凝聚力,使 IBM 能够迅速响应市场需求和内部问题。

此外,组织健康也体现在对员工心理和情绪的支持上。当葛斯纳发现 IBM 员工士气低落时,他并没有忽视这一问题,而是通过重建团队和转变文化激励员工,帮助他们找回对工作的热情。这种注重员工心理健康的方式,对提升整体组织健康至关重要。健康的组织应该有能力在危机中保持稳定,并能够迅速恢复活力,这是 IBM 成功复兴的关键。

2. 个人健康对领导和员工的影响

在 IBM 的转型过程中,葛斯纳强调"求胜、执行和团队合作",这反映了他对个人健康的重视。对于领导者而言,个人健康意味着身心俱佳,具备应对压力、做出冷静决策的能力。葛斯纳在面对 IBM 巨大的挑战时,展现了极高的心理韧性和情绪稳定性,他能够认清现实并快速做出有效决策,这与他个人的心理健康密切相关。

对于员工而言,个人健康则体现在如何应对压力、变革和新的工作要求上。健康的员工应具备良好的情绪智力,能够在压力环境下保持积极的心态,并且能够有效地与同事和领导进行沟通。在葛斯纳的领导下,IBM 通过文化重塑使员工重新投入工作,提升了他们的工作满意度和心理健康。

IBM 的员工在经历大量裁员和市场失败后,士气低落,健康状况也可能受到影响。葛斯纳成功地通过激励政策和团队合作的价值导向,帮助员工在工作中找回意义感和成就感。这反映了个人心理健康在工作中的重要性,尤其是在面对重大挑战和变革时,健康的个人更能适应变化并持续贡献。

3. 组织健康与个人健康的相互影响

组织健康与个人健康是相辅相成的。在 IBM 的案例中,当组织陷入危机,缺乏健康的文化时,员工的心理健康也会受到严重影响。相反，当组织推动变革并重新建立健康的文化环境时，员工的个人健康也得到了提升。健康的组织为员工提供支持和资源，使他们能够在压力和挑战中保持身心健康；而健康的员工则能够以更高的工作效率和创造力为组织的发展做出贡献。

IBM 的成功翻身显示了组织健康和个人健康的重要性。当葛斯纳通过变革将 IBM 的组织文化转型为一个健康的、高效的系统时，员工的个人健康和工作满意度也随之提升，进而推动了整个企业的发展。因此，企业要想在竞争激烈的市场中保持长期的成功，必须同时关注组织的整体健康和员工的个人健康。

总体来说，IBM 的故事是一个组织健康和个人健康互相影响并最终取得成功的典范。领导者必须认识到，组织内部每个个体的健康状态，无论是心理、情绪还是职业满意度，都对企业的整体运营有着深远的影响。建立健康的工作文化和支持系统，能够帮助企业在困难时期保持竞争力并实现长远发展。[①]

学习目标

1. 理解沟通的相关概念
2. 了解健康与沟通、冲突、谈判的产生和发展
3. 掌握健康沟通的有效性及其影响因素

第一节　沟通的概念、过程

沟通可以被定义为一种通过信息、思想和情感的传递，以实现组织内部与外部高效运作目标的行为。它是针对特定的个人或群体进行交流，并最终达成共识的动态过程。有效且健康的沟通对于组织和个体的持续发展都具有关键意义。因为它不仅是组织管理的有效工具，还是提升个人心理健康和人际关系的技能；是对个人自身知识潜力、表达潜力以及行为潜力的展现。组织领导者和普通员工都应该注重沟通，这样能保障组织的健康发展，促进工作顺利进行，也能帮助员工在心理健康层面减少焦虑和压力。健康的沟通在管理中如同组织的血脉，在生活中也至关重要。如果沟通不畅，员工的身心健康可能受损，组织也会如同血管栓塞，无法正常运作，最终影响整体健康和绩效。

一、沟通的概念

沟通的核心目标应该是促进健康的个人与组织行为。沟通（communication）的意义源自拉丁文"communis"，意指"共同"，这体现了沟通应该建立在彼此尊重和健康互动的基础上，借此达成共识。健康的沟通强调分享意见和情感，从而创造组织内外的健康文化，促进员工心理健康和人际关系。根据《辞海》的解释，沟通为"疏通意见使之融合"，这与个人心理健康密切相关，能有效减

---

① Mills D. Q., Friesen, G. B. Broken promises: An unconventional view of what went wrong at IBM [M]. Harvard University Press, 1996. Gerstner L. V., Herrmann E. Who says elephants can't dance?: inside IBM's historic turnaround [M]. New York: HarperBusiness, 2022.

少冲突，增进情感联系。学者利瓦伊斯（Lews，1975）认为，健康的沟通有助于个人减少压力，促进组织内外的和谐与理解。罗宾斯（Robbins，1991）则强调，沟通是传递和理解讯息的过程，当沟通顺畅时，组织健康便可维持，员工也能在工作中体验到心理健康和满足感。

综上所述，沟通是将讯息从一方传递到另一方并达成共同理解的过程。

二、沟通的过程

沟通是组织健康的重要环节，这是一个涉及多层次互动的过程，当过程出现阻塞或偏离现象时，员工心理压力会增加，组织健康也会受到损害。健康的沟通模式不仅有助于简化复杂的沟通过程，还能促进组织内的协作氛围，提升团队健康运作的效率。学者弗雷德里克·吕林伯格和艾伦·欧林斯丁（Frederick Lunenburg and Allan Ornstein，2000）所提出的沟通模式（见图7-1）强调，健康的沟通是发送者与接收者之间的讯息交换，这一过程需要考虑到心理健康因素，如情绪管理和压力调适。当沟通出现障碍（噪声）时，员工的心理健康可能会受到负面影响，因为压力和误解会阻碍有效合作，从而影响组织健康运作。

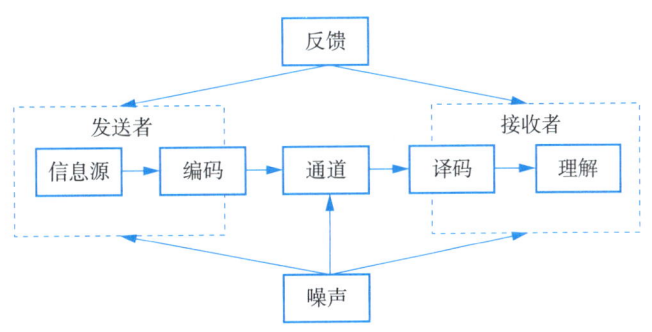

图7-1 吕林伯格与欧林斯丁的沟通模式

资料来源：Lunenburg, Ornstein. Educational administration: Concepts and practices [M]. California: Wadsworth, 2002.

吕林伯格与欧林斯丁一致认为，沟通的过程即发送者与接收者之间讯息的交换。发送者将想法、观念这些信息源进行编码，形成讯息，借由适当的通道（渠道），传送给接收者；当接收者收到讯息后会先进行译码，之后经过大脑理解后，接收者会反馈并采取行动，即将讯息编码传送给发送者接收译码，接收者转变成发送者，再次进行整个活动的过程。但是要注意的是，沟通过程中障碍（噪声）有可能发生，最常发生在传送与接收信息时。此沟通模式的要素包括以下内容。

（1）形成概念。形成要传送给团体或个人的讯息、观念或数据。概念的形成应考虑到健康的心理状态，确保所传递的讯息能促进积极的组织文化和员工心理健康。

（2）编码。将讯息组织成为一系列的符号，如文字、图画、图表等。在编码时，应使用有助于减少员工压力和误解的符号和文字，从而促进健康的沟通过程。

（3）传送。传送讯息的方式包括电话、电视、计算机、面对面沟通等。非口语的方式包括手势、表情、肢体语言等。讯息的传送方式应该是多元化的，确保所有员工都能获得讯息，减少信息不对称带来的心理压力，维护组织的健康。

（4）接收。讯息如果是言语，接收者须专注倾听；讯息如果是文字，接收者须注意所陈述的意义。在接收讯息时，健康的沟通应该促使员工专注倾听，从而增强他们的心理安全感，这对于组织

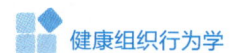

的健康运行至关重要。

（5）译码（解码）。接收者将接收的讯息转换成可理解的意义。员工在译码讯息时，应注重理解讯息的意义，这不仅能减少误解，还有助于促进个人心理健康和情感平衡。

（6）行动。接收者对收到的讯息经过译码之后，反馈给发送者。行动阶段的回馈应基于健康的心理状态，确保员工在反馈时感到心理安全，从而提升整体组织的健康。

沟通在维系人与人之间的关系时扮演着非常重要的角色，而在沟通的过程中，发送者将讯息传递给接收者，同样，接收者在接收讯息后亦会反馈讯息。发送者与接收者的互动即如何传递与接收讯息，关乎沟通是否能达到目的。在组织健康的视角下，良好的沟通不仅影响个体的心理健康，也直接关系到整个团队的士气与效能。

实际上，发送者与接收者在沟通过程中，通过编码与译码将所要表达的讯息传递给对方。这是一种由彼此双方通过语言或非语言所创造的活动，就如同跳探戈（Tango），必须是一来一往、彼此协调，才能跳出曼妙的舞姿。如果舞者不愿意与舞伴配合，跳起舞来势必荒腔走板，惨不忍睹。沟通亦是如此，唯有沟通者愿意互动，方能形成最佳的沟通状态，进而促进组织的健康文化发展。

在沟通过程中，沟通的双方除了扮演说话者与倾听者的角色，双方的经验也会影响沟通的效果。例如，在组织中，团队成员之间的交流若缺乏理解与尊重，可能导致误解与冲突，从而影响团队的整体健康。以男女朋友的情话为例，男生说："你是天上掉下来的礼物！"此时，女生在回忆过去的经验，如果将这句话界定在某明星所形容的绯闻对象，可能认为男生在揶揄她，便会怒火中烧；而男生则认为这是一句贴心的话。由于双方的经验范围不一致，沟通就会出现不愉快。如果没有进一步说明，彼此的译码与编码不同，可能会造成沟通上的误解，进而影响到个人的情绪健康与组织的和谐氛围。

因此，提升沟通的质量不仅有助于个人的心理健康，也能促进组织的整体健康。通过建立开放的沟通渠道和共同的理解框架，组织能够更好地支持员工的幸福感与工作效能，从而实现可持续发展的目标。

三、沟通的类型

不同类型的沟通在维护组织和个人的健康上发挥着重要作用。健康的沟通能促进员工的心理稳定，减少因误解和压力引发的冲突。无论是正式沟通还是非正式沟通，都必须建立在尊重和心理健康的基础上，以促进组织内外的协调与合作。

1. 依沟通的结构分类

（1）正式沟通（formal communication）与组织健康

正式沟通通常通过有计划的渠道进行，如公文、公告、通知等。这类沟通有助于建立一个有结构的沟通框架，维护组织的健康。然而，若正式沟通过于僵硬或流程过长，可能会增加员工的压力，影响心理健康。健康的正式沟通应该具有透明性和有效性，并鼓励开放的交流环境，这样才能提高员工的心理安全感，促进组织的稳定运行。

真实且确认的讯息：正式沟通的讯息应该是真实的，并且是经过确认的，这有助于减少员工的焦虑，提升他们的心理健康水平，因为员工不会对讯息产生疑惑或误解。

熟悉的沟通渠道：当员工对沟通渠道感到熟悉和信任时，他们的心理压力会减少，这样可以维护他们的心理健康，促进整体组织的稳定性。

正式沟通产生在正式组织之中，指依组织权威线路做有计划之讯息流通的历程。所谓正式组织是依法律规定而建立的单位或机构，而正式沟通就是依此法制体系作有计划的信息传递及意见交流，其交流的方式包括公文、公告、签呈、函、通知。

组织可通过正式沟通将讯息传递给组织内的各成员，使组织各部门协调合作、同心协力，共同达成组织的目标，故正式沟通为组织运作所必需。而使用正式沟通时，需注意以下几点。

①是正式组织所发布的命令或公文书。

②沟通渠道要为每个人所熟悉。

③有隶属关系的公务正式接触、接洽、会谈等。

④每一个沟通的讯息必须是真实、被确认的，即讯息必须出自某种地位的人，并且在其权威之内（Barnard，1968）。

⑤沟通渠道在组织运作时不可中断。

（2）非正式沟通（informal communication）与心理健康支持

非正式沟通是员工之间建立友谊和社交联结的关键，它不仅有助于传递讯息，还能提供心理支持，促进员工之间的互动和合作。健康的非正式沟通能帮助员工在工作中找到情感上的归属感，减少工作压力，并促进心理健康。通过聚餐、联谊会等方式，非正式沟通能给员工提供一个放松的环境，使其减轻压力，提升工作满意度。

减轻工作负担：非正式沟通可以补充正式沟通系统的不足，让员工能够以轻松的方式了解任务，减少工作负担，从而提升心理健康水平。

促进社交支持：非正式沟通能让员工通过社交互动获得情感上的支持，这对于员工的心理健康极为重要，有助于建立健康的组织文化。

非正式沟通是随非正式组织而来的，同时也是非正式组织的产品，系指通过组织结构但未在组织阶层显现的讯息流通，一方面满足员工的需求，另一方面也补充正式沟通系统的不足。它是组织成员经非正式的接触所发展出的人际关系和个人友谊的结果，不受组织权威及地位的限制，是一种自发的社会交互作用，可发生于任何时间、任何地点。如使用网络App软件程序（如微信个人聊天群）、聚餐、宴会、闲谈、联谊会等，建立社交关系，相互分享与了解，建立共识。而非正式沟通具有的特质及功能是正式沟通所无法达成的，其特质和功能说明如下。

①非正式沟通的特质

A. 对消息的传递比较快。

B. 多于无意中进行，内容也无限定，可以发生于任何地方、任何时间。

C. 建立在组织分子的关系上，也就是侧重在人与人之间的交流上。

D. 依成员的喜好闲谈之习惯，其沟通方式并无规则可循。

②非正式沟通的功能

A. 将上级的正式命令转换成基层人员较易了解的语言。

B. 传送正式沟通所无法传送的消息。

C. 传送正式沟通所不愿传送的消息。

D. 减轻组织领导的工作负担。

E. 具有弹性，富有人情味。

因此，领导者应重视非正式沟通的存在与影响力，因势利导，加强非正式沟通系统的运用，促进组织有效运作。

2. 依沟通的对象分类

（1）上行沟通（upward communication）与心理健康改善

上行沟通是指员工将讯息或意见向上传递给领导者的过程。这种沟通方式对于员工的心理健康具有重要意义，因为它为员工提供了表达想法和需求的渠道。当员工感受到自己的意见被倾听并受到重视时，他们的心理压力往往会有所缓解，工作满意度和参与感也会提高。健康的上行沟通能提高员工的心理安全感，帮助他们建立自信并提升整体工作氛围。

满足心理需求：上行沟通能够满足员工在组织中的心理需求，让他们感受到自己是团队中有价值的一员，这样可以减少心理压力，促进健康的个人发展。

化解潜在危机：通过上行沟通，领导者能够及时了解员工的意见和不满，从而采取措施避免潜在的冲突，这有助于维护员工的心理健康，促进组织内的和谐。

上行沟通是指组织的下层人员，依指挥系统或层级体系，将讯息传送给上层人员。例如，教师将讯息传送给主任，主任将讯息传送给院长、校长等。上行沟通的主要作用如下。

①提供下属对组织工作或政策上改进的建议。

②使上级做决策时，有更多的讯息可作为参考。

③满足下属心理上的需求。

④了解下属的看法、批评、抱怨、不满，而采取相应措施，及时化解组织中的潜在危机。

上行沟通是下属向上司报告的一种途径。因此，下属会倾向强调正面讯息，隐藏负面讯息，传递他们认为上司喜欢听的讯息，故有关组织工作改进的建议不多，讯息容易被扭曲或过滤，故上司较不容易得到正确的讯息。

（2）下行沟通（downward communication）与员工心理支持

下行沟通是领导者将讯息传递给下属的方式，这种沟通方式在维护员工的心理健康方面扮演着重要角色。健康的下行沟通应该具有明确性、鼓励性和支持性，避免传递过度压力给员工。当员工感受到来自领导者的理解和支持时，他们的心理健康会得到显著改善，工作表现也会更好。

明确指示：领导者应当提供清晰明确的工作指示，这样员工在面对任务时不会感到迷茫或焦虑，从而能够保持心理健康。

强调目标感：下行沟通应该强调组织的整体目标，让员工了解自己的工作与目标之间的关联，这样可以增强他们的心理安全感和使命感，促进整体健康的工作环境。

下行沟通就是讯息通过指挥系统，依循上司到下属的地位结构来传送。因此，下行沟通的主要目的如下。

①传达特定工作的指示。

②促进下属对本身工作与其任务的了解。

③为下属提供工作程序与实务的信息。
④向下属反馈其工作绩效。
⑤促进组织各层级间的协调联系。
⑥阐明组织的目标，以增强其任务感。

下行沟通是维持正式组织运作的必要条件，但下行沟通也有如下缺点。
①容易造成威权的气氛，因而影响团队士气。
②在讯息由上向下传递的过程中，容易被曲解、过滤或搁置。

不过在行政系统上，正式的沟通大部分采用下行沟通，这种沟通最重要的是正确性，正确转述是下行沟通成功的基本要求。

（3）平行沟通（horizontal communication）与组织内部健康

平行沟通指的是同一职级的员工之间的横向交流。这种沟通方式有助于组织内部的健康，因为它促进了团队成员之间的合作与支持，减少了分歧和误会所带来的压力。例如，部门主管与其他部门主管之间的沟通能够帮助更好地协调工作流程，减少误会和工作重叠，从而提升组织的整体效率和员工的心理健康。平行沟通能够满足员工的社会需求，促进友谊和互助，这对健康的工作环境和心理支持体系尤为重要。

一般而言，平行沟通的功能如下。
①弥补上下沟通之不足。
②促进组织成员之间互相了解、彼此协调的机会。
③培养组织成员之间的友谊，有助于社会需求的满足。

平行沟通的目的在于协调工作、解决问题、与同事分享讯息和建立关系，疏导成员情绪并提供社会支持。

（4）斜行沟通（diagonal communication）与心理压力的减少

斜行沟通是指不同层级之间的沟通，这种沟通方式能够有效减少组织内不同层级之间的压力，促进透明度。例如，当部门经理直接与基层员工沟通时，能够缩短信息传递的层级，减少误解和时间延误，从而促进员工的心理健康。斜行沟通让员工有更多机会直接与高层互动，这不仅增强了员工的参与感和归属感，也有助于提升组织内部的透明度和信任感，减少层级带来的压力。

3. 依沟通的媒介分类

（1）信息网络的沟通与心理健康

随着信息技术的进步与发展，信息网络沟通已经成为现代人生活中重要的一部分。例如组织单位使用QQ或腾讯会议、网络直播方式，可以快速、方便地传达或公告讯息，同时获得接收者的反应与回馈，参考线下的教学方式来促进学生学习。

随着数字化发展，信息网络沟通变得越来越普遍，健康的网络沟通管理对员工的心理健康尤为重要。在使用信息网络沟通时，组织应避免信息超载，因为过量的信息会使员工感到压力倍增，影响他们的心理健康。组织应该设计清晰的信息流动渠道，并根据员工的工作负荷调整信息的发布频率，这样可以保护他们的心理健康，减少过度焦虑。

实时反馈机制：通过网络沟通提供实时反馈，可以帮助员工及时获得所需信息，减少焦虑感，并促进心理健康的提升。

避免信息超载：过多的讯息会造成认知负担，导致员工无法应对。因此，组织应注意控制信息的数量，确保员工有足够的时间消化讯息，这样可以减轻他们的心理压力，促进整体组织的健康发展。

（2）书面沟通与员工心理健康

书面沟通虽然正式，但它有助于减少实时沟通的压力，因为员工可以花更多的时间去理解讯息并仔细响应。健康的书面沟通应该清晰、简洁，并且避免过度复杂的表达，这样可以减少员工的认知负荷和心理压力。当员工在书面沟通中能够清楚地理解讯息时，员工的心理安全感也会随之增强，也有利于他们的心理健康。

书面沟通是指沟通的一方或双方以文字为媒介的讯息传递，表达本身想法或陈述机关立场，使收讯的一方能有所了解。书面沟通是行政机关传达讯息极为重要的方式，包括公告、公报、函、通知等。书面通知的主要优点如下。

①书面沟通比较正式。

②进行沟通时，态度较为慎重。

③可减少被扭曲或误解的机会。

④若沟通内容较多时，以书面沟通较为适宜。

⑤如对沟通内容不了解，可仔细反复阅读，直到了解为止。

⑥沟通内容可长期保存，成为永久性的记录。

书面沟通是通过文字表达，因此，用字遣词应尽量口语化，少用专业名词，并力求简洁、具体、精要，这样才能使接收者迅速了解而达到沟通的目的。

（3）口头沟通与心理健康

口头沟通能够更直接地促进情感上的联结，这对员工的心理健康极为重要。健康的口头沟通应该具备双向性和互动性，这样可以让员工感到自己被倾听和尊重，从而减少焦虑和工作压力。领导者应该在口头沟通中展示出同理心，帮助员工解决疑惑并为他们提供心理支持，这样有助于提升组织的凝聚力和整体健康。

口头沟通是指沟通的一方或双方通过说明、报告、讲述的方式，以表达本身的想法，使收讯的一方有所了解。口头沟通可以通过电话、面对面、演讲、宣布、讨论或视讯媒体等进行。它的优点是沟通双方可以随时向对方做出响应，并且可以当场解决问题。但也有其缺点，即口头沟通无法对大众做面对面的交谈沟通，如果对大众使用演讲或宣布的沟通方式，也因无法立即获得接收者的回馈而失去沟通的意义。

（4）肢体语言沟通与心理支持

肢体语言是沟通中的一个重要部分，能够帮助增强讯息的传递效果，也对心理健康有着潜移默化的影响。适当的肢体语言，如微笑、点头和适度的身体接触，可以给员工提供更多的心理支持，让他们感受到沟通中的温暖与信任。健康的肢体语言不仅能够促进工作中的人际关系，还能减少员工在高压环境下的焦虑情绪，进而维护个人的心理健康。

肢体语言沟通是指通过身体的动作、手势、姿态、表情等来传送讯息。肢体语言沟通属于非语言沟通方式，如果能够适当地配合口头沟通加以运用，将大大增强沟通的效果。因此，当我们与他人进行面对面沟通时，应特别注意肢体语言的运用，使肢体语言成为增进沟通效果的一种方式。例如，当老师对一位学生说："我对你有信心，我相信你能够把工作做得很好。"如果老师主动趋前握手，则对方必能感受到老师的诚心与信任。所谓"一切尽在不言中"，这种沟通的方法值得多加运用。

4. 依沟通的方向分类

（1）单向沟通（one-way communication）与心理压力

单向沟通虽然能够快速传递讯息，但容易忽略员工的心理需求。当员工无法在沟通过程中表达自己的观点或情感时，容易产生挫折感和压力。因此，单向沟通应与其他形式的双向沟通结合，确保员工有机会响应并表达他们的感受，这样才能有效减少他们的心理压力，促进组织的健康运行。

学者霍伊和米斯克尔（Hoy and Miskel, 2006）认为，单向沟通是指发送者将讯息传送给接收者，发送者没有追踪的行动，接收者也没有给予回馈的机会。所以，单向沟通只是单向地传达讯息。例如，军队中的命令下达就是最典型的单向沟通。因此，严格来说，单向沟通并不是真正的沟通，它只是传达讯息而已。此种沟通的优点如下。

①沟通速度快且可以有很多的接收者。
②不接受接收者的批评或挑战，可维护主管机关的尊严。
③不会在讨论与答问中花费太多时间。

但也有其缺点。

①接收者没有表达意见的机会。
②容易造成执行偏差及产生抗拒的心理现象。

（2）双向沟通（two-way communication）与心理安全感

双向沟通能够给予员工表达和参与的机会，这对他们的心理安全感和整体健康至关重要。当员工感到自己能够自由表达观点并获得回应时，他们的工作压力会减少，对组织的信任感也会增强。健康的双向沟通不仅能促进员工之间的情感联结，还能提高组织的合作效率，从而创造一个更具健康活力的工作环境。

组织成员进行沟通时，双方彼此互发讯息，发送者将讯息传送给接收者，接收者收到讯息后对它做出反应，这种互动称为反馈机制，此时双方角色互换，有时"你说我听"，有时"我说你听"，彼此之间有较多的讯息交流机会，以便使双方相互理解。

双向沟通具有一些优点。
①提供参与机会，提升接收者投入的程度，使其获得满足感。
②在双向沟通的历程中，沟通者能获得较完整的表达，故他们的想法与意见具有提升教育行政决策质量的功能。

但双向沟通也有其缺点。
①发送者易受接收者批评，使沟通受干扰。
②沟通速度较慢，且有时会影响主管威信。

四、沟通障碍

沟通过程中所遇到的障碍不仅会影响讯息的传递效率，还会直接影响组织和个人的健康状况。

当组织内部的沟通受到各种错漏、扭曲和超载的讯息影响时，员工的心理压力会增加，从而损害他们的心理健康。这种压力长期累积，可能导致工作倦怠，进而影响工作绩效和整个组织的健康运行。因此，健康的组织应该主动解决这些沟通障碍，减少员工的压力，并提供支持来促进心理健康。

1. 错漏（omission）

沟通中的错漏会使讯息传递不完全，导致员工误解并产生焦虑感，这可能破坏个人的心理健康。健康的组织应该通过多层次的检查机制来避免讯息错漏，确保所有重要的讯息都能准确传达，从而减少员工的心理压力。

2. 扭曲（distortion）

讯息扭曲会引发误解，进而加剧组织内部的冲突，这对员工的心理健康非常不利。健康的沟通应注重透明和清晰，避免讯息被误解或扭曲，并提供澄清机会，这样可以减少压力和焦虑，保持个人和组织的健康运行。

3. 超载（overload）

信息过多会使员工难以有效处理，导致其过度焦虑和压力过大。为了保持健康的工作环境，组织应适当地调整信息传递的频率和量，避免信息超载，这样可以减轻员工的认知负担，保护他们的心理健康。

第二节　沟通协调与冲突管理

沟通是人类生活不可或缺的一部分，与个人心理健康息息相关。健康的沟通能促进情感联系和人际关系，让个人感到被理解和支持，减少孤立感和心理压力。因此，沟通在组织系统运作中扮演着重要角色，就像人体的血液循环一样，组织中必须有畅通的沟通渠道才能确保员工在心理和工作上都处于健康状态。健康的沟通不仅能促进员工之间的理解，还有助于形成共同的认知和价值观，这对组织和个人健康都有积极作用。随着现代组织越来越强调团队合作，组织内部更容易出现冲突，如各方目标互斥、对事实的解释差异或对行为期望有争议等情形，这些冲突往往会影响员工的心理健康，增加他们的工作压力。不过，冲突并不一定带来负面影响，通过适当的管理，冲突可以变成健康的、建设性的讨论，甚至为组织带来创新火花。心理学家建议，为了有效解决冲突，应进行诚实、公开且健康的沟通，这有助于减少员工的焦虑和心理压力，促进他们的心理健康。在批评他人时，应该专注于具体行为而非人格，并避免使用挑衅性的语言，这样可以减少情绪干扰，促进问题的解决和心理平衡，找到"双赢"的解决方案。

一、基本理论与定义

1. 什么是冲突

冲突（conflict）是一种心理状态，对个人的心理健康有着较大影响。当个体面临两个或更多彼此对立的目标或需求时，无法同时满足并且不愿放弃其中任何一部分，这会导致心理失衡的冲突状态。这样的心理压力若长期存在，将会损害个人的心理健康，并进一步影响其工作效率。冲突也是一种互动过程，当 A 方认为自己已经或即将受到 B 方的负面影响时，这种认知偏差可能会引发双方之间的心理不适和焦虑。这种互动过程中的心理压力会导致合作困难，破坏组织内部的和谐和员工的心理健康。因此，健康的组织应该及时辨识这种心理状态，并积极采取措施缓解员工的心理压力，帮助他们更好地处理冲突。

2. 冲突的类型

冲突的类型对于个人心理健康和组织健康有着不同的影响。根据冲突类型，冲突可分为任务冲突（task conflict）、人际冲突（relationship conflict）和流程冲突（process conflict）。其中，人际冲突对心理健康影响最大，几乎总是具有负面效果，因为它涉及个人之间的情感和社交压力，这些冲突若未能有效解决，可能引发长期的心理压力和焦虑。适度的流程冲突和任务冲突可能是有益的，尤其是当冲突程度较低或中等时，它们往往有助于激发创新思维，促进组织的健康运作，同时也能帮助员工在心理上获得挑战感与成就感。任务冲突如果管理得当，能够促进问题解决，但如果演变为人际冲突，则会对员工的心理健康造成负面影响。因此，健康的组织应该帮助员工冷静地分类和处理冲突，这样可以降低冲突升级为人际冲突的风险，维护员工的心理健康和组织的和谐。

3. 冲突的解决

冲突管理与解决是维持组织健康的重要部分，因为冲突不仅会影响员工的心理健康，还可能损害组织内部的信任与合作。当员工无法准确区分任务冲突或流程冲突时，这些冲突往往会升级为人际冲突，进而加剧情绪压力。研究显示，所有类型的冲突若处理不当，都会降低彼此间的信任、尊重和向心力，这些因素直接关系到员工的心理健康和工作满意度。因此，健康的组织应将重点放在如何减少冲突的负面影响，通过制定解决冲突的策略来促进心理健康和工作和谐。开放的沟通和健康的讨论能有效减少心理压力，增强员工之间的信任和向心力。

4. 导致冲突的原因

导致冲突的关键原因之一是沟通问题，这对个人心理健康有着显著的影响。"对言外之意的不同认知、术语的误解、信息交流不足或噪声"等都会造成沟通障碍，进而引发心理上的不适与焦虑情绪，这些情绪问题最终会导致冲突的产生。沟通过少容易引发歧义，而沟通过多则可能导致信息过载，带来心理压力，进而引发冲突。因此，组织必须建立健康的沟通环境，既要保证信息畅通，又要避免信息过量，从而维护员工的心理健康和组织的稳定。

除了沟通问题，组织结构上的问题也会影响心理健康并引发冲突。例如，工作任务过于特殊、管辖权限不明确、工作目标不兼容、领导风格僵化或群体间相互依赖程度过高等因素，都会使员工感到有压力和焦虑，增加冲突风险。健康的组织应该制定清晰的工作目标和合理的权限分配，这样可以减少员工的心理压力，促进员工之间的合作和信任。

5. 个人因素与冲突

个人的性格特征也是影响冲突的重要因素，并且对心理健康产生直接影响。性格上较具攻击性或神经质的人往往更容易与他人发生冲突，这会使他们的心理健康面临更大的挑战。这些员工通常较难处理压力，且更容易感到焦虑或沮丧。因此，健康的组织应提供适当的心理支持系统，帮助这类员工管理自己的情绪和行为，这样不仅有助于个人的心理健康，还能减少组织内部的冲突。有效的情绪管理和自我监控能力能够帮助员工更好地应对冲突，保持心理平衡，并促进工作中的良好人际关系。

二、冲突模式与解决途径

1. 汤玛士&克里曼冲突二维模式（Thomas-Kilmann conflict mode instrument）

汤玛士&克里曼（2008）将个人在冲突时的行为，依据协力合作（cooperativeness）和坚持己见（assertiveness）两个维度，分为五种冲突解决策略。著名的汤玛士&克里曼冲突二维模式如图7-2所示。

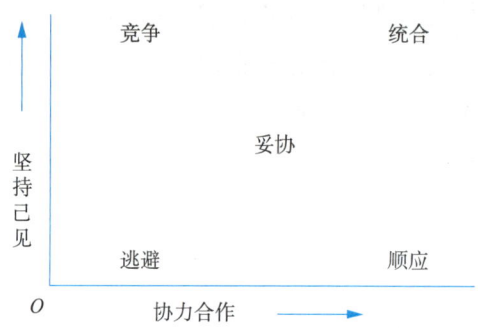

图7-2 汤玛士&克里曼冲突二维模式

资料来源：Thomas K. W. Thomas-Kilmann conflict mode [R]. TKI Profile and Interpretive Report, 2008：1-11.

模式中的两个维度，坚持己见是说在冲突过程中，追求满足自身需求的程度。协力合作是指在冲突过程中，愿意满足他人需求的程度。五种冲突解决策略的原则见表7-1。

表7-1 汤玛士&克里曼冲突二维模式的五种冲突解决策略

策略	意涵	适用的情况
竞争	竞争（competing）：坚持己见与不合作。 采取竞争型策略的人会坚守自己的立场，不愿退让分毫。这种冲突处理方式可能会扼杀发展创意解决方案的机会，也特别容易损害双方的关系，不利于发展长期合作	1. 紧急情况、发生危机时； 2. 推动重要政策时； 3. 保护自己
统合	统合（collaborating）（编注：又译为协作）：坚持己见但合作。 采取统合型策略的人会真诚寻求解决方案，希望尽力满足双方需求。这时双方都愿意开放、诚实地合作，努力厘清各自立场的异同，并尽量发展相同之处。整体来说，统合是最有建设性的冲突处理策略，较不会伤害双方关系，也有助于培养信任	1. 任务重要、运行时间长； 2. 双方关注的议题都太重要而无法妥协； 3. 希望借由纳入对方的顾虑以取得对方的承诺； 4. 希望采纳不同的观点； 5. 目的在于学习； 6. 改善关系
妥协	妥协（compromising）：中度坚持己见且中度合作。 采取妥协型策略的人承认双方有不同需求，愿意各退一步，进行协商。这样的折中让双方都获得了一些满足，是相当具有建设性的处理方式，尤其适用于中度重要性的议题	1. 双方势力旗鼓相当时； 2. 有时间压力时； 3. 问题复杂时

续表

策略	意涵	适用的情况
逃避	逃避（avoiding）：不坚持己见但不合作。 采取逃避型策略的人不喜欢处理冲突，甚至会无所不用其极来逃避冲突，如转移话题、逃离现场、一再拖延等。其实，若是小问题，这通常是很好的策略，但若是大问题，越是逃避，越可能随时间累积变成更大的冲突，迟早会引爆	1. 面对不重要、不紧急的情况时； 2. 因此产生的伤害大于得到的利益时； 3. 降低紧张气氛，让双方保持冷静时； 4. 身处无法改变的环境时
顺应	顺应（accommodating）：不坚持己见且合作。 采取顺应型策略的人亦对冲突感到不安，往往借由快速让步来尽快结束冲突。然而，一味委曲求全并非解决冲突的良方，因为顺应可能扼杀了创造性思考和有效的问题解决方式，也可能导致双方内心都有不满	1. 发现自己判断错误时； 2. 议题对方的影响较大时； 3. 建立良好关系； 4. 对方处于优势，且持续竞争对自己的伤害超过对方时； 5. 当自己不知道如何处理时； 6. 给予下属空间从错误中学习

依据汤玛士&克里曼冲突二维模式，通常会采取上述五种解决策略。逃避冲突，装作没发生冲突对立的样子；或是要别人放弃其中一方、顺应对方，迁就于折中的状态，两方的需求都只满足一半。由上述可以了解，逃避或是顺应基本上都是没有认真面对问题、正视问题的消极态度。竞争、妥协虽然有面向问题，但确有造成单方或双方受到伤害，形成有输或有赢的状态。既然要解决，最好的方法当然是统合，既同时满足双方的需求，又达成共同目标。如果要达到这个境界，可以参考下列运用原则。

①原则一，同理对方。

在冲突情境中，不要替对方预设立场，尽可能充分理解对方的背后原因，并表示尊重。同理心（empathy）可以翻译为"神入"，意指进入对方的位置，同理思想逻辑，理解对方这样做的由来，感同身受，才能够以适当情感响应他人状态，获得好的回应。

②原则二，平等对待对方。

若双方存在地位差异，也应尽量避免权力介入，一旦权力介入，就容易产生更多防卫心理因素，冲突更难以解决。

③原则三：将冲突界定成需合作解决的共同问题。

有建设性的冲突并非零和游戏，也非输赢之争。领导必须学会导向"建设性冲突"，让团队成员在讨论过程中能够真正毫不避讳地提出问题、意见，这个举动会给予团队成员一种被接纳、被尊重的感受，即使彼此无法认同某个结论，团队仍然可以毫不动摇的心态全力以赴，执行共同的决定。

④原则四：选择合适的时间、地点。

解决冲突并非越快越好，如果能营造合适的情境，更能帮助双方以冷静、理性的态度讨论解决之道。最好考虑双方的交情、时间、地点是否合适，要在对的时间说对的话，沟通过程较易让对方接收到彼此想表达的讯息。

⑤原则五：保有弹性。

若不愿让步，将很容易陷入僵局；反之，让对方知道你有弹性和意愿改变自己的立场，会更容易推动协商进展。保持弹性已经从重要转变为必要。如果不能保持适当的弹性，可能让彼此无路可走；反之，弹性越大，代表选择性越多，决策空间也更宽广。

2. 疑云图（evaporating cloud）解决冲突处理技巧

在冲突对立的状态，需要思考一件事：如何在彼此冲突对立的结构中找出问题的偏见，满足双方的需求。关于解决冲突对立的问题，实际应用中，日本 TOC（Theory of Constraints）制约理论推进协会的岸良裕司（Yuji Kishira, 2014）所推广的疑云图（见图 7-3）广受好评。疑云图是由以色列的物理学家高德拉特（Eliyahu M. Goldratt）博士提出的，象征抹去天空中的浮云，重见光明。

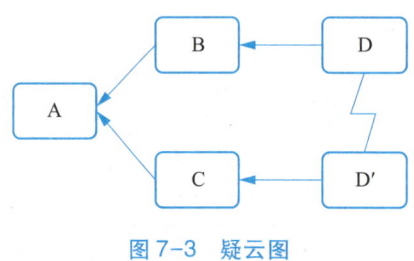

图 7-3　疑云图

如图 7-3 所示，在疑云图中，象征冲突对立的结构由 A、B、C、D 与 D′ 这五个方框所组成。在方框中的 D 与 D′ 有着相互对立行动或立场，而形成 D 与 D′ 有着相互对立行动或立场冲突的背后，是有 B 与 C 的个别需求。解决冲突的核心在于定位共同目标 A。

由图 7-3 可以发现，有三种相互对立的关系，分别是 B 与 D′、C 与 D、D 与 D′。也就是说，只要找到解决这些对立的方法，就能找到问题的破绽。首先在 B 与 D′ 的对立上，我们要探索的是为什么 B 与 D′ 彼此不能同时存在，有什么方式能让 B 与 D′ 同时存在。同样逻辑，为什么 D 的立场就必须放弃 C，有什么方法可以让 C 与 D 同时存在，同时都被满足。再者，D 与 D′ 一开始的立场就冲突对立，是否只是我们先入为主的想法。如果规范某些条件状态属于 D，另外一些条件状态属于 D′ 的情况，是否可以同时存在。

最佳的解决方案应该是同时满足需求 B 与需求 C，又能实现共同目标 A。通常冲突对立只发生在一开始 D 与 D′ 行动的阶段，但是我们将冲突对立转移到共同目标或是需求阶段时候，可能双方的冲突对立已不复存在。所以，真的没有同时满足需求 B 与需求 C 的方法了吗？

日常生活中，我们常说"要站在对方的立场思考"，这句话我们都知道，但是怎么做考验的是每个人的问题解决能力。其实，人在两难的困境中，常常会备感压力。如果我们懂得利用图解的方式，将立场、需求、共同目标在纸上、黑板上画出来，自然而然我们就容易看得更加清楚，也会带给人更大的前进动力。举例说明，你和朋友们准备读书会简报的内容（图 7-4），而这次读书会的主题刚好就是介绍疑云图。与会人员都认为只讲理论是不够的，要准备一个范例让大家练习，才能加深印象。但在讨论范例的进行方式时，大家遇到一个问题：疑云图的题目要怎么准备呢？这时，出现了两种声音。

第一种声音是，因为疑云图中要分析背后的假设，所以最好是让练习的人自己想题目，才会有感觉；第二种声音是，因为怕有人想不出问题，拖延到练习的时间，所以最好是由报告的人准备制式的题目。结果，冲突就发生了。一边说，使用制式题目，若题目不好也没有效果；另一边说，到时候若想不出题目，也没有足够的时间练习。说着说着，大家的火气就上来了，讲话的声音也越来越高。就在这个时候，有个成员说：既然这样，我们干脆用疑云图（冲突图）处理看看。这句话点醒了大家。是啊，既然在研究疑云图（冲突图）的时候发生冲突，就用疑云图来解决冲突，更落实理论道理。

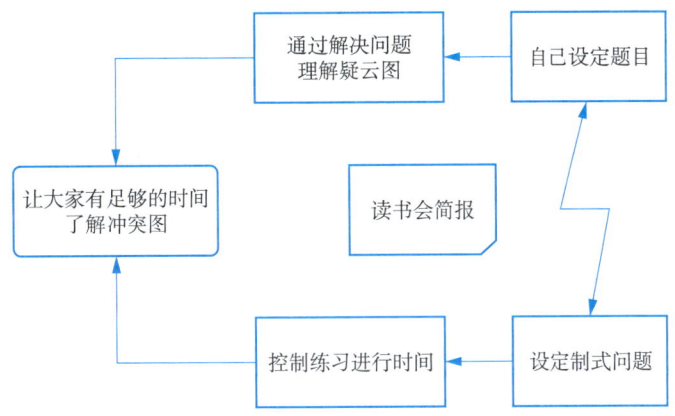

图 7-4 读书会简报应用疑云图

紧接着，双方开始各自表述，逐一检视冲突图中每个箭头后面的假设。正当成员们开始进行第三步——检视每个假设是否合理时，突然有个成员指着 D 与 D′说："奇怪，难道自己设定题目和设定制式问题是冲突的吗？难道不能让这两件事情同时进行吗？"仔细想想，没人说这两件事情是互斥的，是我们让它变成互斥的。最后，大家达成协议，在 20 分钟的练习中，给大家 5 分钟的时间思考自己的题目；若想不到，就公布准备好的制式题目，请没想到题目的成员做制式题目。这个解决方法不但可以让找到问题的人练习解决切身的问题，也不会让找不到问题的人在思考问题时花费太多时间。这样的解决方案能够同时满足需求 B 与需求 C，又能实现共同目标 A，让大家有足够时间了解疑云图。

第三节　谈判管理

谈判是处理各层次合作与竞争、资源分配与整合的关键技能，对组织和个人健康至关重要。健康的谈判环境能促进合作、减少压力，并建立员工间的信任与尊重。赫伯·柯汉（Herb Cohen，2007）认为："人一生有 80% 的时间都在进行谈判。"这不仅显示了谈判对人际关系的重要性，也强调了健康的谈判过程如何影响个人的心理健康。谈判可以简述为"使对方的行为、认知与情感发生改变，并且通过沟通培养共同价值观的过程"。这一过程有助于促进员工之间的心理支持和情感联系，从而提升整体的心理健康。通过健康的沟通、协调与合作，谈判让持有不同观点的人能够找到共同利益，这不仅有助于解决冲突，还能促进组织的健康发展。换句话说，谈判关注人的心态、个性和心理模式，并考虑生活方式、文化与机制等因素，这些都与个人健康密切相关。健康的谈判能帮助每个人减少焦虑与压力，从而提高沟通的质量。

1. 谈判的本质

谈判的双方可以是个人，也可以是团体。健康的谈判能减少冲突带来的压力，增强员工的心理健康，并且促进彼此的合作与理解。谈判的目的是通过沟通发挥影响力，获得更多利益或让对方做出让步。这一过程中，健康的沟通环境能减少心理压力，让谈判双方在心理上保持平衡与理性。根据相互依赖的关系，谈判可以分为分配式谈判与整合式谈判。这两种形式在处理压力和心理健康方面有着不同的效果，组织应该根据情境选择适合的谈判策略，以维持员工的心理健康和组织的和谐。

（1）分配式谈判（distributive bargaining）

当资源固定且有限时，分配式谈判强调如何分配这些资源，通常是一种零和赛局（zero-sum game），因为可以激发较多最佳策略时先大胆出价（合理值的上限），原因是可彰显权力，并可享有定锚偏差（anchoring bias）带来的好处。谈到定锚偏差，首先要了解何谓定锚效应（anchoring effect），它是认知偏差的一种类型，是由丹尼尔·卡尼曼（Daniel Kahneman）和阿摩司·特沃斯基（Amos Tversky）在1974年提出的观点，指出人们在进行判断时，常常过分看重夸张的、惊人的或难忘的讯息，进而产生了过度偏离事实，甚至扭曲的认识。定锚偏差是指人在进行判断时，容易受到最早取得的信息（也就是定锚点）的影响，简单说就是受第一印象或第一讯息支配。另一个策略是揭露期限，可加速对方让步，并使得对方重新思考自身的地位。谈判专家刘必荣（2020）教授研究发现，"80%的让步，出现在期限截止前最后20%的时间里"。所以，在时间压力之下，人会变得更有弹性，对原本的坚持也较易做出妥协。况且，面对期限的压力而让步，可用"非战之罪"来合理化自己的退让，既保留颜面又维护尊严。这种情境下容易引发压力与焦虑，因为双方都试图获得更多，这会对心理健康产生负面影响。健康的分配式谈判应该通过减少过度的竞争压力来维护员工的心理健康，并且帮助双方找到一个能接受的方案。谈判中经常使用的策略之一是先出价高于合理范围，以展示权力并利用定锚效应。然而，这种策略可能会增加谈判双方的压力，影响他们的心理健康。因此，健康的组织应该考虑在谈判中减少这类压力，创造一个更具合作性的环境。揭露期限是一个促进谈判进展的策略，可以加速让步过程，但应谨慎使用，以免压力过度损害心理健康。

分配式谈判中的心理压力如果处理不当，可能会造成情绪上的紧张，进而影响双方的心理健康。因此，组织应该在谈判过程中提供情绪支持，帮助员工在压力下保持冷静与理性。

阅读材料

零和赛局（zero-sum game），又称零和游戏或零和博弈，与非零和赛局相对，是赛局理论的一个概念，属非合作赛局。零和赛局表示所有赛局方的利益之和为零或一个常数，即一方有所得，其他方必有所失。例如拉斯维加斯赌场内的各式游戏，庄家与玩家，当有人赢钱时，就代表庄家赔出相同的钱；相反就称非零和赛局。在零和赛局中，赛局各方是不合作的。但是非零和赛局各方则有可能合作，非零和赛局表示在不同策略组合下各赛局方的得益之和是不确定的变量。赛局理论是经济学的一个分支。1944年，冯·诺伊曼（Von Neumann）与奥斯卡·摩根斯特恩（Oskar Morgenstern）合著《赛局理论与经济行为》（Theory of Games and Economic Behavior），赛局理论就此初步形成。赛局理论最有名的例子就是普林斯顿大学数学教授阿尔伯特·塔克（Albert Tucker）讲解的囚犯困境（Prisoner's Dilemma）。假设警察抓到两名抢银行的嫌犯，却苦无证据定罪。警察将两人分开囚禁，并分别跟他们说："如果你不认罪，另一个人认罪，那他会无罪释放，你将判刑。"此案中，嫌犯都清楚，如果彼此都不认罪，顶多证据不足关一年。然而，两位嫌犯都害怕对方会招认，所以双双认罪，而被判30年徒刑。

囚犯困境指的就是双方合作（不认罪）可以有更好的结果（关一年），却因为无法合作而选择对个人来说最好的条件（认罪顶多关 30 年，比死刑更好）。银行抢劫犯的例子更进一步说明 1994 年诺贝尔经济学奖得主约翰·纳什（John Nash）所提出的"纳什均衡"（nash equilibrium），也叫"非合作均衡"。犯人决定要不要认罪属于主观判断的赛局；若像随机出拳的剪刀、石头、布，长期下来，每种拳出现的概率为 1/3，这种赛局的策略接近客观概率。当赛局里这两种状况都有可能出现时，就称为混合策略。纳什提出并证明："在非合作博弈中，如果允许使用混合策略，且参与者和策略的数量是有限的，则博弈一定存在均衡解。"当某个组合是纳什均衡时，参赛者若单独调整自身的策略，均无法提升其个人的收益。所以，囚犯困境便是纳什均衡。也是因为有了这个定理，讨论均衡才有意义，纳什均衡才成为非零和赛局的理论基础，纳什获得 1994 年诺贝尔经济学奖。

（2）整合式谈判（integrative bargaining）

整合式谈判则关注如何创造"双赢"局面，这种谈判模式能促进心理健康，因为它强调合作与共识，而非对抗。整合式谈判鼓励双方共享信息，建立开放透明的沟通环境，这样的环境有助于减少谈判中的压力，提升参与者的心理健康。根据罗伊·莱维基（Roy J. Lewicki, 1998）的研究，成功的整合式谈判需要六个基本条件：可共享的目标、对己方问题解决能力的信心、对对手立场的理解、合作的动机、信任和信息的相互交流。这些条件不仅促进谈判的成功，还有助于减少情绪压力，维护双方的心理健康。

整合式谈判的成功依赖于各方的合作与信任，这种信任能促进情感支持，减少员工的心理压力。因此，谈判过程中应保持开放和透明，这样可以减少误解和压力，并促进双方的心理健康。

从上文可知，整合式谈判在实务操作上是有条件限制的。因为在谈判桌上，是没有什么心照不宣的，一切都必须摊在阳光底下公开来说，与谈判的另一方或多方进行充分的沟通是有必要的，否则容易平添更多的误会，甚至错失许多机会。谈判也不是打仗，没有必要你死我活。美国谈判专家艾德·布朗多（Ed Brodow, 2020）提出谈判哲学是建立在一只手洗另一只手（one hand washes the other）上的，意指要互相帮忙，如果帮助对方满足他们的需求，他们会更愿意来满足我方的需求。有些人在谈判时常常一心只想着求胜，拿到对自己最有利的条件，却忘了要给对方预留后路，忽略了一旦做到让对方没赚头的程度，打坏了关系，很可能会把后续的服务或未来再次合作的机会全都化为乌有。

2. 谈判技巧（negotiation skills）

全球著名的哈佛谈判项目中心（harvard negotiation project）的罗杰·费雪（Roger Fisher, 2011）认为，谈判应建立在双方共同利益的基础上，这样的协商不仅有助于解决冲突，还能减少谈判中的情绪压力，维护心理健康。协商谈判应避免无建设性的冲突，而是通过健康的沟通技巧来促进"双赢"的结果。

（1）谈判技巧一：确认目标、底线与方案

做好准备是确保谈判成功的关键，有助于减少谈判中的压力，提升心理健康水平。健康的谈判环境应该让参与者清楚自己想要什么，并制定合理的替代方案。这样可以减少谈判过程中的焦虑，让双方在心理上感到更加安全和稳定。当清晰地定义目标点和底线时，参与者能够减少不确定性和压力，这对于心理健康有积极影响。根据调查"90%的谈判成功靠的是事前的万全准备"。谈判是一个过程，而不是一个活动，要让谈判成功，事前准备非常关键。美国西北大学教授雷·汤普森

（Leigh Thompson，2013）提到，要在谈判前问自己两个问题：我想要什么？达成协议的最佳替代方案是什么？依据此两个问题，可以延伸出下列几个重点。

①定义目标点：我想要什么？

在一个谈判中，想要的东西被称为目标点。所以，谈判之前要先定义目标点，必须先了解自己的需求及利益，也就是整个谈判背后的"为什么"，即谈判立场背后的原因。越了解这个"为什么"你就能越清晰地定义目标点，并且找出能够达成这个目标点的创意做法。

②定义底线：我最不想要什么？

如果目标点是理想结果，除非判断有误，不然很可能对方不会马上同意的。这时候就要思考谈判最不想要的是什么。不想要的可能就是底线。底线包括分析所有的选项以及替代方案，从中找到一个最起码愿意妥协的点。这个底线能清楚知道对方的出价是否可接受，或是否要寻求别的条件组合来达成协议。所以，目标点以及底线中间的差距，就是议价空间。如果对方愿意出的价格或条件在底线之外，超出了设定的议价空间，那么谈判就必须思索使用别的筹码，找找看有没有别的替代方案。有了替代方案，就可以保护自己不去接受太差的协议，或是不小心拒绝了其实对我方有利的协议。规划替代方案时，应尽可能从多方案中找出一个最佳替代方案，因为最佳替代方案有可能成为谈判中的外在元素，不会受对方所作所为影响，一个有力且务实的替代方案在谈判过程中扮演着相当关键的角色。

③最佳替代方案是什么？

最佳替代方案是指在我方谈判过程中，所期望的协商结果之外可执行的最佳方案，因为并非所有谈判都可以在预期的范围内谈出一个好的结果。如果谈判没办法继续按照计划进行，那么这个最佳替代方案就是继续谈判的可操作空间。协商谈判中，可能需要聊到目标点以及需求，但底线一般绝对不能让对方知道。至于最佳替代方案，则是根据谈判的情况斟酌是否要让对方知道，但是通常如果替代方案没有太多优势的时候，不建议透露给对方，不然会给对方更大的谈判优势。

（2）谈判技巧二：重视对手的利益

如上所述，健康的谈判应该关注对方的利益，这样可以减少对立情绪，提升双方的心理健康。通过了解对方的立场，谈判者能够更好地进行协商，找到双方都能接受的方案，从而减少谈判中的压力。这样的谈判过程不仅能促进合作，还有助于建立长期的信任关系，维护整体心理健康。在谈判准备阶段，规划好目标点、底线、替代方案是很重要的，预先设定一个清楚的目标，可以在谈判中清楚地做后续的协商、沟通。但也因为只注意到自己的状况，往往会忽略与我们的利益同样重要的对方的利益。也因此，谈判之前通过深入的分析与调查，了解对手是谁，并且试图了解对方的立场，对方的利益、遇到的问题、压力点等，应该要像为自己分析一样认真地评估对方的目标点、底线以及最佳替代方案，这样才能找到潜在的最后协议区域，所谓知己知彼，百战不殆就是这个道理。

（3）谈判技巧三：创造"双赢"的谈判

如前面所述，"双赢"的谈判模式有助于减少谈判中的情绪对立，增强心理健康。通过健康的沟通，谈判者能够找到对双方都有利的解决方案，这样可以减少竞争压力，提升参与者的情感联系和信任感。"双赢"谈判不仅有助于促进组织的健康发展，还能提升员工的心理健康和工作满意度。谈判不一定就是一方赢另一方输的情况，所以整合式谈判目的也就是创造一个对双方皆有利的"双赢"局面。想象双方协商谈判是在分配一个大饼的话，如果你拿到了比较大的那块，那么对方一定就是拿到比较小的那一块。如果谈判双方目光如豆，只在乎眼前的利益，那就达不到谈判创造"双赢"的目的，谈判就是要把整个饼变大。把饼做大有很多不同的做法，但是"双赢"的基石是要了解对方的利益并且建立双方的信任感，包括提问，并且真诚地倾听，同时也要分享彼此的立场与利益。

通常，谈判中一方的行为会影响另一方的行为，所以可以给予对方一些想要的或有利的信息，换取对方的信任。协商谈判的最终目标就是要创造"双赢"局面，这必须通过谈判之前仔细、详尽地分析双方立场来达成，找出一个最大化满足双方需求的利基点。这也说明交易的条件必定包含钱以外的筹码，毕竟钱只要一方受益，另一方必定亏损。

（4）谈判技巧四：换位思考对方立场

在有效的谈判中，换位思考是一种健康的谈判策略，它有助于减少对抗，提升双方的情感支持和心理健康。通过理解对方的需求和利益，谈判者能够找到更具建设性的解决方案，减少谈判中的压力和对立情绪。这样的谈判过程能促进心理健康，让参与者感到被理解和尊重。你的态度和所使用的策略以及行为风格都是重要的元素，人们常常以为这代表了谈判需要用很强势、很坚硬的态度来面对，但是有原则的谈判则呈现了一个全新的谈判思考模式，谈判不需要充满侵略性，也不需要持续让步，而是要把人与事分开来，以一个团队的心态去一起解决问题。

①将人与事分开

在谈判中，我们应该将对方当成我方问题解决的伙伴，将人与事分离。具体而言，谈判双方一起沟通讨论要解决的问题，而不是与对方人格特质、风格、态度形成对立；认真、积极地倾听，试图了解对方在这场协商谈判中的立场以及利益，并且让对方知道这些也是我方试图解决问题中的一部分。

②着重于利益，而非立场

我们必须了解另一方坚持某些条件，以及对方会站在现在立场的背后原因。"他们背后到底想要什么？""他们为什么会想要？"如果能着重地分析对方利益，那么就有可能找到对双方有益的"双赢"局面。谈判过程中，要厘清期望是他们表面上所表达想要的东西，而基本利益则是他们真正想要得到的东西。

（5）谈判技巧五：探索对方的文化

谈判的文化意识包括双方的文化差异和行事风格。了解对方的文化背景有助于减少谈判中的误解和压力，这对于心理健康至关重要。不同文化之间的差异可能会带来沟通障碍，但通过尊重对方的文化习俗，谈判者能够减少情绪压力，提高心理健康水平和信任感。健康的谈判应该考虑文化差异，这样可以避免不必要的冲突，并促进长期合作和心理健康。一个人的行为模式受到社会行为以及自身经验影响，让我们更了解在谈判中对方会如何表现。在谈判前，深入了解对方的文化背景与习俗，不仅是一种礼貌，更可以防止双方产生重大的沟通误会。比如，如果沟通谈判对象是一个来自严谨文化背景的人，那么应该遵循其文化而行之；反之，如果对方是一个来自比较不拘小节的文化背景的人，也应该适当入乡随俗来让这个协商谈判更舒适与顺利。

第四节 沟通的有效性及其影响因素

沟通是组织和个人之间信息传递与接收的互动过程,通过这种信息互动,组织内外成员和个人可以更好地相互了解和信任,促进彼此之间的关系建立和发展。有效的沟通不仅能增强组织的整体健康,还能提升个人的情绪和心理健康。期望通过沟通的行为与过程,组织和个人能够建立共识,从而促进健康的人际关系和提升满意度。

一、沟通的影响因素

为了实现有效沟通,必须首先了解影响沟通的主要因素。根据儒道夫·维尔德与凯瑟琳·维尔德伯(Rudolph Verderber and Kathleen Verderber,2004)的研究,人际沟通过程中影响因素包括沟通情境、参与者(信息发送者、信息接收者)、信息内容、沟通管道、干扰因素以及反馈等。这些因素对组织健康和个人健康都有重要影响,因为沟通的有效性直接影响到组织的整体运作和个人的心理舒适度。良好的沟通情境可以减少组织内的冲突和压力,参与者的健康状态也会影响沟通的效果,而信息内容的清晰性和沟通管道的有效性能够促进双方的理解与协作,减少干扰因素有助于维护心理健康,而及时的反馈可以增强组织成员和个人的满意感与幸福感。沟通的影响因素主要有以下几方面。

1. 沟通情境

沟通情境(communication context)不仅影响沟通的内容和方式,还对组织的整体健康和个人的心理状态产生影响。沟通情境至少涵盖五个方面:物理情境、文化情境、社会情境、心理情境以及时间情境。

(1)物理情境

物理情境指的是沟通时的外在环境,如沟通的地点、温度、光线、环境噪声,以及沟通者之间的身体距离、座位安排与沟通时长等,这些均可能对沟通效果产生影响。例如,在一个嘈杂的餐厅里进行沟通,可能导致信息传达不清,进而影响组织内部的协调与个人的情绪舒适度;在一个灯光适宜、气氛轻松的环境中,沟通则会更加顺畅,有利于促进组织成员之间的关系和个人的情感表达。

(2)文化情境

文化情境包括沟通者在其人生经验中所形成的信念、价值观、行为和生活规范。文化背景的不同会影响组织文化和个人的沟通风格,从而影响组织的健康和个人的适应能力。例如,中国学生在课堂上通常会保持安静,而美国学生则更倾向于提问。这种文化差异可能会影响组织内部的沟通效率和个人在不同文化背景下的心理适应能力。

(3)社会情境

社会情境指的是沟通双方的关系,如夫妻、亲子、手足、师生、朋友等,角色差异会影响沟通的方式和效果,从而影响组织的内部动态和个人的社会支持。例如,家庭成员间的角色不同可能会导致沟通方式的差异,这些差异会影响家庭的和谐和个人的情感需求。准确把握社会情境有助于维护良好的人际关系，提升组织的健康和个人的幸福感。

（4）心理情境

心理情境指的是沟通时的心情和感觉，个体的情绪和心理状态都会影响沟通效果，进而影响组织的工作氛围和个人的情绪健康。例如，如果一个人心情不好，他可能会对别人的成功产生负面情绪，这会影响他与他人的沟通效果和个人的心理健康。关注心理情境有助于提高沟通的有效性，促进组织和个人的心理健康。

（5）时间情境

时间情境指的是沟通进行的时间，沟通的时间选择会影响沟通的效果，进而影响组织的工作效率和个人的生活质量。例如，习惯早睡的人在晚上8点前进行沟通会更有效，而"夜猫子"则可能在半夜2点沟通更为顺畅。选择合适的时间进行沟通有助于提高组织的工作效率和个人的生活满意度。

2. 参与者

参与者（participants）是沟通行为的核心主体，他们在沟通过程中既是信息的发送者，又是信息的接收者。沟通不仅涉及语言、手势和面部表情，还涉及听觉、嗅觉、视觉和触觉等，这些因素会影响沟通的效果，从而影响组织的运作和个人的心理状态。加州大学伯克利分校心理学教授艾伯特·梅拉宾（Albert Mebrabian，1971）曾研究出，人们说话时给别人的观感，只有7%取决于说话的内容（words），38%在于说话时的口气、语速（tone of voice）等，55%来自参与者外表、手势等肢体语言（non-verbal behaviors）给人的感受。尤其是身体姿势，比语言内容的影响力高了6.9倍。所以，一个人说话内容再有料，也不过拿了7分；反而是音量、音质、语气、语速、语调、眼神等可以拿到38分；当然最高分的是身体语言55分，这就是著名的7-38-55法则。

沟通者本身的个体差异也影响沟通的成效，包括生理差异、心理差异、知识经验技能的差异、性别及文化差异等，说明如下。

（1）生理差异

生理差异如身高、体重和体态等会影响沟通的效果。人们倾向于更容易理解和认同与自己有类似身体特征的人，这可能影响沟通的顺畅程度和个人的自我认同感。例如，一个高个子的人可能不容易理解身材较矮的人面临的实际困难。180cm身高者难以共情150cm个体对公交车扶手高度设计的困扰。

（2）心理差异

心理差异包括沟通者的个人特质、信念和价值观等。这些心理因素会影响对信息的解读和反应，从而影响组织的工作效果和个人的心理状态。例如，个体对交通和天气的不同感受可能会影响其对沟通内容的接受程度。因此面对拥挤的交通，有些人会将此视为听歌放空的难得机会，有些人会把下雨天当作窝在家里看书喝茶的好时机，但有些人则大骂交通与天气多么糟糕。同样一件事情，有些人会有积极的体验，有些人则不是。因此，当我们对别人的心理特征不了解时，往往会造成彼此沟通上的误解。了解和尊重他人的心理特征有助于提升沟通效果，促进组织的和谐与个人的心理健康。

(3) 知识经验技能差异

人因学习而成长，通过系统教育，人们更懂得如何表达思想、情感与沟通的技巧。不同的知识、经验和技能水平会影响沟通的效果。教育水平较高的人能够更有效地表达思想和情感，而教育水平较低的人可能在沟通中表达欠缺。因此，学富五车者能以更有效的沟通方式与人沟通；相反，没有受过教育的人，可能因所学有限，在沟通中无法充分表达自己的意思，甚至以拒绝沟通来掩饰。认识到这种差异有助于在组织中实施更有效的沟通策略，提升组织的整体健康和个人的沟通能力。

(4) 性别及文化差异

在不同文化中沟通的效果也会不同。例如，在日本与朋友约7点见面，双方一定是准时赴约，而在泰国曼谷，7点只是一个参考数值，如果7点半到，表示尊重你是个外国人，怕你不习惯，通常8点到，已经算准时了。所以，在不同文化的国家，就得了解当地的文化习性，就是所谓的入乡随俗。

而性别的差异也常常会造成沟通的障碍。一般而言，男性会以简短的词句说明自己的感受，女性则会以多种形容词来表达看法。例如，路上看到一个美丽的女孩，男性会说"正点"，女性则会以脸型、身材、五官来详加说明，换言之，男性的沟通语言较简略，女性则较详细。

3. 沟通讯息

沟通讯息（communication messages）是沟通过程中的核心内容，其传递的效果对组织和个人的健康有重要影响。消息的编码（encoding）和译码（decoding）过程直接影响信息的传递效果，从而影响组织的运作和个人的理解能力。在认知心理学中，信息的编码、存储和检索过程均会影响信息的准确性和沟通的效果。了解这一过程有助于改善组织的沟通效率和个人的理解能力。

认知心理学认为，环境中的讯息发出后，首先进入人的感官记忆中，再经短期记忆运作，贮存到长期记忆之中。这个记忆的过程包含编码存储和检索。编码是指人把输入的外在讯息转换成一种独特的神经代码（neural code），以便在人的记忆中加以处理。例如，感觉记忆的编码是指对刺激讯息做注意性的选择，也就是说，当许多讯息同时出现时，会对其中一个讯息加以注意。和编码相对的是解码的活动。解码的目的是要将先前所编的码经心理运作的过程，还原成原来的形式，并表现出来。

所以，解码使用的时机是在检索的过程；编码使用的时机是在感觉记忆、短期记忆和长期记忆的输入过程中。解码会因接收者对讯息的检索过程、理解能力而有不同程度的差异。就如同老师上课一样，同学理解的程度各有不同。

4. 沟通渠道

沟通渠道（communication channel）是信息传递的媒介，对组织和个人的健康产生重要影响。组织在处理信息的过程中，会面临信息不确定性与模糊性两项因素影响沟通的绩效，若要使沟通顺畅并传达正确的信息，管理者就必须选择使用比较丰富的媒体。另外，管理者选择的沟通媒体也会受到科技、环境与组织部门关系的影响，若这四者能相互搭配，则信息的不确定性与模糊性便会降低。

美国两位组织理论学家理查德·达夫特（Richard Daft）和罗伯特·伦格尔（Robert Lengel）于

1983年提出媒体丰富性理论（Media Richness Theory，MRT），主要是讨论组织为何要处理信息，基于信息处理（information processing）的观点来讨论组织应如何选择沟通的渠道，以提供管理者丰富的信息。该理论是从信息观点来看组织，组织本身可被视为一个信息处理系统；组织的成员是信息处理者，内部管理则注重对信息处理有所影响的处置系统与结构。

媒体丰富性理论认为，处理信息的两个主要任务是减少模糊性并提供充足的信息量，以降低不确定性。不确定性（uncertainty）指的是完成组织某项任务所需的信息量与所拥有信息量之间的差距，主要来自环境、任务的变异性以及部门之间的关联性。模糊性（equivocality）主要是指对讯息不理解，让人产生困惑、暧昧不明。

5. 杂音

杂音（noise）指的是各种干扰沟通过程的因素，这些因素可能导致沟通信息的误解或无法顺利达成。杂音不仅影响个人的沟通体验，也对组织的运作产生负面影响。杂音可以在沟通过程的任何阶段出现，其影响沟通的形式可以分为外部的（external）、生理的（physiological）和心理的（psychological）三类。这些干扰因素会影响组织的效率和个人的心理健康。

（1）外部的杂音

外部的杂音指的是所有干扰信息接收的物质因素，如环境噪声、办公空间的布局以及周围的干扰物等。外部杂音可能影响组织的沟通效率，导致信息的传递不清晰，从而影响组织内部的合作和决策效率。同时，个人在面对这些干扰时，可能感到心理压力增加，进而影响其情绪健康。例如，开放式办公室的噪声可能使员工在工作中分心，导致工作效率下降，长期暴露于这种环境可能引发职业倦怠。因此，改善工作环境、减少外部干扰对于提升组织健康和个人的心理舒适感至关重要。

（2）生理的杂音

生理的杂音包括身体疲劳、听力问题等生理因素，这些因素会影响个人的沟通能力和理解能力。例如，当一个人身体疲惫或健康状况欠佳时，其专注力和理解力都会受到影响，这不仅会降低沟通的质量，还可能对个人的心理健康产生负面影响。对于组织来说，这种生理干扰可能导致员工的工作表现不佳，进而影响团队的整体效率。确保员工的健康和提供良好的工作条件可以有效减少生理杂音的干扰，提升组织的健康和员工的工作满意度。

（3）心理的杂音

心理的杂音指的是个人的心理状态或情绪问题导致的沟通干扰。例如，个人对某些话题的恐惧或不安，可能使其在沟通过程中无法有效参与和表达，这种心理干扰不仅影响沟通效果，还可能对个人的情感健康产生负面影响。例如，当英文不好的你遇见老外，他说了最简单的"How are you？"，你都手足无措到不知该回答"I am great，thank you，and you？"，这是心理因素造成的干扰。

在管理中，组织中的心理压力和焦虑也会影响员工的沟通质量和团队协作。了解并解决心理干扰因素，如提供心理支持和情绪管理培训，可以帮助提升沟通的效果，增强组织的整体健康和个人的情绪稳定性。当组织结构过于庞大且层级过多时，信息从高层传递到下属单位的过程中，往往容易出现信息失真问题，同时还会消耗大量时间，影响信息的及时性。同时，自上而下的信息沟通，如果中间层次过多，同样也浪费时间，影响效率。因此，组织机构复杂，机构设定有不合理之处，各部门之间职责亦有所不清、分工不明，都会给沟通双方造成一定的心理压力，影响沟通的进行。

6. 回馈

回馈（feedback）是指对讯息的反应，可以让发送者知道其所发送的讯息是否被听到、被看到、被了解。讯息的回馈与传送的方式是一样的，可以是语言的，也可以是非语言的，它的过程也十分复杂。回馈是对沟通信息的反应，它帮助发送者了解信息是否被准确理解。有效的回馈对于组织的沟通效率和个人的成长都是至关重要的。通过有效的回馈，组织可以提升沟通质量，个人也可以得到建设性的建议，促进其成长和心理健康。在日常生活的沟通情境中，如何有效地给予他人回馈是需要练习的，因为人们并不常主动邀请他人给予回馈，自然也就不太习惯向他人提供回馈。实务上，常被运用的做法是回馈的STB原则，能有效影响组织沟通双方，提升回馈和建议的质量。STB为Specific、Timely、Balanced三个原则的简写，说明如下。

（1）Specific：明确客观的具体现象

为他人提供回馈时，比较好的方式是明确地指出在一个时间点所观察到的行为事例，和对方分享。避免在提出建议的过程中使用"我觉得……""你好像……"等模糊说法，才不至于过度抽象笼统，让接收者摸不着头绪，不清楚修正方向。具体地指出对方做了什么事情或说了什么样的话，客观明确地陈述看到的情况，才能帮助接收者有意识地反思自己可以改变的地方。如果用数据回馈会更好，让接收者更容易依据回馈做出改善行动。这样的具体回馈不仅有助于提高组织的工作效率，也能增强个人的自我认知，改善其工作表现和心理健康。

（2）Timely：实时给予对方适当回馈

回馈是根据接收者的行为、表现与成果所给予的建议和理由。然而，如果在双方印象都已经模糊的时候才给予回馈，很可能错失让人成长的机会。不论是正面回馈还是负面回馈，若等到时过境迁才提出建议，不仅当事人不容易回想当时的情况，也可能降低个人对意见回馈的接受度。因此实时的回馈，可以让对话双方更容易坦诚以对，也提升对话的质量。实时的回馈可以提升沟通的质量，增强组织的健康和个人的工作满意度。

（3）Balanced：赞美与建议两者兼具的提出

有时赞美一个人并提出所观察到的正面回馈并不困难，但若只说对方的优点却不提他可以改善的地方，则无法帮助他人用更全面的角度认识自己；然而，若为了让他人能改进成长，而一味地提出批评，聚焦于弱项，则有可能会让人因无法获得肯定而深感挫折。因此，比较好的做法应该是正反兼顾，平衡回馈。指出好的地方，同时也提出待改进的地方，进一步提供对方可能需要的资源或支持，协助当事人做出改变。这样不仅可以提升组织的沟通效果，还能增强个人的自我改善能力和心理健康，从而促进组织的整体健康和员工的幸福感。

二、提升沟通的有效性

1. 沟通前的5W2H分析法

在提升沟通有效性时，我们的目标不是成为滔滔不绝的辩论家或具备完美口才的演讲者，而是要确保有效地达成沟通目标。这种有效的沟通不仅有助于组织整体健康发展，还能促进个人的身心健康，减少因沟通不畅引发的心理压力与人际冲突。因此，在每次沟通之前，运用系统思考的方式进行5W2H分析是至关重要的（徐培刚，2009）。以下是细化分析的步骤。

- Why（为什么而说）：为什么要沟通？沟通的动机是什么？是否有选择不沟通的可能？明确沟通的必要性，避免不必要的误会，促进组织内外和谐发展，同时缓解个体心理上的焦虑和不安。

- What（想要说什么）：沟通的核心内容是什么？有哪些具体要传达的信息？精准的信息传递可以有效降低不确定性，帮助组织成员做出更好的决策，同时也有助于提高个人的自我表达能力和情绪管理。

- Who（想要谁对谁说）：谁是沟通的发起者？谁是沟通对象？清晰的角色分配有助于组织结构的健康运作，同时也能够避免个人在沟通过程中因角色混乱带来的压力。

- When（何时来说）：选择合适的时机进行沟通至关重要。在正确的时间进行沟通可以避免情绪过度波动，帮助组织避免因沟通不及时而产生的误会与效率低下，保持个人的心理平衡。

- Where（在什么地方谈）：在何处沟通？从哪里开始沟通？沟通的地点同样重要。合适的场景有助于提升沟通效果，促进组织健康运作，也能够让个人在舒适的环境中放松心态，减少沟通带来的心理负担。

- How（我要如何说）：怎么沟通？如何提高沟通效率？如何表达能够提高沟通效率？选择适合的沟通方式不仅能帮助信息准确传达，还能提升组织内的合作氛围，促进个人情绪的正向发展，增强自信心。

- How come（结果如何）：沟通多少？沟通到什么程度？沟通的结果是什么？及时评估沟通效果，确保信息的准确传递和理解，能够帮助组织持续优化沟通策略，同时也能帮助个人在沟通中获得成就感和心理满足。

在沟通过程中，我们应以"听"为主，且对于沟通对象的理想信念、感情态度及知识经历等背景都须做基本的了解，也须了解我们所谈话的内容对沟通对象是否有利害关系。沟通是彼此之间讯息的一种互动交流，信息发送者所说的都会成为接收者所听到的，经过接收者的解读辨别之后会影响到发送者所要说的，而发送者所说的则成为接收者所听到的，经过接收者的解读认知之后进而影响到发送者接下来所要说的，因此，沟通对象对讯息的解读判断及其沟通之目的需求等，都会影响到沟通的有效性。将 5W2H 分析法作为有效沟通分析方法，可以协助参与者在沟通前的自我思考，把可能的细项一一列出，为沟通做最好的准备，进而增加有效沟通成功的机会达成沟通的目标，也能帮助个人在沟通过程中降低焦虑、提升自我意识，从而保持健康的心态和良好的沟通效果。

2. 沟通中的五种对应姿态

（1）萨提尔冰山理论

1972 年，维琴尼亚·萨提尔（Virginia Satir）提出"冰山"一词。萨提尔的学生约翰·贝曼（John Banmen，2009）博士，根据对萨提尔女士的观察，发现萨提尔女士的"对话"非常有穿透力且具启发性，因此贝曼根据萨提尔对话脉络，归纳并发展了冰山模式（satir model）。萨提尔的冰山理论（见图 7-5），实际上是一种隐喻，它指一个人的自我就如同一座冰山，我们所能看到的一个人的行为仅仅是浮现在表面的一小部分。要了解一个人，不能只看其所表现出来的行为，而是必须更深层地去了解这个人内在想法是什么？去探知这个人内在的感受、观点、期待、渴望等。尝试了解沟通对象内心的想法，找出与理解造成其表现于外的"真因"，方有可能在深度沟通过程中，引导其行为创造出希望的结果。

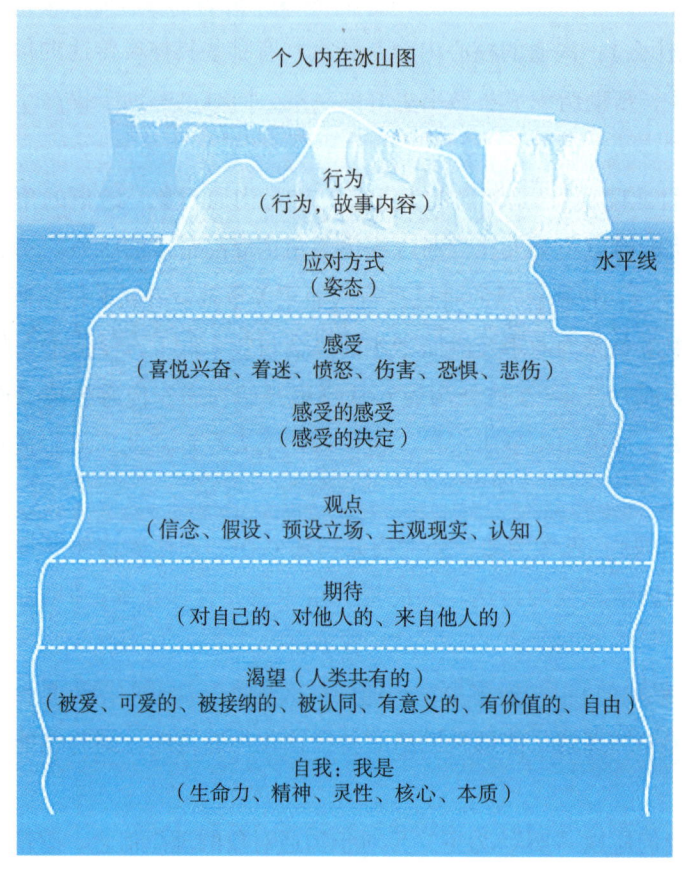

图 7-5　萨提尔冰山理论

资料来源：苏青. 什么是萨提尔冰山理论？[EB/OL]. （2016-02-01）. https://coachcampus.cn/coaching-updates/coaching-panel/su-qing-what-is-satir-iceberg/.

冰山理论在水平面上能被人看见的，只是表面的行为、事件或者故事，而人更大一部分藏在更深层次，那是人的内在。人看不见内在，恰如一座冰山，只有 1/7 露出水面，另外的 6/7 藏在水面下，分别是感受、观点、期待、渴望、自我。

在组织中，理解冰山理论有助于促进团队的沟通健康，帮助个体深入了解彼此的情感和需求，从而减少误解，增进合作。此外，个人如果能有效应用冰山理论进行自我反思与他人沟通，不仅有助于情绪管理，还能缓解心理压力，维持良好的心理健康。

①感受

每个人在组织中对人、事、物都有不同的情感反应，如喜怒哀乐等。这些感受往往会直接影响行为。例如，愤怒可能导致冲动行为，快乐则可能让人言辞过于轻率。通过识别这些情感，组织可以帮助成员在沟通中控制情绪反应，维持团队和谐，个人则可以通过情感管理促进心理健康。

②观点

不同的成员对同一事件可能有不同的理解与诠释。这些观点的差异会影响他们的行为和情绪反应。例如，有些员工可能觉得主管的批评是针对他个人，而另一些员工则认为这是学习的机会。例如，下属被主管纠正时，有的人会认为"主管就是爱找我麻烦"；有的人则认为"我好笨，真没面子"；但是也有人会认为"主管在指导我，我学到了新东西"。各有各的解读，因此导致不同的行为反应。通过理解这种观点的多样性，组织可以建立更加包容的沟通文化，个人也能够通过开放的心态减少因沟通不当引发的心理压力。

③期待

心中对自己的预期、对他人的预期，他人对自己的预期等，希望自己或是别人应该采取某种行动或有某种成就。例如在工作中，希望自己每一项工作都做得正确无误；部门经理调职了，希望自己可以晋升、补上职缺等。每个人都有各式各样的期待，当期待实现时，满心欢喜；当期待落空时则沮丧失望，可能做出脱序行为。不同期待会引出不同的情绪和行为。组织健康与个人成长紧密相关，明确与管理这些期待可以避免因未满足的期望导致的挫折与冲突，组织需要明确沟通其可能的结果，以降低个人的失落感，维持心理健康。

④渴望

人的内心深处都有着一些与生俱来的渴望，例如爱人、被爱、被尊重、被接纳、拥有自由、活得有意义等，是个人生存价值的维系，也是个人成长的潜在动力；如果不能满足渴望，行为就可能失序。例如，下属若未得到他渴望的尊重，可能会导致工作上的懈怠。反之，若协助员工看到内在渴望，就可以激发他改变的潜力。满足这些深层需求不仅有助于提升自我价值感，还能促进情绪稳定与心理健康。

⑤自我

自我是一个人最核心、最本质的存在状态，是无条件的价值与存在感。不受他人的评价、外在表现、过去经验所动摇，而是我们内心最深处、对自己存有的一种"存在的事实"，是自我认同的根源，即使失败了、被否定了，内在依然可以说："我是有价值的，我值得被爱。"

（2）五种沟通姿态

此模式运用于与他人沟通，也运用于厘清自己。萨提尔就沟通中个人身体姿态、身体语言及口语呈现之内容，将沟通姿态归纳出五种常见的类型，分别为讨好型、指责型、超理智型、打岔型以及一致型（见表7-2）。前四种沟通姿态也被称为求生存姿态，主要是隐藏自己的渴望，尝试得到他人的接纳；求生存姿态源自一个低自我价值和不平衡的状态。当沟通的一方遭遇口语的或非口语的、感觉到的，以及推测来的威胁时，为了保护自我价值，会选择采用求生存姿态来对抗威胁。

采用求生存姿态，目的是尝试获得他人的接纳，同时隐藏绝望的渴望，以感觉到与他人联结。求生存姿态就像自我表达与自我压抑间的一种不确定平衡。一致型沟通姿态是理想的沟通姿态，能坦然面对自我内心的感受，可以勇敢地表达出自己对人、对事、对物的感觉，并且愿意负责。以下针对五种沟通姿态进行说明。

表7-2 沟通姿态的类型

姿态类型	姿态特征
讨好型	对自我缺乏信心，一直试图取悦他人、依附他人意见，而贬抑自我、忽略自我
指责型	容易支配、指使他人，忽略或攻击他人，会去找别人的错误并加以批评，也会为自己辩护

续表

姿态类型	姿态特征
超理智型	相当冷静与无情，不在乎自己或他人的感受，时刻保持理性，避免情绪化的产生
打岔型	容易让自己和他人分心，时常看起来事不关己和任何事都没有关系的样子
一致型	理想中的姿态类型；真诚、真实地自我表达，也能关注他人，在适当的情境下传达直接与适当的讯息，并能负起责任

①求生存的应对姿态：讨好型

沟通的一方想要讨好对方时，会不顾自我价值的感受，而将自身的权利交给他人，或者来者不拒。当成功地取悦对方时，会感到心满意足，直到另一个人的不悦打破这一切为止。沟通过程中常出现的语言，如"这都是我的错""我没有你就不行""没有了你，我就一文不值""你喜欢什么？""我只想要让你高兴""我不值得""我不重要""我很可怜"等。行为表现上，多呈现出道歉、恳求的神情，乞怜依赖、取悦他人、让步、过度和善等。心理层面上，多属于低自我价值、缺乏自信，容易忽略自我：虽然尊重另一个人及情境，但不尊重自己真正的内心感受。

②求生存的应对姿态：指责型

指责型和上述所提的讨好型刚好相反，指责是为了保护自己而选择踩躏别人或攻击别人。指责型的爆炸性特点常常会切断和他人亲密的联结。花很多时间在自我惩罚的放逐里，只在独处时暗自哭泣，因为不愿承认自己的脆弱；内心深处有一种信念，一旦揭开神秘面纱，让别人知道原来自己是低自我价值，一切都将失败收场。最常听到的语言是"这都是你的错""你从来没做对过""你永远做不好任何事""你到底怎么搞的？"等。行为表现上，多呈现出责骂、批判、呵斥、吹毛求疵、攻击等。心理层面上，同样多属于低自我价值、不成功的、无助，因为忽略他人，所以倾向与人隔离，只顾自我。

③求生存的应对姿态：超理智型

该姿态最突出的特征是欠缺人性客观，超理智型的沟通不允许自己或别人注意感受。处理冲突的方法是引用研究或数据来证明自己永远是对的。所以，这种超理智型的人常被误解为过于理智。与指责型的人一样，超理智型很容易从人群里退缩，且受苦于孤单。沟通过程中常出现的语言，例如"根据研究调查""道理要懂""人一定要讲逻辑"等。行为表现上，多呈现出喜欢好为人师，讲大道理、说教、分析事理、好辩等。心理层面上，同样多属于缺乏自信、用自我膨胀的优越感来掩饰低自我价值，忽略自我及他人。

④求生存的应对姿态：打岔型

打岔型是超理智型的反面，企图在沟通时用分散他人注意力的方式，逃避问题，认为只要把带有任何程度压力的话题转移到其他的方向，就可以生存下去。沟通过程中常出现的语言，例如"对了，我突然想到一件事""再继续打游戏，小心北极熊来拿走手机""我们换个话题"等。行为表现上，多呈现出喜欢改变话题以分散注意力，避开有关个人或情绪感受上的话题，讲笑话或言不及义，打断话题，让沟通抓不到重点等。心理层面上，同样多属于低自我价值、缺乏自信、无法表露真实的感受，常常忽略自我、他人及沟通的情境。

而在上述四种姿态中，没有一种是平衡而有益健康的。为了减轻在某种求生存姿态中的痛苦，沟通的一方常常选择转换姿态。但是在压力情境下，多半较常使用其中一种姿态。随着年龄增长，大多数人沟通的姿态模式已固定，但不会永远停留在一个典型的姿态里。为了维持关系或保护自己，付出的代价是我们错用别人的行为来界定自己，最后减损了自己的自我价值。

⑤一致型的沟通姿态

一致型不只是一种姿态，而是让一个人更趋于统合且富有人性的另一种选择，是一种存在状态，也是一种与自己和他人有效沟通的方式之一。一致型的沟通表现的是高自我价值和对沟通任何一方，在乎他人也在乎自己的一种尊重与爱的状态。沟通并不是想要争输赢、想控制别人或情况。选择一致型就是选择做真正的自己，并友善、慈爱地与别人接触建立关系。沟通过程中常出现的语言，例如"我看到你生气，我也很难过，我这样说，你会不会不舒服""是否雨天让你忧伤起来呢？希望我的快乐与接下来的节目能让你也感受到开心"等。行为表现上，多呈现出带有感受、期待、分享的、聆听他人；尊重自己、他人与情境三者；语言也显示对对方感受的觉察等。心理层面上，属于高自我价值、欣赏自己、接纳自己与他人、重视自己且尊重他人，也关怀自己与他人。

我们能认知自己属于哪一种沟通姿态，有自知之明就是做到知己，也知道一致型的沟通姿态是理想的，就能经由检视、学习、修正我们的沟通方式或态度，将沟通带往正向的结果。组织中，我们常有机会作为讯息的接收者及传递中心，对象可能是内外部长官、主管，或外部客户、内部同事，如何让正确的讯息在正确的时间，提供给正确的人，并就结果进行正确的反馈，更显重要。

人在沟通时，往往聚焦于事件的"对错"，并非真正探索"人"。冰山理论呈现人隐喻的各部分，探索一个人的内在。当人们谈话时聚焦于事件，而不是聚焦于事件对人的冲击，沟通的障碍也将因此产生。冰山理论正是揭开沟通过程中，对方的行为障碍及思维盲点上的方法，也就是让沟通对方看见现状的事实，然后再进行转化及改变。若沟通是想了解对方心底的真实想法，则需要解读水面下的感受、观点、期待、渴望四个区块。所以，在冰山的探索上，不妨列出多一点路径，以事件为基础延伸到感受、观点、期待、渴望；以感受为基础点延伸到观点、期待、渴望、事件；以观点为基础点，延伸到冰山各个层次，其他类推，探索自己与对方的冰山。

冰山的探索并非一门技巧，而是逐渐觉知自我并且内化的过程，也是一种生命态度，因为进入自己的内心是进入他人内在最快的路径。冰山的对话并非说服人改变，而是让人觉知，为自己负责任，这和说服人改变不同。人的心智在生存模式之下，让人不觉知自己，一旦觉知自己，就能为自己负责任，无论做什么选择，都是为自己努力创造自我价值，就会是好的选择。

本章小结

本章共分为四部分，第一部分对沟通的概念、过程与类型做了梳理；第二部分探讨沟通的冲突、冲突的解决途径；第三部分探讨谈判管理、如何有效谈判；第四部分讨论如何有效沟通，其影响因素有哪些，并提出了提升沟通有效性的方法、途径。

复习思考题

1. 什么是沟通？沟通过程经历了哪些阶段？

2. 沟通可以分为哪些类型？
3. 冲突的类型有哪些？汤玛士＆克里曼冲突二维模式的五种冲突解决策略主要观点如何？
4. 实务中如何用疑云图解决冲突？处理技巧是什么？
5. 依据谈判的相互依赖关系，可以分为哪些谈判？
6. 实务中，如何进行一场好的协商谈判？有哪些必备的技巧元素？
7. 何谓沟通上的7-38-55法则？
8. 媒体丰富性理论是什么？根据研究最好的沟通方式是什么？
9. 萨提尔冰山理论是什么？
10. 萨提尔有哪五种对应姿态？

本章关键词

1. 沟通模式（communication model）
2. 沟通协调与冲突管理（communication and conflict management）
3. 汤玛士＆克里曼冲突二维模式（Thomas-Kilmann conflict mode instrument）
4. 疑云图（evaporating cloud）
5. 谈判管理（managing by negotiation）
6. 零和赛局（zero-sum game）
7. 分配式谈判（distributive bargaining）
8. 整合式谈判（integrative bargaining）
9. 谈判技巧（negotiation skills）
10. 媒体丰富性理论（media richness theory）
11. 萨提尔冰山理论（satir Model）

第八章
健康与团队管理

开篇案例

试想,如果你是一家即将倒闭的旅馆的员工,士气低落、对公司充满无奈却又无力改变,长期的工作稳定性已经让你对未来发展感到迷茫,甚至焦虑。这种情况下,员工的心理健康和组织健康都面临极大的风险。然而,当新的买家出现并宣布接手旅馆,同时成立"理念委员会"时,这一举措无疑给了员工新的希望。员工不仅看到了参与公司转型的机会,更感受到了公司尊重他们意见的决心。这种主动参与和表达的机会,不仅有助于提升员工的心理健康,缓解他们的焦虑感,还增强了团队的凝聚力,使组织健康焕发新生。

这一转型的关键人物是享誉国际的日本星野集团(Hoshino Resort)的樱井润(Jun Sakurai)。对员工而言,星野集团的接手让濒临倒闭的旅馆焕发了新的生机。在这个时刻,员工的情绪得到了极大的缓解,士气大振。当员工目睹旅馆的新面貌时,不仅重新燃起了对工作的激情,更通过参与旅馆的重建获得了个人心理满足,这对组织整体健康和个人心理健康都是至关重要的。

当时,樱井润还未担任星野集团 RISONARE 山梨八岳的总经理,但他积极争取加入"理念委员会",成为这次转型中的关键人物之一。他意识到,过去的管理模式中,上下级之间缺乏有效的沟通,领导层单向布达命令,下级只能被动服从,导致创新乏力,工作逐渐失去价值感。此类管理方式不仅影响了组织的健康发展,也对员工的个人心理产生了负面影响,削弱了他们的自我认同感和工作满意度。

星野集团接手后,管理方式发生了根本性变革。通过让员工参与公司经营理念的制定,组织健康得到了极大的提升。这种自主参与的方式让员工感到自己被尊重,能够为公司的决策和创新贡献力量,也让他们感受到工作的价值与意义。这种参与式管理对个人心理健康的积极影响显而易见,员工不再被动,而是主动为组织出力。

在"理念委员会"的讨论中,核心议题是如何定位目标消费群体。只有明确了目标客群,才能进一步优化服务。通过市场调查,公司提出了两个方案。第一个方案是继续延续旧策略,吸引 30 岁左右的年轻夫妇,这与之前的经营模式基本一致。第二个方案则是专注于服务拥有学龄前儿童的家庭,这是之前从未考虑的方向。

讨论过程中,星野集团的领导人星野佳路(ほしの よしはる)注意到,员工对第二个方案表现出了特别的热情。但他并没有急于指示,而是通过问题引导员工进一步思考,如"你可以再具体一点吗?"或"那接下来该如何做呢?"这种提问式的领导方式,不仅尊重了员工的想法,还让员工感受到他们的声音被听到了,这对组织的健康运作和个人的心理健康都是极为有利的。

星野佳路的领导风格强调"用问题代替发号施令",这正是他尊重员工并提升组织健康的关键一步。通过鼓励员工表达自己的想法和愿景，星野佳路让员工从心底产生了动力。这种动力不仅有助于解决实际问题，还能增强员工的心理韧性，提升他们的自我效能感，进而推动组织的健康发展。RISONARE 山梨八岳最终决定将目标消费群体转向家庭客户，这一决策不仅提高了酒店的顾客满意度，还显著增加了家庭住客的数量。

三年后，RISONARE 山梨八岳度假村成功扭亏为盈，成为著名的"家庭滑雪红酒度假村"。这一成功归因于组织健康的改善，尤其是员工的积极参与和创新。星野佳路认为，要想长期成功经营一家旅馆，理解并尊重员工的想法至关重要。通过充分与员工讨论经营策略，尤其是鼓励一线员工提出改善与创新的点子，星野集团不仅增强了员工的工作积极性，还大大改善了组织健康。由于一线员工最贴近客户，他们的反馈与建议对于组织的整体健康具有决定性影响。

星野集团的成功不仅在于经营策略上取得了突破，更在于通过尊重与倾听员工的意见，建立了健康的组织文化。通过让员工了解公司经营状况并参与决策，员工产生了"让公司变得更好，我也可以获得更好待遇"的动力。这种双向的信任关系不仅提升了员工的工作满意度，还降低了离职率，进一步促进了组织的长远健康发展。星野集团的离职率仅为11%，远低于日本旅馆行业的38%，这正是因为它们打造了一个让员工感到自由、受到尊重，并积极参与其中的工作环境。

最终，星野集团通过让员工在自由、开放的环境中表达意见，并尊重他们的想法，成功创建了一个健康的组织文化。这不仅帮助组织在财务和运营上取得成功，也让员工的个人心理健康得到了显著提升。员工感受到自己是在一家与众不同的公司中工作，他们的努力得到了认可，个人价值也得到了实现。这种健康的团队管理模式，正是星野集团得以长久成功的根本所在。

资料来源：前田 はるみ（2018），トップも知らない星野リゾート"フラットな組織文化"で社員が勝手に動き出す，Japanese 株式会社 KADOKAWA．

学习目标

1. 通过案例，学会从第三方角度分析职场团队运作中的问题，并深入理解心理健康与团队绩效之间的关联性

2. 通过理论学习，掌握促进团队发展和健康沟通的方法，以提升成员的心理健康与工作生活平衡

3. 在实务技能训练中，学会建立高绩效团队的基本技能，并运用健康管理方法提升团队效率

4. 学习现代管理方法，将教练模式与萨提尔理论应用于团队心理健康管理，以改善团队的心理氛围

第一节　团队健康概述

在过去，我们的教育常专注于对个人成就的追求，例如聚焦学业成绩或个人经历。父母常告诉我们"把书念好就好"或"把自己的事情做好就好"。这种注重个体发展的方式固然没有错，但忽视了团队合作的重要性，尤其在现代社会，团队合作不仅是实现目标的关键，还对个人与组织的健

康有着重要影响。随着时代快速变迁，单打独斗已难以应对复杂的社会和工作环境，团队合作在促进心理健康、减少工作压力以及提升工作效率方面显得尤为重要。正如苹果公司前CEO史蒂夫·乔布斯（Steve Jobs）所言，"在商业世界里，伟大的事从来不是单打独斗，而是靠一支团队完成的"（艾萨克森，2012）。这种观念在今天更为适用，因为团队不仅能提升工作绩效，更能增强成员的心理健康与组织的健康发展。

一、团队的概念

1. 团队的定义

团队指的是一群人共同利用正向的协作效应、个别或共同的责任感，以互补的方式朝特定的共同目标前进。健康的团队不仅是为了完成任务，更重要的是它能够在成员之间建立起相互信任与支持的环境，这种环境对个人的心理健康和工作满意度至关重要。一个健康的团队文化能够降低成员的焦虑水平，增强其心理韧性，同时有助于预防工作压力对组织健康产生负面影响。

团队运作就像一个系统，公司目标被细分为多个小任务，通过合理的人才配置和层级管理来完成各个任务。这个过程如果缺乏成员之间的支持和理解，团队成员的心理健康就会受到威胁，进而影响整体团队的绩效。因此，团队领导者不仅要规划任务，还要关注每个成员的身心健康，确保团队能持续高效运作。领导者在处理团队中的问题时，需要具备情感智商，关注成员的心理压力，鼓励健康的沟通，防止团队陷入恶性竞争与高压状态。

团队成员的能力应尽量保持平衡，避免由于能力差异过大导致心理健康问题。能力较弱的成员容易产生焦虑，而能力较强的成员若长期承受不合理分工，可能会产生不满情绪，这种情绪波动会影响整个团队的健康氛围。为了促进团队的健康与合作，领导者需要定期评估成员的身心健康状况，提供适时的支持与指导，以保证团队成员能够在高压环境下依然保持健康的状态。对于无法适应工作负荷的成员，领导者应提供成长机会，帮助他们提升能力，同时关注他们的心理健康。如果经过调整仍无法适应，领导者需要做出合理的人员调整决策，确保团队健康发展。

2. 团队与团体的区别

团队与团体虽看似相似，但两者在本质上存在重要区别。团队不仅依赖于成员的相互协调与合作，更强调成员之间的心理支持与共同责任感，这对组织健康至关重要。一个健康的团队能够增强每位成员的归属感和心理安全感，使其在面对挑战时能够更加从容应对，而这在普通团体中是难以实现的。

团队的成功不仅取决于每个成员的能力，更取决于团队合作方式的健康程度。健康的团队文化鼓励开放沟通、尊重差异、包容失败，这些特质能够增强成员的心理韧性，减少工作中的焦虑感与压力，从而促进整个团队和组织的健康成长。团队与团体之间也有不同之处，学者肖克（Shonk，1982）通过表8-1系统阐释了两者的差异。

表 8-1 团体与团队的差异

	团体	团队
目标	成员的目标是可以区分的	成员具有共同的目标，需要在一起工作
互赖程度	成员可以自由决定或采取不影响其他成员的行动	任何成员的行动或决定都会影响其他成员
合作程度	成员独自工作能最有效地完成任务	成员通过合作可以最有效地完成工作
时间架构	成员可以独自工作很长的一段时间	成员必须每日或每周密切地协调工作

资料来源：Shonk J. H. Working in teams: A practical manual for improving work groups [M]. New York: Amacom Publications. 1982。

肖克提出的团体与团队定义，从目标、互赖性、合作模式与时间架构进行明显区分。其后乔恩·卡岑巴赫（Jon R. Katzenbach）与道格拉斯·史密斯（Katezenbach Smith, 1993）则更进一步将团队精神纳入核心差异：团队成员共同承担实现目标的责任，无论是成功还是失败；而团体成员则不一定对共同目标的完成承担相同的责任。再者，团队的最后成果是经由全体团队成员共同贡献心力所完成的，而且这个成果绝非单独依靠个人力量可以完成，相关研究见表 8-2。

表 8-2 卡岑巴赫与史密斯对团体与团队差异的分析

	团体	团队
领导者	有一位正式而强有力的领导者	领导者的角色由团队成员轮流担任
成员责任	只担负个人的成败责任	同时担负个人成败及团队成败责任
目标	团体的目标与组织使命相同	团队自己有其特殊的目标
工作成果	注重个人的工作努力成果	注重团队集体的工作努力成果
会议过程	只着重进行有效率的会议	着重鼓励每一个人参与讨论，充分沟通，并在一起解决问题的会议
绩效评估	绩效评估以个人表现为依据	绩效评估把集体的工作成果作为衡量的依据
工作方式	经过讨论及决策，授权个人去进行任务	经过讨论及决策，大家共同完成任务

资料来源：Katzenbach J. R., Smith D. K. The rules for managing cross-functional reengineering teams [J]. Planning Review, 1993。

卡岑巴赫与史密斯（Katzenbach and Smith, 1993）的研究将工作权责与绩效纳入分析框架，进一步完善了团队定义。综合上述内容可知，团队追求的是比团体更紧密的结合与更严谨的定义，但团队的许多观念源于团体，两者之间仍有一定关系，两者的不同只是在程度上的差异，因此，团体研究的成果仍可部分适用于团队场景。

3. 团队成员角色

由上述团队的定义可知，团队成员须共同承担团队的成败责任，所以成员的角色就显得相当重要。学者梅雷迪思·贝尔宾（Meredith Belbin, 2011）经过多年的研究与实践，提出了著名的贝尔宾团队角色理论（belbin team roles），见表 8-3。该理论指出：成功的团队不论规模大小，都包含九种不同的角色。这些角色根据成员展现的特性与行为特征进行划分，分别负责活动执行、创意构思和流程管理等不同层面的任务。当团队具备这九种角色时，其组织活动通常能够高效运行。这九种角色可进一步归纳为三大导向类型，行动导向型角色（action oriented）、人际导向型角色（people oriented）与谋略导向型角色（thinking oriented）。行动导向型角色包含完成者（completer finisher）、鞭策者（shaper）、执行者（implementer）三类。人际导向型角色包含协调者（co-ordinator）、团队工作者（team worker）、资源调查者（resource investigator）三类。谋略导向型角色包含监察员

(monitor evaluator)、创新者（plant）、专家（specialist）三类。分述如下。

（1）完成者（completer finisher）

完成者的主要任务是督导团队，确保工作进度如期完成，避免工作流程、项目时程有所拖延，确保任务达到尽善尽美。因此，这类角色的人格特质是尽责、细心、勤奋、认真，追求完美，对团队要求过高易让成员感到压力。

（2）鞭策者（shaper）

鞭策者大多属于领导者，主要规划组织发展的蓝图，提出各种计划并促使团队获得共同的意见，适时给团队注入动力。鞭策者的人格特质倾向勇于挑战，以成果为导向，非常积极促使团队朝同一个方向努力，但有时容易冲动。

（3）执行者（implementer）

执行者主要的贡献是能把团队讨论的结果在手上高效率地完成，工作思维倾向按部就班达成目标，是值得信赖的伙伴。执行者的人格特质是自律、可靠、务实，尊重传统，但同时缺乏灵活性，较保守、不愿意接受创新。

（4）协调者（co-ordinator）

协调者非常擅长总结团队意见，综合成员的想法并厘清目标，进一步设定项目的执行优先排序。如果团队遇到问题，他会找出对策协助团队成员进行合理分工。协调者的人格特质是沉稳、客观，能获得成员的认同与信任。

（5）团队工作者（team worker）

相较于协调者，团队工作者具备更优秀的社交手腕，通过倾听、沟通化解团队内部的矛盾，进而凝聚团队士气。团队工作者的人格特质是温和有礼，敏感，所以较不愿意产生纷争，不会得罪人，相对决策上也容易优柔寡断。

（6）资源调查者（resource investigator）

资源调查者顾名思义是积极帮团队获取信息、资源的角色，担任团队的外交角色及谈判者，愿意探索新事物适时获得外界的支持。资源调查者的人格特质是主动、外向、积极，人脉广泛，不过容易对单一议题的专注力不足。

（7）监察员（monitor evaluator）

监察员更倾向逻辑理性思考，能在压力之下权衡企业发展情势进而做出适合的判断，确保整个组织向对的方向前进。监察员的人格特质是沉稳、谨慎且具备宽广的视野，做出最有价值的判断，不过也要避免结果论而忽略成员的情绪。

（8）创新者（plant）

创新者是团队中最有创意的人，能在既有框架之下提出特别、独创的见解以解决现状，甚至经常会提出反向思考的建议，引导团队打破惯性思考。创新者因为敢于提出不同意见，所以有时会违反既有规则，提出创新见解同时又让团队接受。

（9）专家（specialist）

专家比较像团队的顾问，在必要时提供某项领域的专业支持，以破解团队"瓶颈"，因此多为外部顾问性质。专家的人格特质是非常专注于工作，由于专家使用的语言过于专业，有时要学习使用他人能理解的方式进行沟通。

表 8-3　贝尔宾团队角色理论

角色类型	角色	功用	人格特质	性格缺点
行动导向型	完成者	负责督促团队的任务目标和活动进度，检查任务执行过程中的错误或遗漏，并提升事务的紧迫性，防止成员行动拖延，确保任务达到理想的成果	通常态度勤奋且认真，始终保持工作的紧迫感，并追求结果的完美	容易表现出缺乏耐心和焦躁情绪，有时甚至不愿意放权给他人
	鞭策者	团队行动的领导者，为团队带来动力和冲劲，会提出方案，协助任务和目标成形，并推动团队达成一致意见，朝目标行动	勇于挑战，有高度成就动机，渴望任务能成功，并态度积极地推动大家一起前进	容易冲动、急躁，受到挑衅时会陷入意气之争而情绪失控
	执行者	能审慎考虑现实，把谈话与建议转化为具体步骤，做事不好高骛远，会务实地达成团队目标，是值得信赖的实践者	自律、顺从、务实而可靠，能够容忍和尊重传统	时而缺乏灵活性而显得过于保守，对于改变或创新不感兴趣
人际导向型	协调者	该角色深受团队成员的认同与信任，擅长总结团队意见，综合各方感受，帮助团队明确目标和问题，提出策略方向，并合理安排工作与职责	通常沉着自信，具有控制局面的能力，能够客观地看待问题，不带偏见地接纳不同意见	尽管在才智方面可能不够突出，但有时可能显得过于操控他人
	团队工作者	通过灵活的沟通技巧，团队工作者能积极解决团队内部的潜在冲突，适时提供支持，打破僵局，凝聚团队士气，防止因意见分歧引发争执	擅长倾听，待人温和有礼，关心他人感受，且具备良好的社交技巧	可能因为不愿得罪他人而显得优柔寡断，过于迁就他人，甚至成为"烂好人"
	资源调查者	作为团队的外交代表，资源调查者负责引入外部信息，与观点不同的个体或群体进行接触，并代表团队进行磋商与谈判，以争取外部支持	外向、热情，拥有广泛的人脉和信息，充满好奇心，喜欢探索新事物	对议题的专注度较低，兴趣常常迅速转移，且可能缺乏原创性意见
谋略导向型	监察员	以沉稳的态度和战略性思维，冷静分析问题和情境，厘清复杂或模糊的情况，并对他人的判断与贡献进行评价，确保重要的意见不被忽视	小心谨慎、聪明，具有广阔的视野，能够从全局出发做出最有利的决策	有时可能过于挑剔或拘泥于规则，导致团队士气受到影响
	创新者	提出新的创意与想法，并对现有做法提出批评、建议，引导团队多元甚至反向思考，避免思考上的僵化与局限	打破成规，懂得内省，敢于提出不同意见	常因不拘细节而违反规则，易和他人起纷争
	专家	1988年贝尔宾修正理论时新添的角色，为团队提供专门性的知识技能，在特定问题中提供极佳建议或协助	拥有高度专业性知识，工作态度专注	专业性过强，个性内向，不善与人沟通

资料来源：本书作者整理。

每个角色不一定只能由一位成员担任，成员可以同时扮演多个角色，必要时甚至可以进行角色转换。通过这九种角色的规划与分配，可以使团队结构更加多样化和合理化，确保每位成员在各自的职责范围内发挥作用。此外，让成员自我分析其能力与特质，也能帮助他们发现自己擅长且愿意承担的角色。

4. 团队成员流失探讨

根据美国盖洛普（Gallup）的调查（迈克尔·阿布拉肖夫 Michael Abrashoff, 2008），有65%的离职员工真正离职的原因是对上级的不满。这个调查揭示了职场中管理层与员工之间的关系对组织健康和个人心理健康的重大影响。员工离职的五大原因包括：缺乏尊重，无法参与决策，意见被忽视，付出与回报不相符，薪酬问题。这些问题不仅会影响员工的离职，还会对员工的心理健康乃至组织整体的健康运作产生影响。

（1）缺乏尊重

缺乏尊重是员工离职的首要原因，这反映出工作环境中尊重与心理安全的重要性。健康的组织文化应该倡导互相尊重，尊重不仅体现在言辞和态度上，还应该体现在员工的贡献被认可和重视上。当员工感受到尊重，他们的自我价值感和心理健康就能得到提升，这种正面的情绪反过来也会促使他们为组织做出更大贡献。反之，缺乏尊重会导致员工产生情感疏离，进而影响工作效率和心理健康。

（2）无法参与决策

无法参与决策是另一个影响员工心理健康的重要因素。如果员工在团队中感到自己的意见被忽视或被认为无关紧要，他们很可能会产生挫败感和无助感。健康的团队不仅是完成任务的载体，还应该是一个成员能够参与并影响决策的场所。让员工参与决策不仅有助于增强其工作满意度，还可以减少焦虑和压力，促进个人心理健康的发展。同时，决策参与感也是增强组织健康的重要手段，因为它可以促使团队更具凝聚力和创造力。

（3）意见被忽视

意见被忽视会让员工感到自己的价值被否定，从而影响他们的心理健康。这种感觉会导致员工逐渐失去动力，最终选择离开公司。健康的领导风格应该尊重并重视每个员工的意见，即使这些意见未必符合当前的决策方向，依然给予足够的倾听和反馈。一个健康的组织会通过开放的沟通渠道鼓励员工表达自己的看法，进而在心理和情感层面给予支持，使员工能够积极应对工作中的挑战。

（4）付出与回报不相符

付出与回报不相符不仅仅是薪资问题，更涉及员工感受到的公平感。不公平感会严重影响员工的心理健康，导致他们产生压力和不满情绪。健康的组织不仅要提供公平的薪资结构，还要确保员工的工作与其回报相匹配。回报不仅是物质上的，还包括心理上的认可和职业成长机会。当员工感受到他们的付出被合理回报时，心理健康状况往往更好，团队合作也会更加顺畅。

（5）薪酬问题

虽然薪酬问题往往是员工离职的一个直接原因，但它通常与更深层次的心理健康和组织健康问题相关联。薪资不足会影响员工的生活质量和心理安全感，从而使他们在工作中感到焦虑和不安。健康的组织应该定期审查薪资结构，确保员工获得与其贡献相符的报酬，同时也关注员工的心理需求，提供心理支持和发展机会。

综上所述，通过建立一个互相尊重、参与感强、意见被重视的工作环境，团队不仅能够提升工作绩效，还能促进成员的心理健康，从而使团队获得更高的健康水平和长远发展。

二、团队成功的要素

由上述可知,团队成员的角色固然重要,但仅具备完整的团队角色,还无法保证团队的成功。一个健康且有效的团队除了具备技术能力,还必须关注成员的心理健康和彼此之间的情绪支持。团队的成功需要健康的沟通方式、相互的尊重和情绪管理,才能在高压下保持高效。健康的组织不仅要关注绩效,更要创造一个心理安全的环境,使成员能够在身体和心理上都保持良好的状态。以下列举几位学者所提出的研究供读者参考。

1. 卡尔的成功团队八项要素

学者卡尔(Carr,1992)认为,有效团队的产生并非偶然,而是团队成员通过学习多种技巧达成的。健康的团队文化是达成这一目标的关键,以下是成功团队的八项要素。

(1) 支持团队合作的共享价值观。共享价值观不仅是团队合作的基础,还能促进成员心理上的认同感,增强归属感,从而提升整个组织的健康水平。

(2) 清楚而有价值的目标。明确且有意义的目标有助于团队成员在实现目标的过程中感受到成就感与心理满足,避免由目标不清导致的焦虑和压力。

(3) 每位成员都很重要。在健康的团队中,每位成员的贡献都应得到认可与尊重,这不仅能够激励个人,更能提高团队的凝聚力与整体健康水平。

(4) 对目标的承诺。团队成员的目标承诺度高,能够增强彼此之间的信任,创造一个心理健康的团队氛围。

(5) 目标必须明确、可测量。清晰且可衡量的目标使团队成员能够有清晰的方向感与自我效能感,减少迷茫与压力,促进心理健康。

(6) 直接、迅速、可靠而有效的反馈机制。这样的机制能帮助成员不断调整行为,减少工作中的焦虑感,并提高整体团队的心理安全感。

(7) 以团队为单位的奖酬系统。健康的奖励制度不仅能激励成员更好地工作,还能增强成员的自尊心和心理健康,使团队成员在物质与心理上都得到回报。

(8) 强大的个人及团队能力必须兼备。除了技术能力,成员的心理素质与情绪调节能力也应得到重视。健康的个人与团队能力结合,能让团队在面对挑战时保持韧性与健康。

2. 卡尔·拉森和法兰克·拉法斯托的成功团队八大要素

此外,学者卡尔·拉森和法兰克·拉法斯托(Carl Larson and Frank LaFasto,1998)也提出了成功团队的八大要素,每个要素不仅关乎团队的绩效,也对团队成员的心理与身体健康产生深远影响。

(1) 清楚而令人振奋的目标。目标的设定应同时激发成员的工作动力与心理满足感,确保他们在完成目标的过程中感受到成就与意义。

(2) 以结果为导向的团队结构。健康的团队结构能够减少不必要的复杂流程,让成员在高效工作的同时减少心理负担,维持良好的心理健康水平。

(3) 有能力胜任的成员。成员能力与心理健康应保持平衡。若成员的能力无法应对工作压力,组织需提供心理支持与发展机会,以保障成员身心可持续发展。

（4）一致的承诺。团队承诺的一致性反映出成员之间的互信与情感支持，这对团队的整体健康极为重要。

（5）同心协力的气氛。健康的团队氛围需要成员之间的情感支持和协作，才能在工作中相互理解、减少心理压力。

（6）卓越的标准。高标准应同时考虑成员的能力和心理健康，避免因过度追求卓越而过劳或产生心理负担。

（7）外界的支持与认同。外部的支持不仅体现在资源的提供上，还包括心理支持和认可，这对组织健康和个人幸福感具有重大意义。

（8）有纪律的领导。领导者的纪律应体现在情感管理上，关心团队成员的心理健康，及时帮助成员应对压力与情绪波动。

3. 伟斯特曼的数字文化

史隆管理学院（MIT Sloan School of Management）学者乔治·伟斯特曼（George Westerman）研究团队于2020年在《史隆管理评论》（MIT Sloan *Management Review*）中指出，根据当今的世界趋势，让团队拥抱数字文化才是成功的关键，许多成功转型的公司都证实了这一点。举例来说，比利时联合银行（KBC Bank）与许多同业一样，面对来势汹汹的金融科技业者竞争，该银行利用区块链技术，推出"我的汽车"（My Car）贷款，提供包含车贷、保险、收购车牌及道路救援等一步到位的简便服务，背后就是运用了强大的区块链网络技术，将汽车经销商、银行、保险公司、行政机关及道路救援单位等系统，全都串接在一起。因此，该项车贷服务不但可加速购车流程、简化银行业务，让客户能同时申请车牌、车贷及投保汽车强制险，更强调让客户在汽车经销商处只要通过智能型手机，就能享受从购车签约到直接把汽车开回家的无缝体验；但银行仍严格保护顾客隐私与员工权益。就如同哲学家尼采（Nietzsche，1989）的警告："与野兽争斗的人，要小心别在过程中变成了野兽。"伟斯特曼（2020）研究认为，要进行数字文化的转型，公司应该先了解数字文化的四个关键价值观，本书整理成四个关键力。根据这四个关键力，来形塑团队成员的行动和创造组织的绩效。

（1）创新力。这指的是经由持续的创新，大幅度改变产业现况，驱使公司力图颠覆原本的游戏规则，影响产业整个生态，进而能从中获利。

（2）超速力。不用等到掌握所有细节就能迅速出手，之后再视情况修改路线，这使组织可以先声夺人。

（3）开放力。公司与员工采纳多方信息，并且大方分享本身的知识，更乐于与他人协作，于是能更快达成目标。这种价值观也使组织勇于挑战现状。

（4）自主力。团队不用每个行动都获得正式批准，只要对组织有正当利益，即能拥有高度的自由来行动。

这四个关键力环环相扣。有了超速力、开放力与自主力，公司才能达到发挥创新力的目的。而这些关键力所创造的高度赋权环境，则让团队成员有强烈的担责意识。这样的组织与一味等待指令和核准，不需要负个人责任的组织有着巨大的差异。研究团队发现，保持这四个关键力的组织，往往在数字时代中能屡创佳绩。由上可知，成功团队的成员之间相互依存、信任，愿意共同承担责任，追求共同的目标。

4. 成功团队的关键

综上所述，成功团队的关键不仅在于技术能力和绩效，还在于团队成员和组织的健康水平。健康的团队文化能够提升成员的心理韧性、情绪管理能力，以及个人与团队的可持续发展。以下是关键要点。

（1）建立起团队合作的共享价值观。健康的组织价值观能够促进成员的心理健康，使他们在认同团队目标的同时，感受到工作中的意义与归属感。包括未来前景、收入与福利、学习成长、升迁制度、工作价值与品牌形象等文化要素。让团队被赋予任务的价值意义，才能认同这个是自己要完成的任务。

（2）明确的努力目标。目标的制定要人性化，既能激励成员达到高效绩效，又能确保他们在工作过程中保持身心健康。有效运用人性上"趋利避害"的习性，用一套正确的方法激励员工超越公司所设定的目标。重视每位成员，设定可测量的目标，包含建立以团队为单位的奖酬系统来激励团队达成目标。目标上要能掌握总体环境趋势，发展动态竞争的理念文化以满足客户不断求新求变的需求，直接、迅速、可靠而有效地对团队做反馈。

（3）不可取代的科技软实力。在数字化转型中，组织健康与成员心理健康必须与技术能力同步发展，确保在创新过程中，成员的心理与情绪得到充分的支持与管理。包括组织数字文化的建立，并能根据上述的四个关键力，即创新力、超速力、开放力与自主力，来塑造团队面对市场科技变革和提升组织的绩效。

三、团队精神

团队精神不仅是大局意识、协作精神和服务精神的集中表现，也是团队健康与个人健康的核心推动力。健康的团队精神基础在于尊重每位成员的兴趣与成就，同时关注成员的心理健康与情绪需求。其核心在于协同合作，最高境界则是全体成员在心理与情感上的凝聚力与向心力。这体现了个体利益与集体利益的和谐统一，进而保证团队的高效与健康运行。团队精神的建立无须成员牺牲自我。而最高境界则是全体成员在心理与情感上的向心力与凝聚力。这体现了个体利益与整体利益的统一，并进一步保证组织的高效、健康运转。团队精神的形成无须成员牺牲自我，而是通过个人的心理满足与情感支持来共同完成任务。健康的团队文化营造了一个能够促进心理健康、情绪调节和身体健康的环境氛围。

1. 组织健康与管理文化

团队精神是组织文化的一部分，而健康的组织文化还包括心理支持与身体健康的管理机制。良好的管理不仅是将每个成员安排到合适的岗位，还需要建立一个促进情绪健康和生理平衡的工作环境，从而激发每个成员的潜力。如果没有健康的管理文化，缺乏成员之间的情感关怀与心理健康支持，就难以形成真正的团队精神。组织必须培养一种既重视绩效又重视个人心理与身体健康的文化。

2. 个人主动性与团队合作健康的区别

团队精神强调个人的主动性，并将其与集体利益相结合，进而提升组织整体的健康水平。与传统的集体主义不同，团队精神更注重个体的心理健康与自主性，而非牺牲个体利益来成全集体。健康的团队合作是在尊重个体自由和心理需求的前提下实现的，只有当成员感受到心理和情感上的支持时，才能真正形成一个健康的整体。在健康的团队合作环境中，创新与诚信是自律的表现，而不是在强制条件下的被动执行。

3. 团队合作精神与健康的重要性

团队合作精神不仅是提升团队业绩的重要因素，也是维护团队与个人健康的关键。特别是在规模庞大的公司，团队合作更显得至关重要。通过合作与沟通提升团队士气、信任度和生产力，同时有助于减轻个人的心理压力，促进身心健康。以下是如何运用团队精神促进团队合作的十个健康要素。

（1）团队合作的关键在于以身作则

领导者在团队合作中扮演重要角色。要建立一个健康的团队，领导者不仅要树立榜样，还需要关注成员的心理与情绪健康。如果领导者在工作中表现出良好的健康意识和自我要求，团队成员也会自然跟随，形成健康的工作氛围。

（2）建立信任和尊重的健康文化

信任和尊重是健康团队的基石。如果员工和主管之间缺乏信任与尊重，不仅会影响团队合作，还可能损害员工的心理健康。因此，建立一个相互信任、尊重彼此心理需求的健康文化，能够增强团队成员的情感联系和心理安全感。

（3）增加沟通机会与提供纾压空间

团队合作的前提是成员之间的默契，而这种默契的形成需要时间和空间的投入。组织应提供健康的沟通环境和纾压空间，帮助团队成员相互理解、建立信任，并在心理和情绪上得到支持。通过这些措施，团队可以保持长久的合作动力和健康的工作状态。

（4）明确团队成员的角色定位与职责分工

清晰的角色定位和职责分工有助于减少团队成员之间的冲突与压力。在健康的团队中，每个人都应明确自己的责任，从而避免因权责不清引发的心理负担。清晰的任务分配还能帮助团队成员专注于各自的工作，提高整体的效率和心理健康水平。

（5）设定明确的目标与达成标准

设定明确的目标不仅有助于提升团队绩效，还能帮助团队成员保持心理健康。当目标明确且可衡量时，成员可以通过不断地进步感受到成就感和心理满足。主管应根据每个人的能力分配任务，以确保工作量的平衡，并减少压力对心理健康的影响。

（6）快速有效地解决冲突

冲突是团队中难以避免的现象，但健康的组织会制定明确的冲突调解机制，确保冲突不会影响成员的心理健康。当团队内出现问题时，主管应快速干预，防止问题升级，并通过情感支持和心理辅导帮助成员恢复合作精神。

（7）让团队成员积极参与决策

在健康的团队中，每个成员都应感到自己是不可或缺的。这种参与感不仅能够激发成员的合作精神，还能增强成员的心理健康。当员工感受到他们的意见被尊重并能够影响决策时，他们的心理健康水平和工作满意度都会显著提升。

（8）保持彼此工作的平衡

健康的团队合作强调工作负担的均衡分配。如果个别成员的工作压力过大，会导致心理负担过重，进而影响整个团队的健康运转。确保每个人的工作量相对平衡，能够减少压力并保持整体的健康与高效。

（9）定期开会与更换会议场所

定期开会是保持团队健康运转的重要方式，但要注意会议的效率与环境的变化。通过定期更换会议场所，团队成员能够从日常的工作中解放出来，缓解心理压力，增进彼此之间的自然交流，有助于改善团队的心理健康状态。

（10）经常反馈与不吝赞美

健康的团队文化鼓励频繁地反馈与赞美。通过积极的反馈，团队成员能够不断调整工作方式，避免因沟通不畅带来的心理负担。同时，赞美和肯定不仅能提高成员的自信心，还能提高他们的心理健康水平和团队凝聚力。

团队精神不仅是组织高效运转的核心，也是个人与组织健康的保障。通过建立信任、尊重和沟通的健康文化，团队成员能够在情感与心理上得到支持，促进工作效率的提升。组织健康与个人健康密不可分，健康的团队合作环境将为个人成长、心理健康和组织成功奠定坚实的基础。

第二节　团队管理与健康建设

随着知识经济时代的来临，各类知识和技术不断创新与进步，工作环境也变得愈加复杂。在这样的背景下，组织健康和个人健康变得尤为重要。以前，人们工作的主要目的是维持生活和养家糊口，而现在工作的意义已经发生了转变，成为个人实现潜能、满足兴趣和获得成就感的途径。因此，一个健康的组织环境不仅关注员工的工作绩效，还要关注他们的心理健康和情感需求。

一、团队发展理论

美国著名的心理学家布鲁斯·塔克曼（Bruce Tuckman，1977）提出团体动力学（group dynamics）中的"团队发展阶段模型"（tuckman stages of team development model），指出团体形成会经历五个阶段（见图8-1），过程中面临的团队成长、挑战、处理问题、寻找解法、规划工作与传递结果等，都是一个团队的必经之路。五个阶段分别是形成阶段（forming），风暴阶段（storming），规范阶段（norming），表现阶段（performing），转换阶段（adjourning）。分述如下。

1. 形成阶段

此阶段的特征是群体目的、结构及领导权高度不确定，成员正在测试团队，以决定何种行为是可被接受的。当成员开始将其自身视为团队的一部分时，此阶段就算完成。

2. 风暴阶段

是一个群体内部冲突的阶段，成员接受团队的存在，但拒绝群体对自己的控制，对于谁是团队中的领导者也会发生冲突。第二阶段完成时，团队中将有相当清楚的领导权。

3. 规范阶段

在第三个阶段，团队成员间发展出紧密关系，并表现出团队凝聚力，此时会有一股较强烈的团队认同感。当团队结构变得稳固，且成员对适当的工作行为形成共同预期时，此阶段即宣告完成。

4. 表现阶段

此时，团队结构已完全发挥作用，并被团队成员接受，他们已经了解彼此，经营重心转为执行任务。针对永久性团队，执行是发展的最后阶段；但对临时团队而言，因为执行的任务有限，还需经历解散阶段。

5. 转换阶段

在此阶段，团队准备解散，高水平的任务执行不再是成员的第一要务，成员们的注意力将转向收尾活动，并确保解散后团队能正常运转。

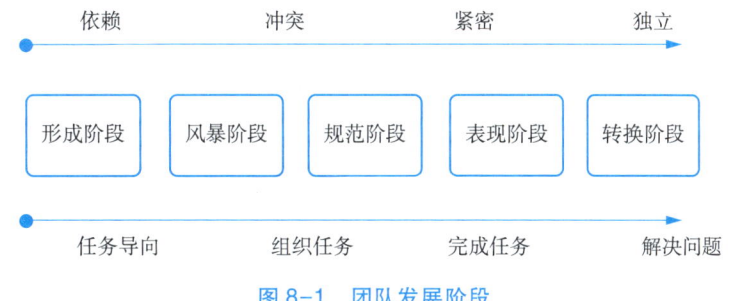

图 8-1　团队发展阶段

资料来源：Tuckman B. W., Jensen M. A. C. Stages of small-group development revisited [J]. Group & Organization Studies, 1997, 2 (4): 419-427.

五个阶段中的前四个阶段中，团队关系经历了从依赖到冲突，从冲突到紧密，再从紧密到独立的演变。这就类似于男女交往的过程，从一开始的甜蜜期，可以整天腻在一起，到后来价值观不同而有所冲突、摩擦，接着彼此知道双方底线，开始建立默契与规范，然后渐渐步入稳定，稳定后也能相互体谅、共同成长。

"团队发展阶段模型"重点关注两个轴向："关系"与"任务"。任务就是组织所面对的种种事务，初期会有很多杂事，有很多日常、烦琐的待办，后来才渐渐步入正轨解决更完整的问题。例如，到一个新环境，首先关注基本日常管理，如文具、软件等；接着开始针对任务来做，任务一旦多了，开始有些组织、排序，如客户要的优先处理；同事的抱怨先不用急着反应等，做事情的顺序、条理性就会跟着出来；再来就是调整流程，让一些任务不再出现，如在办公室放杯子，而不用每天带着罐子；最后则会协助团队、组织解决实际的问题。这也是为何要先把团队建立好才能解决问题。因为当领导者没有厘清团队的方向、目标，没有事先安顿好团队成员，那整个团队就会是失序的，就像一群乱跑的马，各跑各的，很难把货物送达目的地。

二、团队合作理论

日本学者赤松要（Akamatsu, 1935）提出的"雁阵理论"（the flying-geese model）是指产业的

兴起、成长、成熟、衰退等过程，先进国家会向成本较低的发展中国家转移，就像雁子以"V"字形结队飞行，大雁带领小雁，视利益高低而转移到合适的地区。后来该理论经由飞利浦引用在企业组织的团队合作上而大放异彩，渐渐被企业界及组织团队使用，成为现在众所周知的"雁行理论"（geese concepts）。雁子在飞行时始终保持"V"字形队形（见图8-2），由于前面有领头者的带领，团队能因为拍动翅膀所产生的气流而增加70%的飞行距离，比"单飞"的效率提高70%。"雁行理论"在团队合作上有几个重要意涵。

1. 目标一致，行动统一

想要营造出强大的气流，必须让所有的雁子都飞向同一个目标。领头雁往上飞，其他雁子也应跟着往上飞，如果有雁子往下下飞，会破坏队形，使气流无法集中，从而浪费团队的精力。所以，在一个团队里，如果成员对目标看法不一致，会导致很多重复工作的情况出现，将浪费彼此的时间及精力。

2. 轮流领导，换位思考

一个成功的团队不应只有固定的领导者，而是应该可以替换的。组织也是一样，团队里有很多事要做，大家分工合作，并负责把自己的事情做好。但是当某个成员被指定要完成一个任务时，有可能被指派成为领导者，协助团队成员顺利地完成任务。这就是轮流领导的理念。当新的领导者接替时，需要转换思维，才能将领导与执行这两者对目标产生的差距缩小，避免不必要的争执破坏团队成果。

3. 鼓励为主，避免嘲讽

当雁群中出现掉队的雁子时，后面的雁子开始叫，而前面的雁子听到后也会叫，这是雁子彼此间的一种鼓励方式。团队中无论是领导者还是任何成员出现状况时，需要的是鼓励而不是嘲讽。当某个成员跟不上团队的节奏时，其他成员应加油打气，鼓励他跟上团队步伐，这样更能提升整个团队的士气。

4. 互帮互助，彼此包容

雁子在飞行时不会单独落下任何一只雁子。如果有一只雁子受伤了飞不快，会有几只雁子退下来陪伴它，或组成另一个比较小的雁群飞行，目的就是要协助它到达目的地。在团队中也是如此，只要同伴有问题，团队的每个人都应伸出援手，互相帮助、彼此包容，这样成功的概率就会比较高。

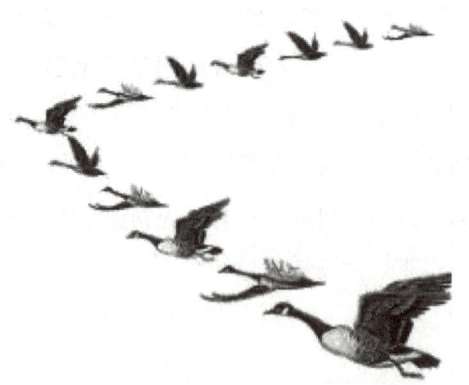

图8-2　雁子飞行时"V"字形队形

三、团队教练理论与组织健康及个人健康的关联

学者哈克曼与瓦格曼（Hackman and Wageman, 2005）提出了"团队教练理论"（theory of team coaching），认为团队教练是一种有助于提升团队成员工作效率和协作精神的领导行为。在这一理论下，团队领导者通过与团队成员的直接互动，帮助他们更好地整合任务，利用整体资源达成团队目标。这样的行为不仅促进了组织的健康运作，也间接提高了个人的心理健康水平，因为有效的团队教练能够减轻员工的压力和焦虑，增强其对团队的归属感和工作满意度。团队教练可以通过集体讨论、一对一辅导等形式进行，帮助成员在实现团队任务的过程中保持心理和身体的平衡。

团队教练分为三种：①能提高团队成员集体努力水平的激励教练，建立团队成员对团队及团队任务的共同承诺。②处理成员绩效状态的咨询教练，目的是在不确定及变动的任务环境中，促进创造符合团队任务需要的工作方法。③提高团队成员知识与技能的教育教练，目的是提高团队成员的知识与技能，并使之应用在团队任务的执行上。

1. 激励与团队承诺的健康作用

团队教练的第一个功能是激励，旨在提高团队成员的集体努力水平，并建立他们对团队任务的共同承诺。在一个健康的组织中，激励教练不仅关心成员对任务的投入程度，还关注他们的心理健康。通过激励团队成员共同为目标努力，不仅可以增强团队凝聚力，还能促进个人的情感健康和提高职业满足感。共同承诺和集体努力的过程有助于减少个体的孤立感和工作倦怠感，提升员工的心理健康水平。

2. 绩效与工作方法的优化

团队教练的第二个功能是咨询，主要处理成员在绩效上的状态，特别是在不确定和变化的工作环境中。这种教练行为能够促进团队创造出适应任务需要的工作方法，从而减少员工因工作不确定性产生的压力和焦虑。组织的健康不仅表现在任务执行的高效上，还包括员工在面对变化时能以积极的心态应对挑战。这种支持性的环境有助于增强个人的心理韧性，提升他们在工作中的应对能力，并减少心理上的负担。

3. 知识与技能的提升

团队教练的第三个功能是教育，旨在帮助团队成员提高知识与技能，引导他们将这些能力应用于团队任务的执行中。通过持续地学习和成长，员工不仅能提升个人的职业技能水平，还能增强他们在工作中的自信心和心理健康状况。组织的健康在于其成员持续地学习与发展，而个人健康则体现在知识和技能的积累带来的成就感和心理满足感。这种长期的个人发展不仅有利于团队目标的实现，也提升了员工的整体职业健康水平。

4. 核心方式与团队健康

哈克曼与瓦格曼认为，团队教练通过三种核心方式促进团队成员的发展。首先，通过激励团队成员，增强他们的承诺感和身份认同感，从而减少惰化效应。通过这种激励，员工的心理健康得到了保障，因为他们感受到自己在团队中的重要作用。其次，团队教练通过减少无用功、确保有效协调，帮助员工集中精力完成关键任务，避免因工作混乱带来的压力。最后，团队教练确保员工的知

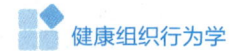

识和技能得到有效利用和开发，帮助他们在心理上感受到工作的意义和个人成长的价值。在团队教练过程中，有下列几个重要元素须建立起来。

（1）信任

信任是一个团队的基础。如果领导者能够在团队内部建立起坚实的信任基础，那么管理成本就会大大降低。作为管理者，要想与团队建立信任，要注意自己是否言行一致，并能向"共赢"思维发展。领导者如果能够在团队中建立起牢固的信任，不仅可以提高团队的效率，还能改善员工的心理健康。当员工感到被信任时，他们的工作压力会大大减轻，焦虑和不安全感也会降低。健康的组织文化强调透明的沟通和开放的互动，这种文化不仅有助于团队成员的情感健康，还能通过减少误解和冲突来提升整体绩效。信任的建立还增强了员工的工作积极性，使他们更愿意为团队的共同目标付出努力。

（2）目标

如果一个团队缺乏明确的目标，就像失去方向的群体，难以在组织中实现其应有的价值。因此，领导者在带领团队的过程中，应不断引导团队成员清楚掌握目标，尤其是挖掘目标背后的意义。团队成员的价值和意义不止体现在数字的背后，如果工作仅仅是为了完成一系列数字目标，那么成员的积极性和动力可能会受到限制。当整个团队对目标达成共识时，团队在后续执行过程中将更加积极主动。这种目标导向的文化有助于增强团队的健康运作，并让员工在心理上获得成就感。

（3）承诺

团队的共同承诺对于达成目标和优化流程至关重要。然而，让团队成员愿意承诺并非易事。作为领导者，在教练过程中要能营造一个勇于承担的团队文化。对于重要工作，应该提前在团队中做好准备，让成员有足够的心理预期，这样在分配工作任务时，成员的接受度会更高。在与团队讨论重要任务安排时，管理者需要与团队成员充分沟通任务的意义及所需资源，先解释任务的意义，再讨论完成任务所需的资源。在这一过程中，管理者还应及时跟进任务进度，做好激励并提供关注，这样可以使团队成员感到更加踏实。感到自己所做的事有意义，也营造出勇于承担的团队文化，还可以防止项目遇到困难无法及时解决而延误。通过充分地沟通和支持，员工能够更好地应对工作中的挑战，并保持心理的稳定和健康。

（4）沟通

沟通是团队的核心纽带，就像血液流动于身体，其贯穿于团队的各个方面。团队能否实现高效的沟通，首先取决于成员是否愿意敞开心扉表达自己的想法，这直接反映了团队氛围的安全感和包容性。同时，这也为组织了解基层实际情况提供了重要保障。当团队成员之间的沟通顺畅时，问题能够迅速明确，避免冗长的绕弯。有效沟通与团队的信任关系密切相关，信任感强的团队通常更能够直率地表达意见，减少顾虑。健康的沟通环境让员工感受到安全感，他们更愿意表达自己的想法和担忧，减少了内部的紧张和压力，从而促进整个组织的心理健康和和谐。

四、运用萨提尔的冰山理论，打造高绩效团队

1. 冰山理论在组织团队上的应用

"冰山理论"（satir model）认为每个人的内在犹如一座冰山，看不见的部分比看得见的部分更

重要,因为冰山大部分是藏在水面下的。我们经常犯的错误就是只看到冰山的上半部分(表象),而忽视了它水面下的部分(内涵)。萨提尔的冰山理论是将人的内在、外在分成水面上和水面下两部分。水面上的是行为,水面下则可分成应对方式、情绪、观点、期待、渴望、自我等区块,从看不见的最深处"自我"开始,层层堆叠起来,最后才在水面上表现出我们的行为。这些行为,其实是我们用来应对内在状态的方法。

组织同样可以运用"萨提尔成长模型"(satir change model)来了解他们的团队在经历变革时如何应对。然后,可以更快速、更高效地推动团队完成变革,创造绩效(见图8-3)。

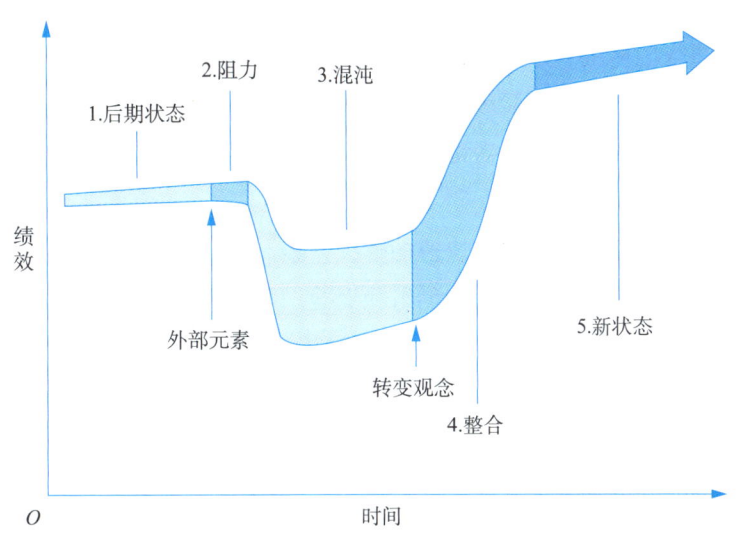

图 8-3　萨提尔成长模型

资料来源:Sayles, Carl. "Transformational change—based on the model of Virginia Satir." Contemporary family therapy, 24.1 (2002): 93-109.

萨提尔成长模型的核心是坚信事情总是有可能变得更好。在水平时间轴上,事情通常会先变得较不理想,之后开始变得更好。在垂直轴上,绩效表示团队的表现,随着团队的努力,绩效也在提高。关系图中的曲线不是一条细线,意味着团队的表现可能会在曲线范围内振荡。

从图 8-3 中可以看到,萨提尔成长模型会经历以下五个阶段。

(1) 后期状态(late status quo)阶段

此阶段描述了领导者意识到重大和破坏性变化之前不久的情况。这一阶段的特点是组织呈现出一成不变的状态。事情每天都在以正常的方式发生。每一天都和前一天相似,团队成员知道会发生什么。团队成员知道如何履行自己的职责,彼此都能执行它。在这个阶段,团队中有些人可能已经希望改变做事的方式。沟通不畅是这个阶段开始产生的功能失调症状。团队成员可能使用指责、安抚和其他不协调的沟通方式来应对愤怒和内疚等情绪。陷入功能失调这个阶段,意见最多的成员不知道群体与其环境之间的不平衡。来自团队外部的新信息和概念可以让团队成员了解改进的可能性。

(2) 阻力(resistance)阶段

接着,组织进入了摩擦纷争阶段,打破了先前舒适的状态,可能因为组织发生了某一件大事,或者领导者已经意识到一些以前没有的新信息。这种新意识被称为外部元素,为了针对这种外部元素组织需要采取对策进行响应。例如,团队成员希望改进内部做事方式,因此,外部元素可能来自

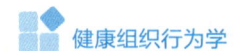

内部也可能来自外部。例如，源自从未见过的更高层的决策，需要进行组织重组。在此阶段，团队成员可能会尝试忽略它或责怪别人，试图抵制变化的不同方式。然而，决策层之所以这么做，有可能源自组织团队的创新速度比竞争对手慢。因此，在这一阶段的工作中，领导者确定了许多潜在的绩效改进，如对团队的工作方式进行重大更改。这些变化都可能导致组织尝试忽略或倾向于接受一些更简单、难度较低的变革。在这个阶段，需要领导者帮助组织成员以开放方式意识到和克服拒绝，领导者也要避免去指责成员的反应。

（3）混沌（chaos）阶段

如果外部元素获得关键权重，则意味着将发生更改，并且组织进入混沌阶段。组织也将不再像往常一样，而是开始进入陌生的领域。旧的工作方法不再产生结果，因此旧的做事方式不再适合，而旧的关系也可能开始破裂。在混沌阶段，领导者会感到压力、困惑、脆弱、害怕，有时甚至有一种恐慌的紧迫感。由于这些感觉，领导者可能会退到熟悉的平凡任务，忽略组织周围的混乱，表现出不寻常的行为。

恐慌的紧迫感可能会导致领导者寻求快速的解决方案。例如，组织变革的威胁可能会让领导者考虑放弃一切，这种绝望会导致混沌阶段的创造性受挫。负责团队的领导者应计划团队在此期间的工作效率，避免其急剧下降。领导者应帮助团队成员确认他们的感受，并让他们感受到支持的力量。领导者也应该帮助团队成员理解这些混沌感觉是正常的，避免追求空泛的所谓快速修复、神奇的解决方案。

（4）整合（integration）阶段

在混沌阶段，组织内会产生很多想法，这些想法可能是一个转变的想法。转变的想法说明领导者理解外部元素，或者至少让领导者能够应付外部元素，转变的想法让领导者走出混乱。它让领导者看到组织需要做什么才能前进。这个阶段的关键就是能够看到外部元素如何通过转变的想法使组织受益。当组织开始尝试新的工作方法，组织接下来可能会形成新的关系，随着组织获得新技能并迅速提高技能，组织的绩效会显著提高。

领导者需要了解，在这个阶段，他们的团队成员需要组织提供大力的支持，如果第一次情况不顺利，或者看起来比他们最初想象的要困难，团队成员可能会感到沮丧，并重新回到混沌阶段。

（5）新状态（new status quo）阶段

在此阶段，团队成员的新工作方法将开始稳定。当团队成员掌握新技能并适用新现状时，组织整体表现将开始提升。新的工作方法成为新的常态，并建立了新的现状。领导者需要鼓励成员庆祝他们在这个阶段取得的成功，还需要鼓励成员继续接受新的想法和工作方法，以进一步提高绩效。

如果变化能够向稳定良好构思和同化，组织将与整个环境更加一致，团队成员能随时观察和交流到底发生了什么。在这个阶段，团队成员需要感到安全，以便他们可以练习。每个人都需要互相鼓励，继续探索组织与环境之间的不平衡，以便减少对变革的冲击。

许多组织的群体成为一个学习型组织，他们学会了如何应对变化。这些组织的成员不会因为过去受到外部因素影响而感到担心。相反，这些经验将激发和激励他们面对未来的挑战。表8-4显示了如何帮助团队成员度过变革的每个阶段。

表 8-4 萨提尔成长模型的五个阶段

阶段	行动
后期状态	• 鼓励团队成员努力改进他们做事的方式。 • 鼓励团队成员继续接受改进的想法。 • 鼓励团队成员在外部寻找改进的做事方式
阻力	• 鼓励团队成员敞开心扉，表达自己的感受。 • 鼓励团队成员彼此交谈，尤其是那些对变化更敏感、更积极的人
混沌	• 帮助团队成员营造一个安全的环境，提供表达感受的机会。 • 鼓励团队成员联结他们的内在，支持他们改变。 • 鼓励团队成员交流他们的新想法。 • 与团队成员共同制定解决方案，帮助他们得出结论
整合	• 鼓励团队成员探索和尝试新的想法和工作方法。 • 提供团队成员应有的支持。 • 确保团队成员了解在此阶段失败或发现困难是可以的。 • 鼓励团队成员与其他人讨论新的工作方法和可能性
新状态	• 营造一个安全的环境，让团队成员可以自由地练习。 • 鼓励团队成员寻找可以从改进中获益的体验。 • 庆祝团队成员成功突破、勇于面对自己、挑战自我

萨提尔成长模型说明，帮助团队成员发挥潜力的方法就是引发当事人觉察渴望；进而增强他人满足渴望的动机；过程中，也能排除追求渴望所可能产生的盲点。任何改变对人都是困难的，尤其是惯性模式的改变，因此需要通过萨提尔成长模型增强其改变的动机，让人看到改变之后的美好景象，并与现状做出对比，此对比越强烈则改变的动机越强。

在现代职场中，严苛的制度和不断积压的压力常常使员工难以表达内心真实的情感。这不仅影响个体的心理健康，也直接影响组织的整体健康。健康的组织环境应鼓励员工表达真实感受，从而形成互信和理解的氛围，进而促进心理健康和平等沟通。萨提尔指出，建立健康的人际关系应以平等和尊重为基础。如果组织能够更加关注员工的内心需求，不仅有助于重塑员工的行为模式，还能增强整体的组织健康。在这种关怀过程中，员工会感受到被尊重与支持，进而缓解各种心理困扰，减少压力带来的身体不适，达到身心一致、言行合一的状态。最终，这种改变不仅能改善个人的心理健康，还能提升组织的凝聚力和效能。虽然过去的经历无法改变，但组织可以通过理解和关心，积极减少其对员工和整体文化的负面影响。通过运用萨提尔成长模型，领导者能够更深入地了解员工的内在需求，从而同时促进组织发展与员工身心健康，不再局限于纠结个体的不足，而是激发出积极的能量，推动团队形成健康的互动模式。

2. 打造高绩效团队的步骤

团队就像一座"冰山"，浮现在水面上的部分是目标和策略，而隐藏在水面下的则是共识、学习、激励和文化。这些隐藏的部分不仅影响团队的合作效率，更是决定团队整体心理健康和组织健康的关键。团队的基础在于共识，很多人认为共识就是共同目标，但事实上，共识更应该建立在共同的危机感和愿景之上，这是实现团队长期目标的基础。危机感不仅能促使组织在顺境中开始变革，从而避免未来的困境，还能增强团队的韧性和应对能力，确保组织和个人持续健康发展。以下是运用萨提尔"冰山理论"打造高绩效团队的三个步骤。

(1) 制定改变目标

打造高绩效团队的第一步是明确并设定沟通目标。如果目标不清晰或不合适，就必须进行调整，以确保沟通能够集中在正确的方向上。清晰和适宜的目标不仅对沟通的效果至关重要，还对团队的心理健康产生直接影响。一个明确的目标能够减少团队成员的焦虑感和迷茫感，进而提升团队的凝聚力和合作效率，同时促进组织健康和个人心理健康的改善。

(2) 辨识并排除团队的盲点干扰

在提升团队绩效时，辨识和排除冰山下的盲点至关重要。这些盲点通常隐藏在团队成员的情绪、观点、期待和渴望中，可能直接影响他们的外在表现。通过深入探讨这些内在因素，组织能够更好地理解和处理潜在的问题，从而改善个体心理健康，提升组织的整体健康水平。领导者在此过程中应该通过反复的提问和引导，帮助团队成员觉察自己的盲点，形成积极的改变意识。即便领导者已经看到了某些问题，也应保持开放和客观的态度，通过与成员的互动来不断验证，确保最终的改变是自发且内在的。这种自觉的改变不仅有助于个体突破既有的行为模式，还能提高团队的创造力和整体健康水平。领导者的合理期待能够激励团队成长，但过高的要求可能会给自己或他人带来压力和困扰。因此，领导者需要理解每个人的内在需求，尊重员工的不同感受，以提升团队的心理健康水平和工作热情。

在此过程中，主管须充分地反复提问，协助团队成员察觉自己的盲点并自发地思索改变，才能产生实效。主管即使自认已经看到当事人的盲点，并形成一些假设或诊断，仍须保持客观的态度，反复提问和验证，让当事人自行觉察。因为，最后出现的结果可能会推翻主管的假设，却是当事人的真实答案。一旦当事人自觉地看到自己的盲点，同时也看到其他可能性，就可以突破既有框架的限制，把潜力发挥出来。

主管适度地期待可以激励团队成长，但不切实际、强人所难的期待，会给自己或他人带来极大的压力和困扰。例如，每个人都想被尊重，但每个人如何感受到被尊重，过程很可能是不一样的。主管适当地顾及下属的内在渴望，多肯定和赞美以及同事间互相友善接纳，都能让下属感受到被尊重，因而激发工作热忱。

(3) 落实改变行动

高绩效团队的最终目标是建立长久合作的团队并达成组织所赋予的目标，萨提尔成长模型通过促使下属改变内在心理因素，从而改变外在行为，不仅是被动地听指令，照做办事。更重要的是主动承担责任，具备责任感与自我管理意识。领导者在协助排除盲点的干扰后，引导下属制定具体的行动方案并持续自我追踪检讨，才算完成任务。最后，当我们发现团队成员的改变动机不够强时，就要先从渴望这个要素着手。因为萨提尔的精神强调尊重他人、不勉强他人，所以前提是他人要有发自内心想要改变的动机，管理手法才能真正有效得以运用。这一过程不仅有助于个人的心理成长，也有助于组织文化的优化，促进健康的工作环境和团队合作。当发现团队成员的改变动机不足时，领导者应从员工的内在渴望入手，尊重每个人的自主性，激发他们发自内心的改变意愿。只有当个人有强烈的内在动机时，组织的管理策略才能真正发挥作用，进而提升整体的健康水平和绩效。

本章小结

本章主要分为两部分，重点探讨团队的定义及其与组织健康、个人健康之间的关系。第一部分介绍了团队的基本定义及相关概念，并详细说明了团队成功的关键要素和团队精神如何影响个体心理健康及整体组织健康。团队精神不仅是一种合作文化的体现，更是保障组织和个体心理健康的重要支柱。健康的团队文化可以有效缓解成员的工作压力，减少因沟通不畅而引发的焦虑，从而提升团队凝聚力，改善成员的身心健康。通过构建一种信任与支持的团队环境，组织能够更好地确保员工的心理福祉，并为组织的可持续发展奠定基础。

第二部分，重点探讨了团队相关理论的发展，特别是团队合作的有效性和建设过程如何影响组织和个人的健康。团队合作的质量不仅关系到任务完成的效率，更对个体的心理状态和身体健康产生深远影响。良好的团队合作可以减少员工的孤立感和压力感，从而提升工作满意度和身心健康。此外，本部分还介绍了近年来广受青睐的教练模式和萨提尔成长模型，并将其作为团队管理的实务应用。这些模式不仅能够帮助领导者有效提升团队绩效，还能促进团队成员的心理健康成长。通过运用这些模式，组织可以更加关注员工的情感和需求，从而创造一个更加健康、支持性的工作环境。这不仅提升了团队的整体表现，也有助于改善员工的身心健康，实现组织和个人健康的"双赢"。

复习思考题

1. 什么是团队？团队与团体有何不同？
2. 团队发展经历了哪些阶段？各阶段的特点及整个观点又是什么？
3. 贝尔宾团队角色理论是什么？优缺点分别是什么？
4. 团队教练理论是什么？哪些要素是团队建设的要点？
5. 冰山理论是什么？运用冰山理论打造高绩效团队的步骤是什么？

本章关键词

1. 团队发展阶段模型（tuckman stages of team development model）
2. 雁行理论（geese concepts）
3. 团队教练理论（theory of team coaching）
4. 萨提尔的"冰山理论"（satir model）

第九章
健康领导及领导力建设

开篇案例

全球知名的五星级饭店丽思·卡尔顿酒店（RITZ CARLTON）不仅以精致服务闻名，其对组织健康和员工心理健康的高度关注也是其成功的关键因素。作为高级酒店及度假村品牌，其总部位于美国马里兰州。在卓越的服务和殷勤待客方面，丽思·卡尔顿酒店以狮与冠为标志，树立了世界级的标准。这种对客户体验的极致追求体现了公司对员工心理健康和幸福感的重视。通过建立强大的组织文化，丽思·卡尔顿酒店确保员工能够在充满压力的行业中保持心理健康和平衡的生活方式。该集团多次荣获美国国家质量奖、Mobil 五星级、AAA 五钻奖、J. D. Power 等行业顶尖荣誉，不仅在顾客中享有盛誉，也在员工中树立了良好的工作环境和职业发展榜样，提升了组织健康。

丽思·卡尔顿酒店之所以能够持续保持全球领导品牌的地位，关键在于公司领导层能够灵活应对内部和外部顾客需求的变化，并在维持核心企业价值的同时，积极适应行业趋势。这种动态平衡不仅提升了企业的竞争力，还通过不断优化组织文化增强了员工的归属感和心理健康。丽思·卡尔顿酒店的创始人西撒·丽思（Caesar Ritz）出生于德国的农村，尽管背景平凡，但他具有非凡的远见。通过对员工尊重、服务质量提升和文化一致性的关注，促进了员工的职业成长，一系列措施增强了员工的心理健康，减少了工作中的焦虑和倦怠。丽思·卡尔顿酒店成为各行业的标杆，不仅因为其优质的客户服务，更因为其对员工心理健康的关注和管理，提升了整体的组织健康。

大多数企业都会制定公司价值观和使命，但很少有企业能像丽思·卡尔顿酒店那样不断强化这些核心内容。丽思·卡尔顿酒店的领导者通过每日的实践和参与，确保员工能深刻理解并落实这些核心理念。这不仅提高了员工的工作热情，还大幅提升了员工的心理健康水平。特别是通过信念卡（credo card）的方式，将服务客户的理念分解为三个核心目标，这不仅让员工对客户服务有更清晰的理解，也通过这种方式增强了员工的心理健康和归属感。信念卡的第一句强调："真心关怀客人的舒适，为最高使命。"这种关怀不仅面向顾客，也延伸至员工，通过提升员工的心理安全感，推动组织健康的发展。

丽思·卡尔顿酒店的独特之处还在于它的"列阵"内部对话机制。这种机制不仅提升了团队的凝聚力，还通过定期的互动增强了员工的心理健康。在每天的 20 分钟交班会议中，员工不仅复习公司的信念和价值观，还通过分享成功的服务故事增强自己的积极性和归属感。这种日常的交流不仅是一个管理工具，更是提升员工心理健康水平的重要方式。通过持续地讨论和反思，员工能够不断强化对组织价值观的认同，从而形成健康的团队文化。

在如今快速变化的全球工作环境中，许多雇主不再承诺终身雇用，然而，丽思·卡尔顿酒店反其道而行，致力于提升员工的终身可雇用价值。这种以员工发展为核心的策略不仅增强了员工的职业安全感，也通过提升员工的心理健康增强了组织的整体健康。公司承诺给予员工足够的支持和关怀，将他们视为家人对待。这种对员工的尊重和关爱反过来也促使员工以同样的方式对待客户，创造出了卓越的客户体验和持久的顾客忠诚度。

丽思·卡尔顿酒店的座右铭"我们是女士们、先生们服务于女士们、先生们"，不仅体现了公司对员工的高度尊重，还通过这种企业文化增强了员工的自尊感和心理健康。在丽思·卡尔顿酒店，员工被视为公司的核心资产，公司领导层致力于通过信任、诚实和尊重的原则，最大限度地发挥员工的潜力。这种员工授权机制不仅提升了工作效率，还通过减少压力和增强自主性，改善了员工的心理健康。

为了进一步提高员工的工作体验，丽思·卡尔顿酒店还采取了独特的授权机制，允许一线员工每天拥有 2000 美元以下的决策权，以最快的方式解决客户问题。这种授权不仅提升了客户的服务体验，还通过增强员工的责任感和自主性，提升了他们的心理健康。这种做法还有效减少了由于客户投诉拖延而带来的压力，从而在提升服务质量的同时促进了员工的身心健康。

正如古希腊政治家伯里克利（Pericles）所言："留在身后的，不是铭刻在石碑上的东西，而是其他人的人生。"丽思·卡尔顿酒店通过关注每一个细节，不仅创造了难忘的客户体验，还通过员工的深度参与和高度认同，提升了员工的心理健康和工作满意度。最终，丽思·卡尔顿酒店的成功不仅体现在其奢华的服务上，还在于其对组织健康和员工心理健康的全方位关注和持续改进。

资料来源：Yeung A.（2006）. Setting people up for success：How the Portman Ritz-Carlton hotel gets the best from its people. Human Resource Management：Published in Cooperation with the School of Business Administration, The University of Michigan and in Alliance with the Society of Human Resources Management, 45（2）：267-275；Michelli J.（2014）. The new gold standard.

学习目标

1. 掌握领导行为的核心概念及其实际应用，能在不同情境中有效管理和激励团队
2. 全面了解领导力的形成、发展历程及其在当代组织中的实际应用
3. 掌握系统性领导力建设的方法，提升个人和团队的综合表现
4. 分析并预测领导行为及领导力建设的未来趋势，以更好地适应不断变化的组织环境

第一节 领导概述

美国教育学家舍己凡尼（Sergiovanni, 2015）曾说："好的领导是学校成功经营的先决条件。"确实，学校领导者的健康与其心理状态对学校的成功经营至关重要。同样地，任何组织的领导者如果能够注重自身的心理健康，同时推动组织的健康发展，将对组织和个人产生深远的积极影响。组织领导者若能妥善利用领导统驭方式，例如采用增权赋能（empowerment），不仅有助于提高员工的自主性和能力，还可以有效降低领导者本人的工作压力，避免因事必躬亲而影响其身心健康。这种领导方式不仅能增进组织效能，还能营造出更健康的工作环境。

领导理论既深且广，深入了解每种领导理论可能不切实际，但选择适合自身组织文化与健康需

求的领导策略尤为重要。如果领导策略与组织文化或健康需求不符，可能会损害员工的身心健康和组织的整体和谐。因此，领导者不仅是管理艺术的实践者，还是组织健康的守护者，他们的决策和行为将影响整个组织的心理健康氛围和员工的情绪状态。

一、领导的定义

1. 领导的意义

领导不仅是一种影响他人的过程，还涉及营造一个健康、积极的工作环境。通过领导，领导者能够在特定情境下通过有效的沟通与支持，激发员工的积极性，促使他们朝着健康的个人目标和群体目标共同努力。这种健康的互动过程需要领导者具备高度的情商和自我调节能力，以便更好地应对不同情境中的挑战，维持自己的心理健康，并确保员工的心理健康和工作满意度。

2. 领导的种类

依据领导的行为，领导可分为直接与间接两种。直接领导：以命令和指示为主，这种方式在短期内可能有效，但如果不关注员工的情感和心理需求，可能导致员工的压力增加，最终影响组织的整体健康。间接领导：通过激励和满足员工需求来调动积极性。这种方式不仅符合马斯洛需求理论，还能增强员工的心理健康。当员工感受到他们的生理和社会需求被满足时，他们的压力水平会降低，心理健康得到改善，工作满意度也会随之提高。

依据马斯洛需求理论（Maslow's hierarchy of needs），满足员工的要求，可从下述两方面着手：满足员工生理方面与社会方面的需求。后续学者赫茨伯格（Herzberg）更进一步提出双因子理论（two factors theory）。根据赫茨伯格的双因子理论，领导者不仅要满足员工的生理和社会需求，还应关注员工的心理健康。保健因子（如薪资、工作环境等）能够预防工作不满情绪，而激励因子（如工作成就感、工作挑战性等）则是推动员工心理健康和组织效能的关键。因此，领导者需要平衡这两类因素，以确保员工在一个健康、支持性的环境中工作，最大限度地发挥他们的潜力。保健因子又称维持因子，员工并不会因为这些因子而受到激励，但当这些因素不足时，则会引起员工对工作的不满。此因子多与工作环境有关，如薪资、工作环境、领导方式、人际关系等。激励因子（motivator）则与工作本身有直接关系，如工作成就感、工作责任感、工作挑战性、工作发展性及升迁机会等。所以，领导者面对员工工作成效，首先要满足基本的保健因子，然后全心全力在激励因子方面下功夫，如此才能真正让员工发挥出应有的工作潜能。

二、领导的基础

领导的本质在于影响他人，但这种影响力的基础不仅是权力，更是健康的工作关系。领导者必须通过支持、尊重和理解来增强其影响力，这种行为不仅能够提升员工的心理安全感，还能促进整个组织的心理健康发展。最具代表性的是学者弗伦奇和雷文（French and Raven，1959）将领导者所拥有的权力分成下列几种。

1. 合法权力

合法权力（legitimate power）即所谓的"职权"，又称法统权。当组织正式任命领导者、赋予其权力时，通常会给予一定头衔，下属认为接受其命令是理所当然的，如总经理、主任、领班等。在拥有合法权力的同时，领导者还应关注如何使用这种权力来支持员工的心理健康。通过公平和透明的管理，领导者可以增强员工的信任感，减少焦虑和不安全感。

2. 强制权力

强制权力（coercive power）是指领导者可以实行某些手段，强制下属服从命令的权力，例如调职、解雇、惩罚等。虽然强制手段可以暂时达到目标，但频繁使用这种权力可能导致员工心理压力增加，损害组织的长期健康。因此，健康的领导者应减少强制手段的使用，转而采用支持性和合作的方式来管理员工。

3. 奖赏权力

奖赏权力（reward power）是指领导者拥有的对下属施行奖酬的权力，如金钱奖励、加薪、升职等。通过建立恰当的奖励机制，领导者不仅可以激发员工的工作积极性，还能提升员工的心理健康水平。奖励机制应注重员工的情感需求，认可他们的努力，增加他们的成就感和归属感。

4. 专家权力

专家权力（expert power）是指领导者凭借自身的专业知识和技术，获得他人的信任和认同，从而使他人愿意听从其指导，并在此基础上发挥领导作用的权力。这种行为对员工的心理健康有正向影响。同时，领导者通过分享专业知识和经验，可以营造一个鼓励学习和健康竞争的工作环境。

5. 参考（照）权力

参考（照）权力（referent power）又称"归属权力"。领导者因为个人特质获得下属的尊重，从而产生领导作用，领导者通过个人魅力和关怀赢得员工的尊重，这不仅有助于提升工作效率，还能有效改善员工的心理状态。一个受到尊重的员工往往拥有更强的心理韧性和工作动力，有助于塑造健康的组织文化。

在上述权力中，奖赏与强制权力两项属于奖惩方式。与个人特质有关的专家权力与参考（照）权力是可以通过培养而提高的领导力，其他三者是组织所授予领导者在职权方面的权力，并非仅通过培养即可获得的领导力。管理者与领导者的不同之处在于，管理者是组织任命的。他们拥有奖赏与惩罚下属的法定权力。而其影响力是基于职位所产生的正式职权。领导者可能是组织所任命或是崛起于某一群体之中。领导者能够激发他人采取超出正式职权范围的行动，影响他们执行更广泛的任务和决策。在这个过程中，领导者的个人健康同样重要，只有在保持自身心理和身体健康的前提下，领导者才能更好地促进组织健康发展，实现组织和员工的共同成长。

第二节　领导理论及其发展

领导理论的发展可大致分为实证与非实证两个阶段，尤其对组织和个人健康有深远影响。20世纪为分水岭，20世纪之前为非实证阶段，较常讨论英雄论和时代论，认为英雄人物可以改变时势，或者时势能够造就英雄。然而，随着实证研究的兴起，20世纪后的领导理论更注重科学依据和实际应用。实证阶段的研究将重点放在如何通过有效的领导来提升组织健康，增强员工的心理健康和福

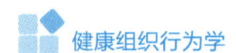

祉，避免领导风格对团队产生负面影响。近年来，随着组织和个人健康的重要性逐渐得到重视，领导理论开始涵盖更多关于组织转化、自我提升、教练技术等方面的内容，以帮助领导者更好地支持员工的身心健康。

一、领导理论

现代管理学者提出的领导理论大致可分为三大类：特质论（trait theory）、行为论（behavioral theory）和权变论（contingercy theory）。每种理论都对组织的健康与个人的心理健康产生深远影响。首先为特质论，从领导者的人格特质论述。其次为行为论，从领导者的信念价值观所衍生出的行为、做法来加以论述。最后为权变论，从领导者与被领导者所处的情境来论述。

1. 特质论

最早在20世纪40年代开始兴起，主张"领导人与非领导人的区别在于某些个人特质"，这些特质在某种程度上与领导者的心理健康有关。例如，领导者的内在动机与成就需求往往比普通员工更强，这可能使他们在面对压力时更具韧性，但也需要注意避免过度工作，保护个人的心理健康。在组织健康的角度，领导者不仅需要具备这些个人特质，还需要具备情感上的成熟，能够在高压工作中维护自身的心理健康。同时，领导者应该通过健康的领导行为来促进员工的心理健康，使组织环境更具支持性和包容性，减少不必要的压力源。

许多管理学者把领导的研究重心放在历史上的名人或将来分析，归纳出好的或者有效的领导者应具备哪些特质，也因此特质论被称为伟人论（great man theory）。最著名的研究学者戴维斯（Davis，1940）认为，有四种特质最常被实务界提及。①聪明才智，领导者相对较高。②社会成熟性与宽容性，领导者也相对较高。③内在动机与成就需求，领导者通常较强。④人际关系之态度，领导者通常较开放。

管理学者史托狄尔（Stogdill，1948）针对领导特质进行研究，将其分为五大特质，①能力：包括智慧、机警、言辞灵巧及判断；②成就：包括学识、知识及运动成就；③责任：包括可信赖、进取、坚忍、主动积极、自信及超越他人的欲望；④参与：包括活动、社交能力、合作、适应能力及幽默；⑤地位：包括社会经济地位及知名度。在这五类特质之中，除能力之外，均可经由学习而得，也就是说，绝大部分的特性并非来自天赋。史托狄尔的研究几乎已经具备了各方面成功者的必备特质与条件，但并未显示成功的领导者明显的特异特质；而同属成功的领导者所具备的特质彼此也不同。也因为如此人格特质论在发展方面受到致命的限制，在应用方面，也无法如所预期的那样鉴选出真正的领导者。研究者对领导特质的研究做了综合检讨后，认为领导者虽确具有某些特质，但并非一致，且在某一种情况下表现卓越领导的特质，在另一情境可能表现不出特殊的效果，甚至可能带来负面的效果。领导者的特质并非没有，不过只凭特质并不能圆满解释领导的现象与效果，还需视领导者的行为来决定，也因此研究开始向行为论发展。

2. 行为论

行为论于20世纪50年代开始得到重视，强调领导者的行为表现对组织和个人健康的影响。行为论主张，领导者不仅仅依靠个人特质来获得成功，更重要的是他们在组织中的行为风格如何影响员工的心理健康和工作氛围。根据俄亥俄州立大学（Ohio State University，OSU）的研究，领导行为被分为两大维度：体谅（consideration）和工作定向（initiating structure）。

体谅：指领导者对员工的关怀程度。这种行为不仅有助于提升员工的工作满意度，还能增强员工的心理健康，减少工作中的焦虑和压力。领导者通过提供情感支持、倾听员工的需求，能够创造一个健康的工作环境，让员工在生理和心理上都感到舒适。

工作定向：强调领导者在任务分配和绩效要求上的表现。虽然对工作定向的高度重视可以提高生产效率，但如果忽略员工的心理健康，可能会增加员工的压力，导致倦怠。因此，高体谅、高工作定向的领导风格是最为理想的，它既能确保工作绩效，又能增强员工的心理健康，营造出一个富有成就感和幸福感的组织氛围。

在领导理论中，行为论提到的以员工为中心的领导者（employee-centered leader）尤其有利于维护组织的健康，因为他们不仅关注任务的完成，还特别关心员工的个人需求和心理状态。这类领导者往往能够建立信任、增强团队合作，最终提升员工的幸福感和工作积极性。而以工作为中心的领导者（job-centered leader）尽管能够在短期内提升工作效率，但如果忽视员工的心理需求，可能会导致长远的健康问题，如压力过大、倦怠感增强。最著名的就是，布莱克（Blake）与莫顿（Mouton）于1964年提出的管理方格理论（managerial grid theory）（见图9-1），用以测量组织领导。以两项变数（两个构面）来衡量组织气候：一种是以"关心工作为主的管理"="对生产工作的关怀"，即"横轴/X轴"；另一种是以"关心人员为主的管理"="对人员的关怀"，即"纵轴/Y轴"。上述两项变量加以配合，并区划为九种程度上的差别，产生81种不同的管理形态。由图9-1可以看到：

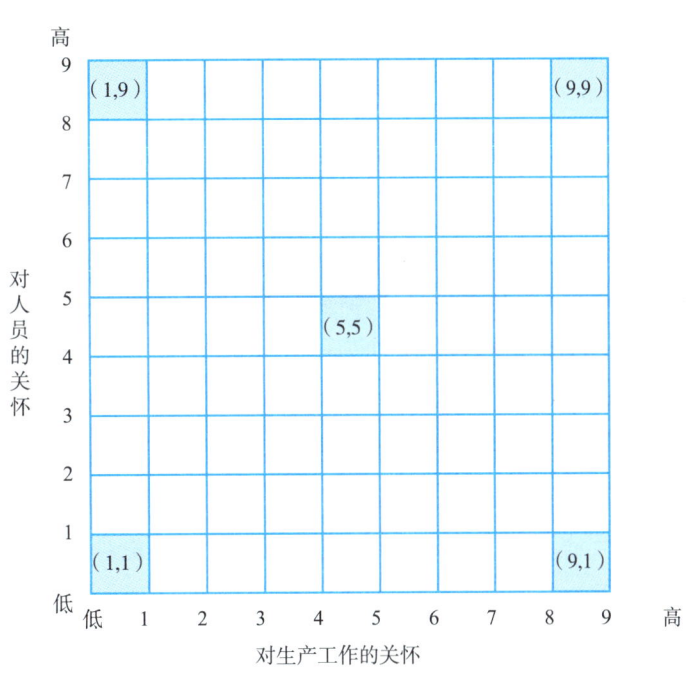

图9-1 管理方格理论

资料来源：Mouton J. S., Blake R. R. The managerial grid [M]. Houston: Gulf Publishing, 1964.

（1）【9，1型】：强调绩效，可以说是"业绩中心型"的管理，这种管理通常领导者相对较权威，员工多以服从方式配合组织运作，所以也可以视为"权威服从式"管理。

（2）【1，9型】：强调人的价值，可以说是"怀柔型"的管理，这种管理通常领导者相对较亲民，员工能以民主方式参与组织运作，组织相对和乐融融，所以也被称为"乡村俱乐部"式管理。【9，1型】和【1，9型】是完全相反的领导方式，这种差异需视组织目标及下属对象而定，比如军队就适合【9，1型】的领导，而医院及学校就适合【1，9型】的领导。

（3）【1，1型】：既不关心人也不关心生产，可以说是"无为型"的管理，这种管理应属于组织不良的管理形态，此型的领导者最无效，也就是最差的一种行为方式。

（4）【5，5型】：处在中间的位置，某种程度上是某部分关心人，某部分关心生产，可以说是"中庸之道"的管理，两方在某种程度上也称得上是"平衡型"的管理，但是并未将人的价值激发出来，也未能在绩效上给予更多展现，所以此型的领导只能说是维持现状。

（5）【9，9型】：是组织领导形态中最理想的一种管理，此种领导行为重视个人也重视团队绩效，可以说是"团队"式管理，此型的领导者最有效能，能够激发员工士气，进而达成组织目标，此方格显示出领导者想达到结果，所需要考虑的决定因素是团队成员。

布莱克与莫顿认为，大多数主管属于中间型领导者，欲成长为最佳的团队型领导者，可实行以下步骤。

（1）讨论会：以管理方格图为工具，让各级主管理解自己目前的领导行为和习惯。

（2）团队发展：由成员一起讨论如何到达方格中的（9，9）位置。

（3）团队开发：分析团队成员间的冲突和问题原因，促成合作。

（4）制定团队目标：讨论和制定团队的共同目标，加强成员的义务感。

（5）执行目标：设法达成团队目标，一起讨论面对的问题，并对主管的领导技能和训练结果做出评价。

相较于特质论，行为论更多强调领导者的行为表现，但两者仍然忽略了领导是一种动态的过程，随时间、环境、情境的不同，需要适时地修正，因此，研究开始向重视领导情境因素的权变论发展。

3. 权变论

20世纪60年代以后，管理学者们开始从领导情境因素着手去研究领导，权变论主要论点在于"权衡情境后，再选择适用的领导方式"。学者认为，天底下并无放诸四海而皆准的领导方式，须视当时所处的情况而做机动性的改变，也就是说面对不同的情境变量，应该采取不同的领导方式。一个有效的领导者，其最重要的工作就是诊断与评估可能影响领导效能之情境因素，然后再根据情境因素来选择最适合的领导方式。权变论的研究成果亦相当多，如菲德勒（Fiedler）的权变模式理论、赫塞（Hersey）和布兰查德（Blanchard）的情境领导理论、豪斯（House）与米切尔（Mitchell）的路径目标理论等。

（1）权变模式理论（contingency leadership theory）

菲德勒从组织绩效和领导态度之间的关系着手进行研究，经过长达15年的研究，于1964年提出了"有效领导的权变模式"，即菲德勒模型（见图9-2）。他认为，任何类型的领导方式都可能是有效的，其成效完全取决于其是否与当前环境相匹配。他把影响领导者领导风格的环境因素归纳为三个方面：职位权力、任务结构和上下级关系。

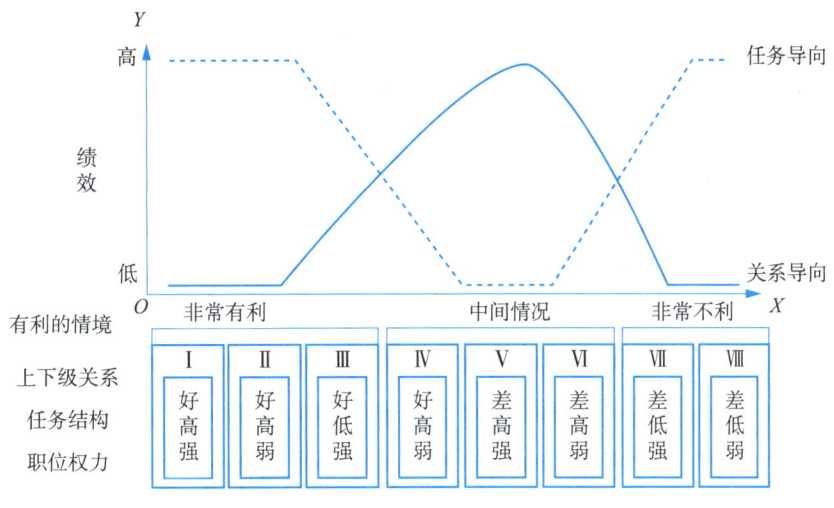

图 9-2 菲德勒权变模式理论

资料来源：Fiedler F. E. A contingency model of leadership effectiveness. In Advances in experimental social psychology [J]. Academic Press，1964：149-190.

①职位权力

职位权力（position power）指的是与领导者的职务直接相关的正式权力，以及领导者从上级和组织其他方面所获得的支持程度。这种权力来源于领导者对下属的实际控制力。当领导者拥有明确的职位权力时，团队成员通常会更加服从其领导，从而促进工作效率的提升。

②任务结构

任务结构（task structure）指的是工作任务的清晰度以及相关人员对其职责的明确程度。当工作任务具有高度明确性，且团队成员对各自职责有清晰的认知时，领导者能够更有效地掌控工作进程，从而确保整个组织在完成任务时能够保持明确的方向。

③上下级关系

上下级关系（leader-member relations）指的是下属对领导者的信任、尊敬和支持程度，以及领导者对下属的关怀与照顾。这种关系在履行领导职能时至关重要，因为职位权力和任务结构可以由组织进行调控，而上下级关系则是组织无法直接掌控的因素。

由图 9-2 可知，在纵轴 Y 是由情境领导的三项因素：领导者与成员的上下级关系、工作任务结构及职权所交织而成的情境，在横轴 X 可以分为高度控制、中度控制、低度控制。当领导者处于高度控制（极有利）及低度控制（不利）情境时，采取工作任务导向的领导方式最有效。领导者处于中度控制情境时，采取重视上下级关系的关系导向领导形式最有效。

（2）情境领导理论（situational leadership theory）

该理论是由领导力大师保罗·赫塞（Paul Hersey）和肯·布兰查德（Ken Blanchard）（管理名著《一分钟经理人》作者）两位博士提出的，主张没有单一绝对的领导风格能够应付所有员工的状况，有效能的领导者应该依据员工的成熟度（maturity）和任务性质调整领导风格。

此模型最初称为"领导的生命周期"（life cycle theory of leadership），在 1970 年更名为"情境领导理论"。后来，赫塞和布兰查德各自据此理论发展模型，本书介绍运用较为广泛的布兰查德的情境领导模型Ⅱ（见图 9-3）。情境领导理论将领导风格依主管对员工"支持性行为"（supportive behavior）和"指导性行为"（directive behavior）的高低，分为四种类型（见图9-3）。

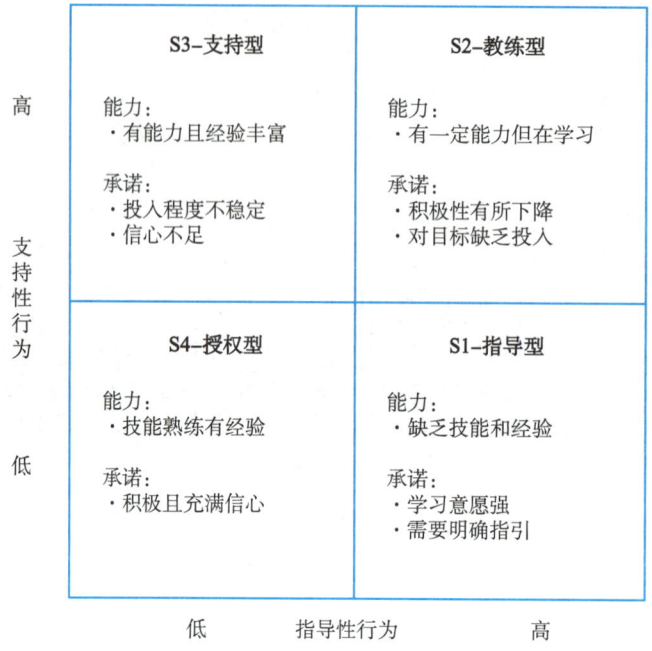

图9-3 布兰查德的情境领导模型 II

资料来源：Blanchard K. H.（1985）. A situational approach to managing people. Blanchard Training and Development.

①指导型（S1）：以任务导向居多，由领导者定义任务内容，密切掌控进度。领导者与员工间的互动多为单向沟通，由领导者宣布决策，适合没有能力但有意愿的员工，因为他们需要有人指引方向。

②教练型（S2）：任务导向高，也有支持导向行为。领导者仍要定义任务，但可以向下属征询意见。此时虽然仍由领导者做决定，但沟通方式偏向双向互动。对能力平平、工作意愿不够高的员工来说，他们需要领导者帮他们建立自信，提高工作意愿。

③支持型（S3）：任务导向偏低，支持导向行为高。领导者把每日例行的工作分派和流程交给下属，领导者参与决定，但将主导权留给员工。此时领导者应展现高度支持，强化员工的自信和工作动机。

④授权型（S4）：任务和支持导向行为都很少，领导者仍参与决策和问题解决，但由员工决定什么时候需要领导者的帮助。此时员工已可独当一面，不太需要领导者的监控或支持。

随着理论的发展，布兰查德再提出"下属发展模型"（development level of the individual）四阶段（见图9-4），以员工的工作能力和工作意愿来判断员工处于哪一个发展阶段，并将下属个人的发展阶段与主管的领导风格联结起来。因为是借由不同的工作任务来界定员工处于哪一个发展阶段，所以当某一项工作任务更换时，就得重新诊断员工的发展阶段。

低能力、高意愿（D1）：下属为新员工时，虽然工作意愿高，但对业务不熟悉。这时领导者应采取指导型（S1）领导风格，协助员工。

中等能力、低意愿（D2）：下属的能力虽然有所提高，但在工作上还是需要帮助才能完成，遇到困难时，下属工作意愿跟着降低。此时领导者应采取教练型领导（S2），除指导外，还要给予较

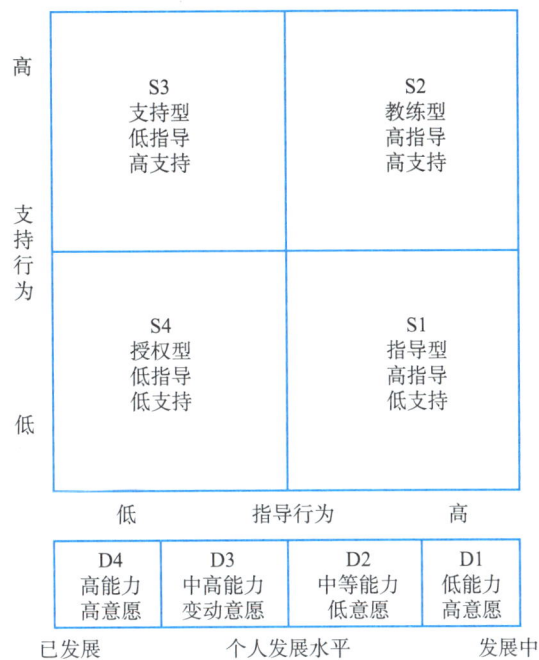

图9-4 下属发展模型4阶段

资料来源：Blanchard K. H., Zigarmi, D., Nelson, R. B. Situational Leadership © after 25 years: A retrospective [J]. Journal of Leadership Studies, 1993, 1 (1): 21-36.

高的支持行为，倾听下属的困惑。

中高能力、变动意愿（D3）：员工有足够的能力，但欠缺独当一面的自信，或不确定自己能不能做好，此时适合采用支持型领导（S3），由领导者和下属一起进行决策。

高能力、高意愿（D4）：员工有充分的能力和意愿，对自己的能力充满自信，甚至可能比领导者更有经验。此时领导者应采用授权型领导（S4），由下属来决定工作的计划和组织，偶尔过问工作的进展情况和遇到的困难即可。

赫塞博士认为，领导力是试图影响他人的一种行为，所以，情境领导不只可以应用在下属身上，还可以应用在上司、同事、顾客、小孩身上，同样能达成有效的领导影响效果。情境领导模型提供了一个框架，可以对不同情境进行诊断，并判定在某种特定情境下哪种领导风格的成功概率最高。使用这个模型可以让领导者无论身处何处都能有更有效的领导行为，因为该模型揭示了领导者选择的领导风格与跟随者的准备度之间的联系。所以，情境领导是领导者与不同的跟随者相处时可以使用的强有力的领导影响力工具。

（3）路径目标理论（path-goal theory）

该理论由多伦多大学的组织行为学教授罗伯特·豪斯（Robert House）于1974年提出，罗伯特·豪斯认为，领导者的功能包括提高下属的个人酬劳，协助员工达成目标，并提供容易获取酬劳的途径；也就是要为下属清除并减少可能的障碍，来增加下属工作满足的机会。该理论是根据美国心理学家维克托·弗鲁姆（Victor H. Vroom）在1964年所提出的期望理论（expectancy theory）引申而来的。期望理论指出，人在决定是否要对期望的事物采取行动时，会先分析行动后可能产生的结果及带来的价值，如果觉得预期的结果与报酬令人满意，才会行动。因此，路径目标理论主张，领导者可以激发下属达成任务的能力,并提供必需的指导及协助,以达到激励下属的目的。此理论精神是立足于下属,而不是立足于领导者。领导者的基本任务就是要激发出下属的潜能;而要发挥出下属的功能,就得帮助下属设定目标,明确目标的意义,并在实现目标的过程中为其提供支持和帮助,同时提升下属的能力,使其获得满足感。此理论的两个基本原理如下。

①领导方式必须符合下属的接受意愿,只有通过能够带来实际利益和满足的方式,才能激发他们的接受意愿。

②领导方式需要具备激励性,激励应建立在绩效基础上,并通过帮助与支持下属来促进其绩效提升。换句话说,领导者不仅要为下属指引工作方向,还要帮助他们克服实现目标过程中的困难。

这个理论认为领导者行为对下列三种下属行为具有影响作用:领导者需要识别员工的需求,并为其设定适当的目标;通过清晰地传达期望与目标之间的联系,将目标的实现与奖励紧密相连;同时,消除障碍,并为下属提供必要的指导与支持。目标设定是实现成功绩效的关键,员工必须认同其目标的价值,并相信在当前资源和领导支持下能够实现这些目标。在确定达成目标的路径之前,领导者需要考虑一些关键因素和可供选择的领导策略。包括任务支持,即领导者帮助下属整合资源、预算以及其他有助于完成任务的要素,消除可能限制员工绩效的环境障碍,并对有效的努力和成果给予及时的认可。同时,心理支持也至关重要,它能够激发员工对工作的兴趣和热情。领导者的激励作用在于将员工的需求和满足与工作绩效紧密相连,提供必要的指导、支持和奖励,帮助员工实现目标并提升工作绩效。

研究证实,当领导者弥补了下属或工作环境方面的不足,就会对下属的绩效和满意度产生积极的影响。但是,当任务本身十分明确或下属有能力和经验处理,领导者就不需要花费时间指导。因此,领导者的工作是要帮助下属达到他们的目标,并提供必要的指导和支持以确保各自的目标与组织的总体目标相一致。路径目标理论同样也区分了四种领导风格(见图9-5)。

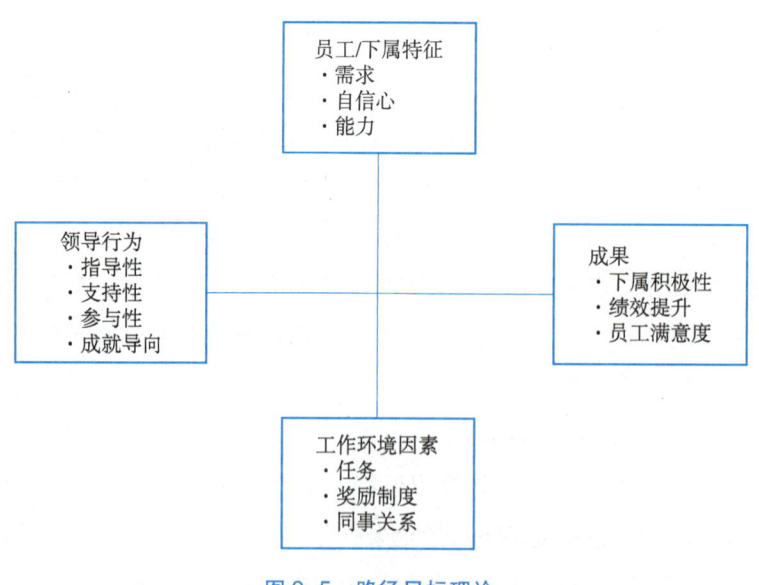

图9-5 路径目标理论

资料来源:House R. J., Mitchell T. R. Path-goal theory of leadership. Washington Univ Seattle Dept Of Psychology. 1975.

A. 指导型领导(directive leadership):指领导者为下属提供清晰的任务说明,包括任务的要求、完成任务的具体方法、预期结果以及完成任务的时间框架等。在这种领导风格下，领导者清楚地指导下属如何执行任务，确保每个成员理解自己的职责和工作重点。让下属明确了解领导者期望达成的目标。指导型领导者会为下属制定明确的工作标准，并确保每一项规章制度都被清晰传达。他们会详细解释任务要求和标准，确保每个细节都不被忽视。

B. 支持型领导（supportive leadership）：支持型领导者表现出对下属的关心与支持，态度友好、关切。他们平等对待每一位下属，尊重下属的个人价值，并在工作中给予鼓励与帮助，满足下属的需求并提高其工作积极性。豪斯认为，领导者的任务会随人员的工作结构而不同，如果是高度结构化的工作，领导的方式就该偏重于人际关系，以降低工作人员因为工作枯燥而产生的不快；若工作结构化程度低，也就是该工作富有变化及挑战性，领导者则需致力于满足工作上的要求。

C. 参与型领导（participative leadership）：参与型领导者鼓励下属共同参与决策过程。他们与团队成员一起讨论工作，听取他们的意见和建议，并将这些反馈融入组织即将执行的决策中，以促进团队的共同参与与认同。

D. 成就导向型领导（achievement-oriented leadership）：成就导向型领导者激励下属不断追求卓越，力求在工作中达到最高标准。他们设定具有挑战性的目标，鼓励下属不断改进工作表现。这类领导者对下属充满信任，相信他们有能力应对并完成高标准的任务。在现实中究竟采用哪种领导方式，要根据下属特性、环境变量、领导活动结果的不同因素，以权变观念恰当配合领导方式。

当工作不明确、欠缺结构化或深具压力时，指导型领导可以使下属有较高的工作绩效与工作满足感，但是，当下属拥有足够的领悟力及经验时，指导型领导就显得多余。如果下属执行的是结构化的任务，支持型领导可以使下属有较高的工作绩效与工作满足感。假如下属属于内控型的人，使用参与型领导会使其获得更多的满足感。当工作结构模糊不清，不过努力还是可以获得高绩效时，成就导向型领导将能提高下属的期望。如果领导者愿补偿员工或工作情境中所欠缺的东西时，会对员工的工作绩效与工作满足感有正面的影响。

二、发展趋势

学者伯恩斯（Burns，1978）指出，传统的领导通常以领导者个人为中心，集中研究其特质、行为和领导情境。这种方式虽然可以确保组织的运作，但在促进组织的长期健康发展和个人心理健康方面可能存在不足。然而，领导方式不应仅仅是一种自上而下的控制，还可以是一个互相交易或转化改变的过程。他首次提出了交易型领导和转换型领导的概念，为领导理论的发展开创了新的方向。特别是在当今强调组织健康与个人健康的环境中，了解这两种领导方式的差异对于提升整体健康水平至关重要。

1. 交易型领导

交易型领导（transactional leadership）理论可以追溯到伯纳德（Barnard，1968）的贡献满足平衡理论。伯纳德认为，人们之所以愿意为组织付出，是因为组织能给予相应的回报，包括物质和精神层面的满足。因此，个人的贡献与组织的回报之间是一种相互平衡的关系，而组织的持续生存与发展，正是建立在维持这种平衡的基础之上。这种理论直接关系到组织健康和个人健康，因为平衡

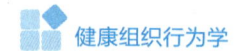

的交易机制能够在促进员工绩效的同时，帮助维持员工的心理健康与工作积极性。

在组织健康的维度上，如果领导者能够通过公平合理的交易体系满足员工的需求，将会增强员工的忠诚度和归属感，这对于组织的长远发展和文化建设至关重要。而在个人健康的维度上，适当的物质和精神奖励可以减少工作中的压力和焦虑，帮助员工维持良好的心理状态，从而提高工作效率和满意度。

交易型领导，又称互易领导，指的是领导者基于工作目标的达成和角色诠释，适时运用协商、利益交换、奖赏处罚等方式，激励下属努力工作并完成任务目标的领导方式。这种方式虽然可以在短期内提升绩效，但对组织健康和个人心理健康的长期影响取决于其具体实施方式。以下是交易型领导的几个主要特征及其对组织健康和个人心理健康的影响。

（1）权宜奖赏：领导者与下属之间订立努力与奖赏的契约，明确表示对良好绩效予以奖励或表彰成就。换句话说，领导者使下属清楚地知道，只要表现良好就会获得相应的奖励。这种模式对组织健康的影响在于它可以激发员工在短期内的动力，提升整体工作绩效。然而，长期依赖物质奖励可能会导致员工过度关注外在奖励，忽视内在动机的培养，进而影响组织的创新力和可持续发展。为了平衡这一影响，领导者应融入情感激励和关怀，确保组织文化中的人文关怀得到发展。在个人心理健康方面，合理的物质奖励可以在短期内提升员工的心理满足感，减少因工作压力导致的焦虑和倦怠感。然而，如果奖赏机制不够公平，或者过于强调绩效，可能会引发员工的焦虑，影响其心理健康。因此，领导者应注意在奖赏体系中引入情感支持和健康管理机制，帮助员工找到工作中的满足感。

（2）积极的例外管理：领导者注重找寻那些偏离既定规则和标准的活动，并采取修正措施。当发现某些活动未能达到预期标准时，领导者会进行必要的介入与调整。

这种管理方式有助于确保组织健康，通过主动介入和及时修正，避免小问题积累成大的组织风险。同时，它有助于建立健康的反馈文化，鼓励团队成员及时发现问题并迅速采取行动，从而促进组织的健康运作。从个人心理健康的角度来看，积极的例外管理有助于减少员工在工作中的压力和焦虑。当员工知道领导者会及时介入并提供帮助时，压力感会减轻，从而改善工作环境的整体心理健康氛围。然而，频繁的干预如果处理不当，也可能导致员工感到过度受控，削弱他们的自主性和创造力。因此，领导者应结合心理支持和培训机制，确保员工在修正过程中得到成长和发展。

（3）消极的例外管理：领导者只有在工作未达标时才介入，主要关注下属的错误行为，给予负面反馈或处罚，并将注意力集中在偏差行为的纠正上。

消极的例外管理往往强调处罚和纠正，虽然可以确保组织短期内的纪律性，但如果过度使用，可能会影响组织健康。过于频繁的负面反馈和惩罚可能导致员工士气低落、工作压力增大，进而影响整个组织的氛围与文化。为避免这种情况，领导者应努力在管理中平衡纠正行为与正向激励措施，以维持组织的健康和长久发展。

从个人健康的角度，消极的例外管理容易导致员工在工作中产生焦虑和自我怀疑。当负面反馈成为常态，员工可能感到工作缺乏成就感和安全感，进而影响其心理健康。因此，领导者应避免过度依赖惩罚机制，更多地提供建设性反馈和情感支持，帮助员工在改进过程中感受到成长与自信，维护他们的心理健康。

（4）交易型领导的局限性：交易型领导的局限性在于，它的核心建立在交换互惠的基础上，这意味着员工的忠诚度和参与感可能是计较性的，难以激发情感层面的深度参与。这种模式容易让团队成员在工作中产生"为奖励而工作"的心态，缺乏内在的责任感和归属感，进而影响组织的长远健康。

此外，尽管交易型领导可以促进上下级之间的情感交流，但这种交流仍然是基于利益交换的前提，因此难以激发员工的自我驱动。团队成员可能不会主动投入更多的创造力和激情，领导者的持续引导和监督仍然是必不可少的。

为了解决这些局限性，交易型领导者需要更注重情感支持和个人发展。通过关心员工的心理健康，领导者可以帮助员工在工作中找到更多的内在满足感，增强他们的主动性和创新力，从而促进组织健康和个人心理健康的全面提升。

2. 转换型领导

转换型领导（也称变革型领导）（transformational leadership），与交易型领导形成鲜明对比。它不仅仅依赖于物质交换，而且通过领导者的魅力、激励、智力启发和个别关怀来激发员工的潜能，使员工在心理上和行为上发生深刻的转变，从而促进个人和组织的全面健康发展。

转换型领导强调员工的自我实现和个人成长，并将这些目标与组织的长期愿景紧密结合。领导者不仅注重工作绩效的提升，还关心员工的心理需求和职业发展，这种领导方式在提升员工的心理健康和工作满意度方面起到了至关重要的作用。

领导学者伯恩斯在其获得普立兹奖的名著《领导》一书中，强调组织领导必须提升领导者与被领导者的动机与目的（motive/purpose）、资源（resources），并主张转换型领导可以提升领导者与被领导者人性条件与道德愿望层次。虽然转换型领导的理论基础来自交易型领导，但是，转换型领导可以同时对领导者与被领导者具有转型的效果，过程中是彼此双向的影响。转换型领导可以说是领导者有远见，关怀下属、有勇气、具有企图心，并且拥有不畏困难而能深思熟虑地变梦想为事实的能力，他必须把梦想的远景介绍给组织，利用适当的权力，并鼓舞组织内外共同采取行动，以达到转换成这些远景的目的。因此，转换型领导者力求成功，而不仅仅是避免失败而已。转换型领导对组织的影响包括以下几点。

（1）转换型领导的理论，固然肯定领导作用的产生基本上是一种交易的结果，但领导者通过个人魅力与远见，从精神、观念和道德层面激发下属的信任与认同，促使团队成员超越简单的交易关系，向更高的价值追求迈进。此种领导方式不仅能够激励员工在工作中追求个人成长，还能够增强他们对组织使命的认同感，从而共同致力于实现组织的长远目标，并有效达成组织使命。

（2）转换型领导者深知员工具有自我实现的需求，并且具备自主和主动的能力。通过激励和引导，领导者能够唤醒员工的内在动力与自信，使其自愿认同组织目标，并确信组织和个人的未来发展。在这种领导风格下，员工往往将个人利益置于一旁，全身心地致力于实现组织的整体成就。

（3）转换型领导的理论基础虽然源自交易型领导，但其所谓的交易并非物质金钱或是职务升迁，而是基于价值观念的认同，人与人之间对于信任、尊重、承诺等情感性的交易，是一种由内而外所产生的领导关系。相对来说，在组织变革或组织文化转换的活动上，转换型领导的运作比较近似魅力领导，下属能够在领导者的精神感召中勤力与共。

（4）在转换型领导的组织情境中，组织处于不稳定但仍能控制的环境，因此领导者致力于开发下属的潜力，通过精神、感情的交易机制来凝聚力量，从而展开组织的计划性变革。

组织要进行转换型领导，步骤大致可以分为以下四个：

①建立组织的发展远景，以激励下属对组织的奉献精神。

②满足团队成员的需求并鼓励其以新的角度观察问题，协助其了解组织转型的需要。

③引导团队成员转移自身的利益为组织而付出。

④团队成员以转型后的新行为实现组织目标。

所以，转换型领导要在组织中顺利落地并发挥效果，首先培养并发挥转换型领导者的特质相当重要，例如，领导者必须具备敢于变革、勇于冒险、信任成员、追求价值、终身学习、能应付复杂模糊情境、敢于梦想等特质，并能以身作则树立榜样，建立组织的发展愿景，决定建立合作关系，激发成员的智慧、尊重并关怀成员，适时给予成员协助与肯定，赢得成员奉献等。此外，促进成员学习与成长：鼓励成员不断进修，提升视野与智慧，才能有效带动组织改变与提升。

3. 魅力型领导

魅力型领导（charismatic leadership）是一种领导模式，依赖于领导者的人格魅力和卓越能力，使其能够吸引、影响并激发追随者的忠诚与积极性。这种领导方式不仅影响了组织的运作模式，还深刻地影响了组织健康和个人心理健康，尤其是在员工的心理健康、工作满意度和组织的长远发展方面。

（1）魅力型领导的定义和起源

"魅力"（charisma）一词源自希腊文，意指一种天赋的神圣能力，可以对他人产生极大的影响，如表现奇迹或预知未来的能力。在领导学的研究中，魅力型领导者并非依靠职位权威或传统的权力，而是通过其个人魅力与超群能力激发他人自愿追随。魅力型领导的核心在于领导者的人格特质和行为模式，这些特质被追随者视为非凡或英雄般的。因此，魅力型领导不仅能在组织内建立强大的情感纽带，还能推动员工的心理健康，促进他们的自我实现和职业发展。

（2）魅力型领导的关键特质

学者马克斯·韦伯（Max Weber，1994）首先提出"魅力型权威"的概念，指出这种领导权力源于领导者被认为拥有非凡的品质，而不是来自其职位。研究者进一步探索了魅力型领导对组织健康和个人心理健康的影响，归纳出以下四个关键特质。

①自信（confidence）。魅力型领导者对自己的判断力和能力充满信心。这种自信不仅影响领导者的决策，还能增强员工的信心，从而提升组织的心理健康氛围。自信的领导者能够创造出一种稳定且积极的工作环境，减少员工因不确定性而产生的焦虑。

②远景（vision）。魅力型领导者能够为组织描绘一个比现状更美好的未来，并将其转化为具体的行动计划。这种远见不仅能够激励员工追求更高的目标，还能通过清晰的愿景减少员工的工作压力，从而提升他们的心理健康水平和工作满意度。在组织层面，远景能够提升组织的健康，使其更具活力和适应性。

③冒险精神（risk-taking）。魅力型领导者愿意为理想冒险，并对自己的信念坚信不疑。这种高度的承诺和牺牲精神能够感染追随者，使他们在工作中更加投入。虽然冒险精神有时可能带来不确定性，但它能激发员工的创新和主动性，从而增强组织健康和个人的心理韧性。

④敏锐的洞察力（sensitivity to the environment）。魅力型领导者对现状有高度敏感性，能够准确评估组织面临的挑战和机遇，并迅速采取有效行动。这种敏锐的洞察力使组织能够快速适应变化的环境，避免潜在的危机，从而促进组织的长期健康发展。与此同时，领导者敏锐的洞察力也使其能够更加关注员工的需求，促进员工的心理健康和职业幸福感。

（3）魅力型领导对组织和个人健康的影响

根据学者史蒂芬·鲁宾斯（Stephen P. Robbins，2002）的研究，魅力型领导能够显著提升员工的工作绩效和工作满意度。员工往往因为对领导者的信任和尊敬，而愿意投入更多的精力和时间，从而提升组织的健康和效能。这种领导方式不仅在短期内带来高绩效，而且能促进组织文化的积极转变，使员工在心理上感到更加充实和满足。

在个人健康方面，魅力型领导者通过其感染力和对员工的个别关怀，能够减轻员工的工作压力，提高他们的心理韧性和情感健康。员工在这样的领导模式下，不仅能感受到自己工作的重要性，还能通过领导者的鼓励和支持，实现自我发展和职业目标，从而提升其整体心理健康水平和幸福感。

（4）魅力型领导的潜在风险

尽管魅力型领导有很多积极的影响，但它也可能对组织健康产生不利的影响。韦伯指出，魅力型领导者的个人权威容易变得过于集中，导致独裁式管理。这种过度依赖领导者个人魅力的方式，可能使组织在领导者离职后陷入混乱。此外，魅力型领导者常以革命者的姿态出现，急于推动变革，这可能导致组织内部不稳定，甚至破坏原有的组织结构和文化。

从个人健康角度来看，过度依赖魅力型领导者的员工，可能会因领导者的不稳定行为或过度冒险而产生焦虑和不安。此外，魅力型领导者可能因过度自信忽视员工的真实需求，进而导致员工的心理压力增加，影响他们的心理健康。

（5）平衡魅力型领导与组织健康

为了确保魅力型领导的积极影响得以最大化，学者建议领导者应保持自我反思，并在组织内建立健全的制度和文化，以减少组织对个人魅力的过度依赖。通过关注组织健康，领导者不仅能提升员工的工作满意度，还可以促进组织的长期健康发展。

在个人心理健康层面，魅力型领导者应积极培养员工的自主性和创新能力，减少对领导者个人魅力的依赖。通过为员工提供心理支持和发展机会，领导者能够更好地促进员工的心理健康和职业幸福感，从而实现个人与组织的共同成长。

魅力型领导通过其个人魅力和远见卓识，能够在短期内显著提升组织健康和个人心理健康水平。然而，魅力型领导也可能带来一些潜在的风险，尤其是在权力过度集中和组织不稳定方面。因此，领导者需要在魅力与制度之间找到平衡，确保组织和个人的长期健康发展。

4. 愿景领导

愿景领导（visionary leadership）是一种动态的领导过程，涵盖了建构、沟通、实践与修正组织愿景的各个环节。在这一过程中，领导者通过对环境变化的敏锐察觉、理想创造的特质、对人的尊重与关怀、主动教导与权力分享，以及身先士卒的榜样作用，形成了一种具有洞悉未来、设定方向、愿景转化与策略规划、团体沟通以及教练指导能力的领导方式。这种领导方式不仅推动组织向更美好的未来迈进，也对组织健康和个人心理健康产生深远影响。愿景领导做法重点可分述如下。

（1）形成愿景。愿景的形成始于对组织的 SWOT 分析（优势、劣势、机遇和威胁），结合成员的愿景和组织的哲学理念，制定出具有前瞻性和创新性的愿景。在这一过程中，领导者应关注组织健康，确保愿景的形成能够满足团队成员的需求和期望，从而提升他们的工作满意度和心理健康。此外，通过分析与整合，可以激发员工的工作激情和创造力，进而促进个人的职业成长和心理幸福感。

（2）推展愿景。愿景的推展应遵循讨论—执行—修正—再讨论的循环。这种持续的互动能够帮助成员找到适合自己前进的方式，并及时调整策略以适应变化。在这一过程中，领导者应重视组织的心理氛围，通过积极地沟通和支持，减轻员工因变革带来的焦虑，并确保愿景的推广能促进个人心理健康，提升员工的情感福祉。

（3）催化愿景。领导者需要建立一种倡导变革的组织文化，并通过持续热情地谈论愿景、鼓励尝试，以及在困难面前坚持不懈，来催化愿景的实现。这种领导行为不仅可以提高员工的工作投入度，还能够增强他们的抗压能力和心理韧性。在变革过程中，领导者的支持和关怀对于员工的心理健康至关重要，能够帮助他们适应新的工作环境，减少变革带来的压力。

（4）建构愿景。全体成员应共同参与愿景的建构，通过意见交流、信念沟通和价值分享，将组织的未来发展期待和理想景象转化为具体可行的愿景陈述。这种参与过程不仅能增强组织的团队凝聚力，还可以提升成员的归属感和心理满意度。通过集体参与，成员能够更好地认同组织的目标，进一步促进组织健康和个人心理健康的同步发展。

（5）共享愿景。愿景建构完成后，应在公开场合宣传组织愿景的理念，并通过激励和关怀的方式，凝聚全体成员的共识，使组织愿景成为个人的愿景。共享愿景的过程有助于提升员工的工作动机和团队合作精神，同时通过激励措施改善员工的心理健康，让他们在追求共同目标的过程中感受到满足。

（6）实践愿景：组织需要通过目标设定、策略规划和行动执行，确保全体成员齐心协力地为实现组织共享愿景而努力。在这一过程中，领导者应注重员工的个人发展和心理支持，确保每个成员都能在实践中找到自己的价值和成就感。这不仅能提升组织的整体效能，还能促进员工的职业满意度和心理幸福感。

（7）检讨愿景。在愿景实践过程中，组织应定期对实施情况进行检讨和评估。适合可行的愿景要继续推进，而无法达成或不合时宜的愿景则需进行修正。这一过程帮助组织及时调整策略以符合发展需要和成员期望，同时也是提升组织健康的关键环节。通过定期检讨和更新，领导者可以确保组织在变革中持续进步，减少员工的不适应感，从而提升个人心理健康和工作满意度。

（8）达成愿景。通过建构、共享、实践和检讨愿景的过程，组织能够实现有发展特色的目标，并朝着更高的愿景不断努力。这一过程不仅有助于组织的持续发展，还能够促进成员的心理健康和职业发展。领导者需要不断推动现有愿景或建构新的组织愿景，以确保组织的长期健康和持续成长。在实现愿景的过程中，通过关注员工的需求和期望，可以进一步促进组织的整体福祉和成员的心理幸福感。

5. 仆人式领导

仆人式领导（servant-leadership），又称服务领导，是由格林利夫（Greenleaf）在 1970 年发表的《仆人是领导者》一文中提出的。这种领导模式强调领导者应以服务为核心，认为领导地位应通过服务下属来获得，而非高高在上、要求下属服从自己。仆人式领导的基础概念是"先服务，而非先领导"（serve first, not lead first）。1998 年，长期研究格林利夫原著的拉里·皮尔斯（Larry Spears）提出了仆人式领导的十大特质。这些特质不仅对组织健康有着深远影响，也对个人心理健康具有积极作用。

（1）倾听（listening）。领导者需真诚且主动地倾听他人的声音，这不仅能提升组织内部的沟通效率，还能改善员工的心理健康，增强他们的归属感和满意度。

（2）同理心（empathy）。通过理解、接受和认可他人的独特性，领导者能够建立支持性的工作环境，从而减少员工的压力和焦虑，提升他们的整体心理福祉。

（3）疗愈（healing）。领导者应具备治愈自己及他人心理创伤的能力，这不仅能帮助员工应对工作中的压力，还能促进他们的情感恢复和健康成长。

（4）知觉（awareness）。对自我信念、价值观的清晰认知帮助领导者全面看待问题，同时避免因成功而自满。这种自我认识可以提升领导者的决策质量，并且为员工提供稳定的工作环境，从而有利于员工的心理稳定。

（5）劝导（persuasion）。通过劝导而非职权来影响他人，建立群体共识，这种方法有助于增强团队的合作精神和满意度，同时提升组织的整体健康。

（6）构想（conceptualization）。领导者能够跳出日常事务，从长远角度看待问题，将未来愿景转化为实际行动。这种远见不仅促进组织的战略规划，还能提升员工的职业发展和心理满足感。

（7）远见（foresight）。善于总结经验，对决策的未来影响有先见之明，这有助于减少决策失误，从而为员工创造一个更加健康和稳定的工作环境。

（8）管家（stewardship）。忠实地为委托人管理事务，并提供所需服务。这种责任感有助于增强员工的信任和依赖感，从而提升组织的整体健康和员工的心理满意度。

（9）员工成长承诺（commitment to the growth of people）。将员工的成长视为首要责任，能够促进员工的职业发展和个人成长，同时提升他们的工作积极性和心理健康。

（10）建构社群（building community）。通过建立亲密的人际关系，领导者能够提高团队的凝聚力和合作效率，同时增强员工的归属感和心理幸福感。

仆人式领导以被领导者为主要服务对象，通过服务和支持来提升组织健康和个人心理健康，强调价值领导理念的重要性，并促进组织和员工的共同成长。

6. 价值领导

价值领导（value-leadership）指的是领导者与下属之间的关系以共享的价值观为基础。领导者通过明确表达愿景，并将价值观融入组织的运作中，从而唤醒下属对集体目标的认同。这种认同不仅能提升下属的自我变革和工作成效，还能促进组织的整体健康和个人的心理满足。价值领导依赖于明确的价值观与领导理念，这些理念帮助组织确保其核心价值能够贯穿于每一个层面，并影响每一位成员的行为和态度。以下是对价值领导的详细探讨。

（1）明确价值观的表达：领导者需清晰地表达组织的核心价值观，并将这些价值观融入组织的每一个操作和决策中。这种做法不仅帮助组织在外部环境中建立良好的声誉，还在内部促进员工的心理健康和职业满意度。领导者应确保所有与组织有关的个人或团体都能够理解并认同这些价值观，进而为组织的生存和发展奠定坚实的基础。

（2）团队价值的明确与强化：领导者需要深入理解并传达团队的价值，不能仅以负面的方式描述团队的现状，而应通过积极沟通和实际行动来增强团队的自我认同感和价值感。这样做不仅能激发团队的工作动力，还能显著提升成员的心理健康和工作满意度，使他们对工作充满热情。

（3）以身作则，示范价值行为：领导者的行为应成为组织成员的榜样。通过以身作则，领导者能够展示如何将价值观转化为实际行动。这种示范效应有助于组织内价值观的传播，并激发他们自发地追求组织目标，进而提升整体组织的健康水平和促进员工的个人成长。

（4）建立并维护良好的关系：价值领导注重在组织内部与外部建立良好的关系。领导者通过重视和尊重每一位成员的贡献，营造积极的工作氛围，并提升团队的合作效率。这种良好的关系不仅能提升员工的工作体验，还能促进组织的整体健康，提高组织的社会责任感。

（5）实施有效的沟通与反馈机制：领导者应建立健全的沟通和反馈机制，以便及时了解和解决成员在工作中遇到的问题。这种机制有助于提升员工的工作满意度和心理健康水平，使他们能够在一个支持性的环境中不断成长和进步。

（6）坚持承诺与自我反省：领导者需对自己的承诺负责，并通过自我反省不断提升自我。谦逊的领导者不仅能够建立信任，还能激励员工积极地追求组织目标，从而提升整体的组织健康和员工心理满意度。

（7）积极回馈企业社群：在创造经济价值的同时，领导者还应承担社会责任，为实现社会公益而努力。通过积极回馈企业所在的社群，领导者不仅能增强组织的社会影响力，还能提升团队成员的自豪感和归属感，进而促进组织的长期健康发展。

这些原则为价值领导提供了实用的指导，帮助领导者在推动组织发展的同时，兼顾组织和个人的健康需求，从而实现全面的成功。

7. 教练式领导

（1）教练式领导与健康关系

教练式领导（coaching leadership）是指通过建立信任关系，运用倾听、提问与回馈等教练技巧，非指导地协助成员或个体开发其潜能，并同时推动组织目标的达成。此类领导模式不仅促进了组织的整体健康，还能提升个体的心理健康与职业满意度。教练式领导的核心在于激发团队成员内心深处的意愿，使其主动改变并乐于跟随领导者。领导者坚信，每个人都是完整且具备解决问题能力的个体，能对自身行为和结果负起责任。因此，领导者在互动中需无我、无评判，通过问答引导成员发现内在能力，从而帮助他们在专业成长中实现身心健康的平衡。

过去传统的指挥式领导模式逐渐向伙伴关系转型，强调上下级之间的合作与共同成长。教练式领导作为非指导型的领导模式，正逐渐成为一种趋势。与其他领导风格不同，教练式领导更关注下属的能力发展，注重提升其解决问题的自主性。这种模式不仅有助于组织的长期健康发展，也有助于员工个人的成长和心理健康，增强他们的自我效能感和职业幸福感。特别是当今的"企业教练"，他们经过专业培训，不谈个人经验或建议，而是引导成员专注于未来，释放潜能，确认机会，采取行动，并学会对自己的成长负责。通过引导和陪伴，教练帮助成员实现组织目标，同时提升其个人心理健康水平和保持工作生活的平衡。

（2）教练式领导的三个重要面向

①信任关系的建立：信任是教练式领导的基础，领导者必须与成员建立深厚的信任关系，只有当成员感受到领导者的善意和支持时，才会愿意分享内心的困难和挑战。信任关系的建立不仅有助于成员的个人成长，还能改善组织的整体健康水平。

②教练技巧的应用：教练技巧的核心在于倾听、提问和回馈。这些技巧不仅帮助领导者更深入地了解成员的真实需求，还能促进成员的心理健康，使其在工作中保持积极态度与动机。

③激发下属潜能：教练式领导相信每个成员都有解决问题的能力，通过人性化的领导方式，领导者能够有效激发成员的潜能。这不仅提升了组织绩效，还促进了成员的个人成长与心理健康，使其在工作和生活中更具平衡和幸福感。

通过以上三个方面的整合，教练式领导不仅推动了组织的目标达成，还促进了组织的整体健康与个人的幸福感，创造出一个更具包容性、合作性和健康的工作环境。

第三节　领导力建设

领导力建设并不仅限于培养潜在的领导者，而是应致力于增强整个组织的健康和个体的身心健康。现代组织面临复杂多变的环境，单纯依靠传统的领导力模式已经难以应对。正如英国领导力专家奈杰尔·佩因（Nigel Paine）教授所指出的，许多公司仍然用陈旧的逻辑处理当今问题，这不仅损害了组织的整体健康，还对员工的心理健康产生了负面影响。

一、领导力挑战

要发展出合适的领导力，组织必须采取新的思维方式。为了提升组织健康，应创造一个能够让成员从心理上"脱离舒适圈"的环境（disconnect），帮助他们适应新的挑战（dislocate），并接受不熟悉的体验（discomfort）。这种不适感有助于锻炼员工的适应力，进而提升他们的个人韧性和心理健康。同时，组织健康的维护要求对领导者进行持续的挑战，使他们能够重新审视工作方式、调整决策，最终实现自我提升。组织应该强调个人在组织中的健康发展，并通过促进每个人的参与感和归属感，来增强整个团队的协作能力。

二、工作的使命感与个人健康

许多领导者在推动员工时，往往将基本的工作任务与使命混为一谈。这种忽视会导致员工丧失对工作深层意义的理解，从而影响他们的职业成就感和心理健康。例如，一些领导者过于关注业绩和销售的短期成就，而忽视了员工对工作的长期意义的认知。这种方式不仅会削弱员工的动力，还可能导致员工心理压力过大，影响个人的心理健康。

迪斯尼的标准为我们提供了一个有益的参考，即每个员工的工作使命应与企业愿景相结合。领导者通过问一些关键问题，如"这个工作为何存在""这个工作如何为企业和自己带来价值"，可以帮助员工认识到工作的内在价值和意义。这种思考过程不仅有助于员工在心理上找到工作的满足

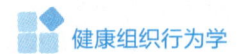

感，还能够提高他们的职业幸福感和健康水平。组织健康依赖于每个成员的认同感和积极参与，而这种认同感的基础正是个体对其工作的深刻理解与健康的心理状态。

三、引导型领导与健康的组织

引导型领导的核心在于通过流程来引导团队，而不是单纯的控制。这种模式强调参与、创意与共识，是提升组织健康的重要手段。引导型领导不仅有助于团队的有效运作，还能够减少因缺乏沟通和协调而导致的员工压力，从而改善员工的身心健康。引导者的任务是通过健康的沟通和决策流程，带领团队达成共同目标，同时确保每个成员的健康参与。

引导者的职责不仅限于过程控制，还应关注员工的心理健康。他们应帮助团队深入思考假设、信念与价值，并鼓励员工反思自己的角色和贡献。这种领导风格为员工提供了更大的心理安全感，帮助他们减轻工作中的压力，提升心理健康水平。健康的团队引导能确保团队高效合作，减少个人压力和焦虑，使组织能够更加健康地运作。

四、卓越引导者的角色与个人健康

卓越的引导者不仅能够有效带领团队达成共识，还能够创造有助于心理健康的环境。团队的引导方法可以细分为以下几类，旨在促进团队目标的同时维护员工的心理健康。

（1）让经验说话：安排体验活动时，引导者无须多言。这样，团队成员能在反思中找到工作的内在意义，提升个人心理健康水平。

（2）为经验做陈述：活动结束后，领导者帮助成员总结活动意义。这有助于提升员工的心理韧性和健康水平，尤其是在团队低潮时。

（3）经验的整理和反思：通过提问引导成员反思活动影响，帮助他们找到应对挑战的方法。这不仅能提高工作绩效，还能促进员工的情绪健康和心理平衡。

（4）直接预设经验的引导：事先告知活动目的，帮助成员保持专注。这有助于减轻员工的心理负担，使他们更健康地应对工作压力。

（5）比喻式经验模拟：设计活动以反映现实工作中的挑战，讨论时解决实际问题。这有助于提高团队的工作能力，增强员工在面对压力时的心理韧性。

（6）预设可能经验的引导：引导者事先设定方向，帮助成员更好地反思和参与。这对有挑战性的成员尤其有效，能增强他们的心理健康和团队参与感。

通过这些引导方法，组织健康得以维护，同时促进了个体的身心健康。在这样的组织文化中，员工不仅能够更加有效地完成任务，还能在工作中获得心理满足感，达到健康的工作生活平衡。

五、领导力建设与组织健康及个人健康的关系

延续上一章节的"教练式领导"概念，这种领导方式已逐渐成为企业领导力建设的重要技术。越来越多的组织希望引入教练式领导，不仅应用于高阶领导者，也向中低阶主管推广。这种领导方式不仅能够提升组织绩效，还能增强员工的个人健康感及职业幸福感，从而提高组织的整体健康水平。随着工作环境的快速变化，员工对工作的认同感和价值观与过去大相径庭；商业环境的剧烈变

革意味着员工不再适用单一经验或固定方法的指导模式。过去强调的执行力与目标达成依然重要，但如今领导者更需要关注如何通过引导和启发，帮助员工突破个人及团队的健康困境，提升适应变革的能力。因此，主管不仅需要管理技巧，更需具备以人为本的教练能力，帮助员工从盲点中脱身，改变旧的行为模式，以促进个人的心理健康和组织的长久健康发展。

（1）以人为本：促进员工心理健康

教练式领导的核心理念是"以人为本"，即主管需从根本上调整其对待员工的方式。过去以目标为导向的领导模式需要让位于更加关注员工心理健康与行为模式的过程管理。领导者通过更深入地互动，不仅能增强员工的心理韧性，还能帮助他们建立更健康的工作生活平衡。近年来，衡量员工敬业度的关键在于员工是否感到被看见、被重视，是否有足够的空间去表达自我和实现自我价值。这直接影响个人的心理健康和工作满意度。通过以人为本的教练式领导，主管能有效提升员工的敬业度，进而提高组织的整体健康水平。

（2）提升主管提问能力：促进心理灵活性和健康沟通

在教练式领导中，提问能力是推动员工自我觉察和责任感的重要工具。提问能力不仅是处理业务问题的工具，更是引导员工心理健康和沟通的关键。通过正确的问题，主管能够帮助员工更好地面对心理压力和工作挑战，从而增强个人的心理弹性。如果仅仅是形式化的提问而不关注背后的目的，员工可能会产生抗拒和压力，这不仅会影响团队合作，还会对个人心理健康产生负面影响。因此，有意识地运用提问技巧，可以促使员工通过反思改善工作方式，同时促进团队的心理健康和沟通。

（3）提升主管自我觉察力：创造健康的管理环境

教练式领导通过提问和引导帮助员工突破盲点，不仅提高了团队的整体绩效，也提升了个人的职业成就感和心理健康水平。主管如果缺乏自我觉察力，可能会导致单向管理的模式，这种模式限制了员工的创新和发展，对个人心理健康不利。教练式领导要求主管不断反思自身管理方式，避免传统的命令与控制，通过引导和鼓励创造一个有利于心理健康的工作环境。主管通过积极的反馈和正向引导，不仅可以帮助员工更好地理解任务，还可以增强他们的自我效能感和归属感，这对组织和个人的长期健康发展至关重要。

（4）教练领导 GROW 成长模式：促进心理健康与组织韧性

诺贝尔奖获得者、心理学家丹尼尔·康纳曼（Daniel Kahneman）研究发现，人普遍对自己的观点、印象与判断过度自信。在一项研究中，3761 名高阶主管评估自己的指导技能，研究人员把他们自评的结果与同事对他们的评估结果做比较，结果有24%的高阶主管大幅高估自己的能力，自评的分数高于平均水平。也因此，教练指导领域的标杆人物约翰·惠特默（John Whitmore）爵士认为主管应改善自我的教练领导模式，技能优异的教练指导是要"释放员工的潜力，尽量提高他们的绩效"。最好的教练已经娴熟构成这个流程的两部分：灌输知识，以及协助他人自己去发现知识，而且他们可以在不同的情况下巧妙地同时做到这两点。约翰·惠特默爵士的研究团队设计的 GROW 成长模式包含四个行动步骤（见图 9-6），每个步骤的第一个英文字母组合成这个模式的英文名称。这套方法的概念很容易理解，领导人须训练自己用新的方式去思考身为领导人的角色和价值。四个行动步骤如下：

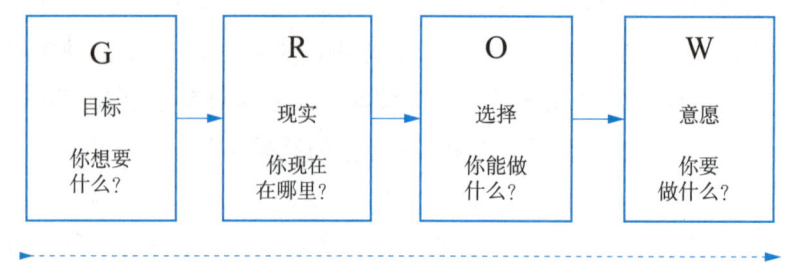

图 9-6　GROW 的领导式教练指导技巧

资料来源：Whitmore J. Coaching for performance [M]. London：Nicholas Brealey Publishing，2002.

①确认目标（Goal）

当领导者开始和员工讨论某个主题时，应立刻明确设定员工想要达成的目标。这不是指领导者对项目、工作或领导者在组织里角色所设定的目标，而是领导者希望在这次交流中获得什么。员工可以减少不确定性和压力感，从而提升工作中的心理健康。提问方式如下：

你要达成的目标是什么？

这次讨论你想讨论什么？

你想从这次讨论中获得什么？

你期待什么事情吗？

②反映真相（Reality）

设定谈话目标后，提出问题，明确以什么、何时、何地、谁为基础，专注于具体事实。这让对话变得真实而富有建设性。例如实务界常用的一个专注于现实的好问题是："我们须知道有哪些关键事项？"进而观察对方响应的方式。他们是否有漏掉什么重要的东西？他们是否谈论营运议题，但忽略当中有关人的层面？这个步骤很关键，能阻止一般人忽视相关变量而直接跳到结论。让员工反思现实情况，不仅有助于他们认清现状，还可以减少他们的焦虑。这种现实反应有助于员工提升应对工作压力的技巧，从而增强心理健康。提问方式如下：

目前发生什么状况？

你如何确认这是真实的？

何时发生的？频率如何？

产生了什么影响？

到目前为止，你采取了哪些措施？

③找出选项（Options）

人常常面临困境或处于 A 或 B 的两难抉择中。此时，领导者的任务是协助对方更广泛、更深入地思考。若要扩大对话范围，有时只需要询问一个简单的问题，例如："假如你可以、你能够，那你会怎么做呢？"这个问题会让对方不受束缚地自由思考，很快就开始以新鲜、有成效的方式思考。一旦对方开拓观点并找到新的选项，领导人的职责就是促使对方更深入地思考，鼓励他们探索每一种选项的优缺点和风险。通过引导员工找到不同的解决方案，领导者可以鼓励员工以更加健康和积极的方式应对挑战。这种灵活性和自由选择有助于减少压力，提升员工的心理健康。提问方式如下：

你认为可以做什么来改变目前的状况？

你认为还有其他的替代方案吗？

你之前有过类似的经验吗？

你会选择哪一个方案付诸行动？

④制定行动（Will）

这个步骤包含两部分，每个部分都涉及行动意愿。在第一部分，要询问对方："你打算怎么做？"这有助于引导对方梳理并明确从对话中形成的具体行动计划。如果之前的交流顺利，对方通常会对接下来的行动方向有清晰认识。如果他不了解，领导者就必须重复进行 GROW 流程先前的步骤，协助对方明确解决方案。第二部分是要询问对方的行动意愿。实务界常用的问话方式如："以 1 分到 10 分来看，你这样做的可能性有多大？"如果当事人的回答是 8 分或更高，他们可能有足够的动机贯彻执行。如果答案是 7 分或更低，他们可能不会采取行动。在这种情况下，领导者应重新进行 GROW 流程先前的步骤，设法制定出对方更有可能执行的解决方案。制订可行的行动计划，帮助员工明确未来方向，这对他们的心理健康有直接的积极影响。明确的行动计划减少了工作中的模糊性，提升了员工的心理安全感。提问方式如下：

接下来需采取哪些步骤？

请明确每步骤的具体执行时间。

在这个行动方案中，会有什么产出？何时产出？

谁将一同参与行动方案？

实施过程中有可能遇到哪些阻碍？

你打算如何克服这些阻碍？

GROW 的领导式教练指导技巧让我们更进一步了解：生活在一个不断变化的世界，成功的高阶主管必须在本身的产业和职能专业能力之外，增添一般性的学习能力，也必须为下属培养这种能力。主管不能只是指挥和控制。他们也无法经由奖励团队成员完美执行已经知道怎么做的事情来取得成功。相反，他们必须转变成为教练，激发员工内在的活力、创意和学习能力。教练式领导是将教练信念与技能应用于领导力中，如同领导力非与生俱来，教练信念与技能亦非天生拥有，更不是一蹴而就的，需要有计划地培养与学习。教练式领导本身就是一种心智模式的转变，需践行教练理念，不断地将技能应用在自己所带领的团队成员身上。GROW 成长模式为教练式领导提供了系统的框架，使领导者不仅能够关注绩效的提升，还能注重个人和组织的健康发展。通过鼓励员工的自我发现和学习能力，领导者帮助他们减轻工作压力，增强心理健康，并提高整个组织的健康水平。这种双向的健康影响，不仅使组织能够在快速变化的商业环境中保持竞争力，还为员工提供了一个更健康、更有成就感的工作场所。

本章小结

本章分为三部分，每部分都探讨了领导力对组织健康和个人健康的深远影响。

第一部分介绍了领导的定义、种类以及基础，梳理了领导的本质及其在组织中的角色与权力。在此框架下，领导不仅被视为组织绩效的驱动力，更是组织健康的重要守护者。领导的决策和行为直接影响组织的文化、员工的心理安全感和工作满意度，从而影响整体的组织健康。同时，领导者对员工的关怀和引导，能够有效提升员工的心理健康、职业满意度和生活平衡感。

第二部分介绍了领导理论的研究发展历程，以20世纪为分水岭，分为实证与非实证两个阶段，分别论述了古典领导理论和现代领导理论的发展现状。古典领导理论虽然关注领导者的个人特质和权威，但现代领导理论更关注领导者与下属之间的互动，特别是在促进员工的心理健康和工作表现上的作用。这种转变反映出现代组织越发认识到，员工的个人健康与组织健康紧密相关，只有在个人身心健康得到保障的情况下，组织才能持续发展。

第三部分则对组织如何建立起领导力进行了详细说明。首先，探讨了当前领导力所面临的挑战，特别是在快速变化的工作环境中，领导者如何应对员工的心理压力和组织的健康问题。随后，详细论述了教练式领导的GROW成长模式作为领导力建设的重要途径。该模式不仅关注领导者如何帮助员工提升绩效，更强调通过指导和引导员工应对工作中的心理挑战，增强他们的心理健康和职业满意度。从概念、理论到实务做法，这一模式为现代领导力提供了系统的指导，帮助组织在提升整体健康的同时促进员工个人的身心健康。

复习思考题

1. 什么是领导？领导的意义及种类有哪些？
2. 领导的基础是什么？具备哪些权力？
3. 有关领导理论的发展，实证的理论有哪些，非实证的理论有哪些？
4. 本书提及的权变理论可以分成哪些代表性理论？
5. 何谓教练式领导？GROW成长模式是什么？

本章关键词

1. 权变模式理论（contingency leadership theory）
2. 情境领导理论（situational leadership theory）
3. 路径目标理论（path-goal theory）
4. 魅力型领导（charismatic leadership）
5. 愿景领导（visionary leadership）
6. 仆人式领导（servant-leadership）
7. 价值领导（value-leadership）
8. 教练式领导（coaching leadership）

第十章 组织文化与组织学习

开篇案例

山东京博控股集团有限公司（以下简称京博集团）在文化、制度、环境、行为层达成和谐统一，实现了全员、全周期、全方位的健康管理，是健康管理类的杰出案例。

京博集团是由博兴县劳动技校于 1991 年成立的校办企业，通过逐步改制，现已成为一家由社会公益慈善组织和职业经理合伙团队共同出资兴办的现代企业集团。京博集团专注于为终端和社会提供能源、新材料、三农发展、物流等领域的产品、技术、服务和系统解决方案，居中国企业 500 强第 316 位、中国制造业民营企业 500 强第 79 位、山东民营企业 100 强第 10 位。

此外，京博集团还荣获了"全国模范劳动关系和谐企业""全国模范职工之家""全国企业文化建设先进单位""山东省职业卫生示范单位"等称号。2020 年，京博成为国家卫健委评定的 2020 年三家"全国健康企业"中唯一的民营企业。

公司坚持以员工为中心的理念，持续关注员工的安全健康和人文关怀，在文化、制度、环境、行为层达成和谐统一，实现了全员、全周期、全方位的健康管理。

1. 以企业文化引领大健康管理，各项指标持续提升

公司逐步构建起涵盖健康筛查、体重管理、慢病管理、健康宣教、健康活动、信息化健康管理的全员大健康管理体系。公司制定了特色健康管理制度，包括员工健康奖惩制度、禁酒令、禁烟令等。自 2015 年实施体重考核管理以来，公司考核范围涵盖全体员工，指数合格率提升 14.1%，对预防肥胖、三高等慢性疾病的发生起到了关键作用。

2. 全方位、多角度、分人群实施健康管理，覆盖率 100%

公司开展全员健康查体，根据健康体检结果筛查出慢性病人群，并进行跟踪管理。同时，为公司核心管理人员提供私人医生健康管理服务，降低疾病发生率。

对于有重大疾病的员工，公司建立了大病救治帮扶机制，发布《员工爱心互助金管理制度》，有效解决了员工治疗费用压力大的难题。

公司建立了线上健康管理平台，为员工建立了电子档案，并分人群实施健康管理，平台实现了健康评估、健康监测、体检预约、健康知识学习、在线专家咨询等功能。

自 2015 年推进体重管理以来，公司健康管理工作取得了阶段性成效。至今，体质指数（BMI）考核范围由中高层拓展到全体员工，指数合格率提升 14.1%。2020 年，公司全员体检结果与全国平均水平相比，高血压患病率较全国平均水平低 19.5%，糖尿病患病率较全国低 5.9%，高胆固醇血症患病率较全国低 0.2%。2020 年，公司作为"全国健康企业"受邀参加全国健康企业建设技术工作会并做分享，是全国参加该会的企业中唯一一家民营企业。2021 年，在山东省健康企业建设技术

培训班，京博集团再次作为全国健康企业进行经验分享。

3. 逐步建立应急救护机制，全员掌握应急救护技能

公司制定了应急救护管理规定，组织应急救护技能培训，完善应急救护药品及设备等配置，为员工安全健康保驾护航。在公司内配备了88台AED设备，并上线了AED导航程序。在各车间、各办公区域配置急救药箱，确保出现紧急情况时能"就近获取、取用方便"；同时，公司还为核心人员配备专属应急救护包，方便随身携带。2020年，公司联合红十字会开展"救在危急·爱在身边"应急救护培训，公司200余人获得国家红十字会救护员证；每月组织员工进行心肺复苏等急救培训及考核，并进行红黑榜展示，考核合格率达99%。

4. 启动EAP员工关爱计划，其中两项指标高于国家平均水平

每年至少抽取3000余名员工进行心理测评，2020年测评结果与国家水平持平，其中自我效能及外部环境满意度两项指标高于国家水平。公司建立的心理咨询服务室、宣泄室及活动室，被评为市级首批心理咨询室示范点。为员工开通免费心理热线咨询服务，同时开通心翼云智慧平台，多途径促进员工心理健康。

5. 通过"健康饮食+健康运动+健康宣传"营造健康氛围

为了让员工吃得健康，自有农业公司出品绿色、有机、健康、原生态食材；自产"润升水"，水源取自地下岩层580米，pH值全年保持在8.0左右，从源头控制食品及饮用水的安全与健康。设立高标准食品安全检测室，对公司所使用的十一大类食品、50个单项进行检测，确保进入餐厅的原料安全放心。建设3800平方米中央加工厨房，对所有质检合格的食品进行加工，根据营养师出具的营养餐谱，为员工提供健康优质的餐品。

6. 多措并举开展丰富的员工健康运动活动

近年来，公司先后投资上千万元建设羽毛球馆、游泳馆、健身房、篮球场等健身场地；开展系列健身活动，以11个高管团健身团、五大社团带动健康文化发展，获得2020年滨州市全民健身"最具活力的健身站点"荣誉称号。2021年，集团联融willgo线上运动系统，定制开发集运动习惯养成、打卡挑战赛、运动积分奖励于一体的全员健康运动系统，提升员工自主运动兴趣。

在员工健康管理方面，从顶层设计到执行落地，京博集团探索实践了30年，初见成效，被评为"全国健康企业建设优秀案例""省级健康企业"。

资料来源：微信公众号：健康科普与健康智慧服务，2023年5月30日。

学习目标

1. 掌握组织文化的内涵
2. 理解组织文化的影响因素
3. 掌握组织文化的建设途径
4. 掌握组织学习的内涵
5. 理解个人学习与组织学习的区别和联系
6. 掌握组织学习的模式
7. 了解学习型组织的概念及建设途径

第一节 组织文化

管理学作为一门学科发展到今天,文化管理日益受到各类组织的重视,其原因是文化在管理中具有重要作用。正如国有国法、家有家规,一个企业能够生存下来并不断发展壮大,很大程度上离不开其自身规范的管理制度。任正非曾自豪地说:是《华为基本法》的制定,引领华为从混沌走向秩序。正是因为有了制度,才让组织成员对于什么是恰当的行为、什么是组织不提倡的行为等有了共同的理解并能够遵守。从后面的学习我们可以看到,这正是组织文化所要做的事情,这也正是组织文化所要实现的目标,即建立一种促进组织与员工共同健康发展的价值观和行为准则。

一、组织文化的概念与内涵

1. 组织文化研究的起源

组织文化最早作为影响员工态度和行为的独立变量,可以追溯到20世纪五六十年代的制度化概念。当组织开始了制度化,它就有了生命力,独立于组织创建者和任何组织成员之外。

早在霍桑实验(Hawthorne Experiments)中就间接提到了"组织文化"这一概念。20世纪60—70年代,作为组织文化研究的先驱,戴维·纳德勒(David A. Nadler)和威廉·特纳(William L. Turner)将组织视为整体形态,采用描述性方法来分析单个组织的风貌与特性;后来,安德鲁·佩提格鲁(Andrew M. Pettigrew)的《组织文化研究》和刘易斯·庞迪(Louis R. Pondy)与伊恩·米特罗夫(Ian I. Mitroff)的《跨越组织开放系统模式》(1983)对组织文化的研究和理解做出了深远的贡献。米特罗夫在这本书中提出了"组织开放系统模式"这一概念,并将其与组织文化的形成和发展紧密联系起来,为后来的组织文化研究奠定了理论基础。20世纪80年代,日裔美籍学者威廉·大内(William Ouchi)的《Z理论》(1981)是一本影响深远的著作,它提出了与美国传统管理模式不同的组织管理理念。《Z理论》通过结合美国和日本的管理模式,强调员工参与、信任、稳定的工作环境以及长期的员工关系。理查德·帕斯卡尔和安东尼·奥德斯(Richard T. Pascale and Anthony G. Athos)的《日本经营管理艺术》、特伦斯·迪尔(Terrence E. Deal)和艾伦·肯尼迪(Allan A. Kennedy)的《公司文化》、托马斯·彼得斯(Thomas J. Peters)和罗伯特·沃特曼(Robert H. Waterman)的《追求卓越》这三本书,都在组织文化研究和实践方面产生了深远的影响,与《Z理论》一起被称为组织文化的"新潮四重奏"[1]。到了20世纪90年代,彼得·圣吉(Peter M. Senge)的《第五项修炼》(1990)与约翰·科特和詹姆斯·赫斯基特(John P. Kotter and James L. Heskett)的《组织文化与经营业绩》(1992)分别对组织文化在组织中的总体作用进行了理论与实证方面的研究。

2. 组织文化定义

对文化的定义已达上万种,[2] 一般来说,狭义的文化指人们运用文字的能力及一般知识,如学

---

[1] 陈宏. 组织文化研究的演进与趋势[J]. 东北师大学报(哲学社会科学版),2006(1):157-160.
[2] 陈维政,余凯成,黄培伦,等. 组织行为学高级教程[M]. 北京:高等教育出版社,2004:494.

习文化、文化水平，而广义的文化指人类在社会历史发展过程中所创造的物质财富和精神财富的总和。对组织文化的定义也如对文化的定义一样众说纷纭。威廉·大内（William Ouchi）于1984年给出组织文化的定义"一个公司的文化由其传统的风气构成"；杰克林·谢瑞顿（Jacqueline Sheridan）和詹姆斯·斯坦顿（James Sheraton）（1997）把组织文化定义为："组织文化通常指的是企业的环境或个性，以及它所有的方方面面。"它是"我们在这儿的办事方式"连同其自身的特性，它很像一个人的个性。著名管理学者斯蒂芬·罗宾斯对组织文化的定义强调了文化的共同性与共享性。他认为，组织文化是指组织成员共同拥有的一套意义共享的体系。这套文化体系通过共同的价值观、信念、习惯和行为规范，将团队成员紧密地联系在一起，并赋予组织独特的特色，使其区别于其他组织。[①]《中国组织文化大辞典》对中国学者和企业家关于组织文化的认识进行了不同的分类，其中一种常见的分类方式将组织文化分为三大类。这种观点强调了组织文化在组织健康和个人健康中的综合作用，既包含了物质层面的资源，也涵盖了精神层面的价值观和信念。"同心圆说"认为组织文化由内向外包括三个层次，即内层的精神文化、中间层的制度文化、外层的物质文化。这一观点指出，组织健康不仅取决于制度和物质层面的保障，还深受精神文化的影响，这种多层次的文化结构对员工的个人健康有着深远的影响。"意识形态说"认为组织文化被视为企业的意识形态，是相对于大文化而言的微观文化。这一观点强调组织文化对员工价值观和行为模式的深刻影响，通过塑造意识形态，组织文化能够影响员工的心理健康和行为模式。

综合国内外的观点，本书认为组织文化可以分为内隐文化、外显文化和制度文化。这些分类不仅帮助理解组织文化的构成，还揭示了其对组织健康和个人健康的影响。

（1）内隐文化

指团队成员共享的价值和信念体系。这是组织文化的核心，直接影响到团队成员的心理健康和团队凝聚力。例如，关于人性的假设、组织的使命与愿景、价值准则、人生信念和思维方式等，都是内隐文化的组成部分。内隐文化塑造了团队成员的心理预期和行为模式，对个人的职业满意度和心理健康有着深远影响。

（2）外显文化

指团队成员共有的习惯性行为和组织外在的物质表现。外显文化可以看作组织文化形成的标志，是在共享的价值体系下形成的习惯性行为及其结果。例如，商标、组织名称、员工的服饰、作息时间、产品与服务、同事之间的称呼等，都是外显文化的表现。外显文化的健康和一致性能够提升组织的整体氛围，有助于增强员工的归属感和个人幸福感。

（3）制度文化

指规章制度、行为规范、工作传统和礼仪等。制度文化是连接内隐文化和外显文化的桥梁，它通过规范化的制度安排，确保组织文化的有效传达与实施。制度文化的健全与否直接影响到组织的管理效果和员工的行为规范，对组织健康和个人工作满意度起到关键作用。

综上所述，内隐文化、外显文化和制度文化三者之间密切联系，共同构成了组织文化的整体结构。组织文化的全面健康不仅依赖于这些文化元素的协调与融合，也直接影响到员工的个人健康与组织的整体运作。

---

① 罗宾斯. 组织行为学[M]. 10版. 孙健敏，李原，译. 北京：中国人民大学出版社，2005：573.

> **阅读材料**

麦当劳的企业文化

外显文化：和蔼可亲的麦当劳大叔、金色的拱门、干净整洁的餐厅、面带微笑的服务员等。内隐文化：麦当劳的经营理念可用四个字母代替，即 Q（Quality——质量）、S（Service——服务）、C（Cleanliness——清洁）、V（Value——价值）。制度文化：规范化的行为标准、岗位观察检查制度、品质参考手册等制度体系。

3. 组织文化的类型

组织文化的类型因其传统、地域、使命和战略目标的不同而异。每种组织文化都有其独特的对组织健康和个人健康的影响。以下是几种具有代表性的分类及其对组织和个人健康的影响。

（1）国外学者分类

①第一种分类

威廉·大内从 1973 年开始转向研究日本企业管理，经过调查比较日美两国管理的经验，于 1981 年在美国爱迪生维斯利（Addison Wesley）出版公司出版了《Z 理论》（*Z Theory*）一书。在这本书中，他提出 Z 理论，并提出三种企业文化种类。

A. J 型文化：也称日式企业文化，具有以下特点。

长期性聘用：实行长期性或终生聘请制度，使员工与公司共同经历波动，这种稳定性有助于减少员工的职业焦虑，提升心理健康水平。长期性考评：对员工实施长期的考评和逐步提升制度，有助于员工长期成长和发展，但也可能带来压力和焦虑。非系统化的职业发展路径：提供灵活的职业发展路径，有助于员工在多变的环境中适应和发展，提高组织灵活性和员工满意度。细腻的启发与团体决策：注重员工的工作经验和潜力的启发，采用团队决策方式，有助于提升组织的创造力和员工的心理健康水平。责任共担与公平对待：在团队中共同承担责任，公平待人，有助于增强员工的归属感和心理安全感。

B. A 型文化：美国当今风靡的、人际交往冷漠的企业文化称为 A 型文化，其主要特点如下。

短期聘用：短期聘用制使员工面临较大的职业不确定性，可能对个人心理健康产生负面影响。快速评估和提升：绩效考评周期短，员工可能面临较大的绩效压力，这可能影响个人的心理健康和工作满意度。系统化的专业发展：强调技术专业的深度，但可能限制员工对组织整体的理解和参与感，从而影响组织健康。明确的控制与个人责任：强调个人的责任和明确的控制，这可能限制员工的创新能力和团队合作精神。

C. Z 型文化：该文化结合了长期聘用、信任和人道主义的工作标准，具有以下特点。

长期信任与人际关系：促进员工的长期关系和信任，有助于提升员工的工作满意度和心理健康水平。人道主义工作标准：注重员工的个人权益和工作条件，符合员工的心理和情感需求，有助于提高组织的整体健康水平。

②第二种分类①

吉姆·喀麦隆（Kim S. Cameron）和罗伯特·奎恩（Robert E. Quinn）建立的竞争性价值观模型将组织文化划分为官僚文化、部落文化、市场文化和活力文化四大类。这些分类不仅影响组织的整体健康，还对员工的个人健康产生显著影响（见图10-1）。

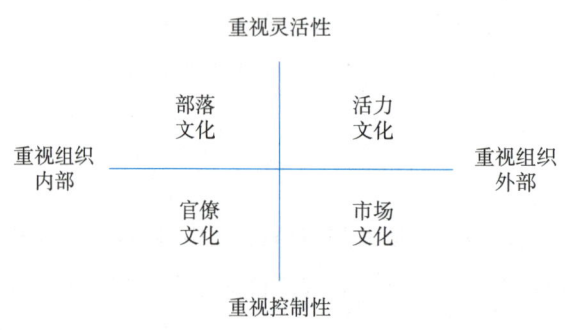

图10-1 竞争性价值观模型

A. 官僚文化。官僚文化重视组织内部以及组织的控制性，它往往依靠正式的结构、政策、程序来进行管理，保持高效、可靠以及快速的运营对这类组织非常重要。官僚文化强调组织内部的控制性和稳定性，主要特点如下。

正式的结构和管理：官僚文化依赖于明确的组织结构和程序来维持高效、可靠的运营。这种文化确保了流程的标准化和一致性，但也可能导致员工的创新性受到抑制，从而影响组织的适应能力和员工的工作满意度。组织健康：这种文化有助于维护组织的稳定性和一致性，减少运营中的混乱，有助于组织的长期健康。然而，过于严格的控制可能使组织缺乏灵活性，影响员工的工作体验和心理健康。个人健康：员工可能感受到较大的规章压力和工作要求的固定性，这可能导致工作压力增大和心理健康问题。系统化的管理虽然能提供稳定的工作环境，但也可能限制员工的自主性和创新能力。

B. 部落文化。部落文化重视组织内部，同时重视组织的灵活性，其目标是通过团队合作、共同参与以达成一致来管理组织环境。部落文化强调组织内部的团队合作和灵活性，主要特点如下。

团队合作与共同参与：部落文化通过鼓励团队合作和员工的参与来管理组织环境，这有助于建立积极的工作氛围和员工的归属感。员工在这种文化下通常感到被支持和重视，从而有助于心理健康。组织健康：强调员工的互动和协作，有助于提高团队的凝聚力和整体效能，促进组织的健康发展。个人健康：员工在这种文化中通常会感受到更大的支持和认可，有助于提升工作满意度和心理幸福感，减少职业倦怠。

C. 市场文化。市场文化是一种重视外部环境的组织文化类型，它强调组织的控制性、效率以及与外部客户的关系。市场文化关注外部环境和组织的绩效，主要特点如下：

外部导向与结果导向：市场文化重视客户需求、生产率和利润，强调绩效和成果。该文化可以推动组织的业绩增长，但可能导致员工面临较大的压力，影响心理健康。组织健康：强调目标导向和业绩驱动，有助于提高组织的市场竞争力和效率。然而，这种文化的高度竞争性可能对员工的健

---

① 刘昕. 薪酬管理［M］. 北京：中国人民大学出版社，2014：55-56.

康造成负面影响。个人健康：高压的工作环境和对结果的强烈关注可能导致员工的压力增加、工作满意度降低，影响其心理和生理健康。

D. 活力文化。活力文化是一种强调灵活性、创新和风险承担的组织文化类型。它注重企业在快速变化的外部环境中保持竞争力，同时在内部推动高度的自主性和创新。活力文化关注外部环境的变化和组织的灵活性，主要特点如下。

创新与风险承担：活力文化鼓励员工在动态和创业的环境中进行创新和冒险，这有助于激发员工的创造力和适应能力。组织健康：促进组织的灵活性和创新能力，有助于提高组织的适应性和长期健康发展。个人健康：员工在这种文化中通常有更多的自主权和创新机会，有助于提升工作满意度和心理健康。然而，频繁的变动和高风险的环境也可能带来一定的压力。

③第三种分类

美国学者特伦斯·迪尔（Terrence E. Deal）和艾伦·肯尼迪（Allan Kennedy）基于企业生产经营中的风险和信息反馈的速度，将企业文化分为四类：强人型、尽情玩型、攻坚型和流程型。每种类型的企业文化都有其特定的特点和适用的环境。这些文化类型在组织和个人健康方面有不同的影响。

A. 强人型文化。这种文化鼓励内部竞争和创新，主要特点如下。

内部竞争与冒险：鼓励员工在竞争中创新，适合需要快速变革和高竞争的环境。然而，这种文化的高竞争性可能对员工的心理健康产生压力。组织健康：强调产品的快速更新和市场竞争，有助于提高组织的市场响应速度和适应能力，但可能导致内部竞争激烈，影响团队协作。个人健康：高压的竞争环境可能导致员工的工作压力增加和心理健康问题，尽管这种文化能激发创新，但也可能对员工的幸福感产生负面影响。

B. 尽情玩型文化。这种文化将工作与娱乐并重，主要特点如下。

工作与娱乐平衡：鼓励员工在完成工作任务的同时享受工作带来的乐趣，强调工作和娱乐的平衡。这种文化有助于提高员工的工作满意度和生活质量。组织健康：通过将工作与娱乐结合，有助于提升员工的工作积极性和组织的整体氛围，促进组织健康。个人健康：强调工作与生活的平衡，有助于提升员工的心理健康水平和整体幸福感，但也需要注意，避免因过度放松导致工作效率下降。

C. 攻坚型（赌注）文化。这种文化在周密分析的基础上进行冒险，主要特点如下。

高风险投资：企业进行大规模的投资，并在长期内评估效果。这种文化适合于长期项目和高风险的市场环境。组织健康：大规模的投资和长期规划，有助于组织的长期发展，但也需要面对高风险和不确定性。个人健康：员工可能面临较大的压力和不确定性，这可能影响其心理健康。然而，长期的规划和成功的实现可以提升员工的满足感和成就感。

D. 流程型文化。这种文化关注如何做事，主要特点如下。

规范化流程：强调工作流程的规范化和系统化，基本没有反馈机制。适合于需要稳定和规范操作的环境。组织健康：规范化流程有助于提高组织的操作效率，但可能限制员工的灵活性和创新能力。个人健康：稳定的工作流程和缺乏反馈可能让员工感到工作单调和缺乏挑战，影响其心理健康和工作满意度。

(2) 国内学者分类

此外，中国的学者也对组织文化进行了大量的分类。

①罗长海（1991）的分类

按所有制划分：包括国有企业文化和民营企业文化等，每种文化对组织健康和个人健康方面的影响各有不同。按生长点划分：如创业型企业文化和成熟型企业文化，各自对员工的心理健康和组织发展具有不同的影响。按引进程度划分：包括本土文化和外来文化，对组织的适应性和员工的文化适应性产生影响。按内容特色划分：包括创新型文化和传统型文化，这些类型对员工的工作体验和组织的灵活性有不同的影响。

②赵常林（1999）的分类

民主型企业文化：强调员工的参与和决策，对员工的心理健康和工作满意度有积极影响。专权型企业文化：强调领导的权威和决策，对组织的控制性强，但可能影响员工的自主性和满意度。伦理型企业文化：注重道德规范和社会责任，有助于提升员工的价值感和心理健康。强调法律、规章制度以及合规性管理。这种文化类型的企业注重通过明确的规章制度和法律框架来规范员工行为，确保组织的稳定性和运营的可控性。权变型企业文化：强调灵活性和适应性，有助于应对变化和提升员工的适应能力。

③李桂荣（2002）的七维图分类

创新型企业文化：促进创新和变革，有助于提升员工的创造力和工作满意度。以质量为中心的企业文化：注重产品质量，对员工的工作标准和成就感有积极影响。以结果为中心的企业文化：强调绩效和结果，可能对员工产生较大压力，但也能提升组织的市场竞争力。以人为本的企业文化：注重员工的福利和发展，对员工的心理健康和满意度有积极影响。以团队为中心的企业文化：强调团队合作和集体责任，有助于增强员工的归属感和心理健康。进攻型企业文化：鼓励冒险和竞争，对员工的压力和心理健康产生双重影响。保守型企业文化：注重稳定和规避风险，可能对员工的工作压力和创新能力产生影响。以发展为中心的企业文化：强调组织的发展和员工的成长，有助于提升员工的工作满意度和促进其职业发展。

④任荣和熊鹏（2003）的分类

创新型企业文化：鼓励创新和变革，有助于提升员工的创造力和满足感。财富创造型企业文化：关注企业的经济效益，对员工的压力和职业发展产生影响。最大利润型企业文化：强调盈利最大化，可能对员工的工作压力和健康产生负面影响。服务社会型企业文化：注重社会责任和服务，有助于提升员工的价值感和工作满意度。以人为本型企业文化：强调员工的福利和发展，有助于改善员工的心理健康和工作体验。

⑤魏杰教授的分类

经营型企业文化：关注企业的经营和市场表现，对组织的健康和员工的工作满意度有影响。管理型企业文化：注重管理流程和效率，可能影响员工的创新能力和工作满意度。体制型企业文化：强调组织的制度和结构，对员工的工作环境和心理健康产生影响。这些分类不仅揭示了不同类型的组织文化对组织和个人健康的影响，也为制定适应性和健康的组织文化提供了有价值的参考。

4. 组织文化的功能与健康影响

组织文化被视为一个组织的性格特征，它不仅定义了组织的独特性，还深刻影响着组织的管理和运作。类似于每个人都有独特的个性，组织也有其独特的文化特点。文化因素在组织管理中扮演着至关重要的角色，是组织软实力的体现。组织文化的功能主要包括以下六个方面，这些功能对组织健康和个人健康的影响不容忽视。

（1）导向功能。导向功能是组织文化的重要作用之一，它通过塑造和引导组织整体及其成员的价值取向、行为模式和决策方式，从而影响整个组织的运营和发展方向。这种导向功能不仅体现在组织目标的实现上，也涉及员工的个人发展和心理适应。通过共享的价值观和行为准则，组织文化能够有效地将组织的目标和愿景内化到每个员工的个人价值观中，从而促进组织的健康和个人的心理适应。组织健康：通过明确的文化导向，组织能够确保成员的行为与组织目标一致，从而提高组织的效率和稳定性。个人健康：员工在清晰的价值导向下能够更好地理解和适应组织的期望，从而减少工作中的不确定性和心理压力。

（2）约束功能。组织文化对成员的思想、心理和行为具有软性约束作用，这种约束源于组织的文化氛围、群体行为准则和道德规范。虽然这种约束不是强制性的，但它通过潜移默化的方式影响员工的行为和态度。组织健康：这种软性约束帮助维护组织内部的秩序和稳定，减少不必要的冲突和不一致。个人健康：员工在明确的行为规范下能够感受到行为的边界，降低因不确定性带来的焦虑，同时提升心理安全感。

（3）凝聚功能。组织文化能够增强团队成员的集体感、认同感和归属感，这种凝聚力对提升组织的整体效能至关重要。共同的价值观和目标使得成员间的关系更加紧密，形成强大的向心力。组织健康：强烈的集体感和认同感有助于提升组织的凝聚力，增强团队协作，进而提高组织的整体运作效率。个人健康：员工感受到归属感和认同感能够提高他们的工作满意度，减少工作中的孤独感和心理压力。

（4）激励功能。组织文化通过以人为本的管理方法激发员工的积极性和创造力。通过营造支持性和激励性的文化氛围，员工能够从内心感受到高昂的情绪和进取的精神，进而为组织目标而努力奋斗。组织健康：这种激励功能有助于提高员工的工作动力和生产力，推动组织目标的实现。个人健康：员工在积极激励的环境下能够更好地实现自我价值，提升心理健康和幸福感。

（5）辐射功能。辐射功能指的是组织文化一旦形成并深入人心，它不仅会在组织内部发挥作用，影响成员的行为和思想，还会通过各种途径对外界产生广泛且深远的影响。组织健康：积极的组织文化能够提升组织的公众形象，增强社会认可度，进而促进组织的长远发展。个人健康：员工在一个具有良好公众形象的组织中工作，能够增强他们的职业自豪感和满意度，提升心理健康。

（6）调适功能。调适功能是组织文化的一项重要功能，通过文化的影响，帮助成员更好地融入组织环境，特别是帮助新成员适应组织的工作方式、价值观、行为规范等。同时，这一功能在组织经历变革时尤为重要，它能够帮助成员减少对新环境的抵触和不适应，提升他们对变化的接受度。组织健康：文化的调适功能有助于组织在面对变化时保持稳定，减少变革过程中的摩擦。个人健康：新成员在文化的帮助下能够更快地融入组织，减少因适应新环境而产生的心理压力。

尽管组织文化具有多种积极功能，但也可能存在一些负面功能。例如，文化可能成为变革的障碍、多样化的障碍以及兼并和收购的障碍。这些负面功能可能对组织健康和个人健康产生不利影响。变革的障碍：传统的文化可能抵制变革，导致组织面对外部挑战时适应能力下降。多样化的障碍：一些固守传统文化的组织可能难以接受多样性和包容性，从而限制组织的发展和员工的全面发展。兼并和收购的障碍：强烈的组织文化可能使兼并和收购过程中的整合变得困难，影响组织的长远发展和员工的适应能力。

了解这些负面功能有助于组织更好地管理和利用文化力量，最大限度地提升组织效能，同时关注员工的心理健康和工作满意度。

5. 健康组织文化建设

在当今复杂多变的环境中，健康的组织文化不仅关乎组织的长远发展，也对员工的身心健康产生深远影响。健康的组织文化能够提升组织效能，增强员工的幸福感和工作满意度。以下是健康组织文化建设的详细内容，涵盖了健康组织文化的定义、关键要素、建设步骤以及其对组织和个人健康的影响。

（1）健康组织文化的定义

健康组织文化是指一个组织通过建立和维护积极的价值观、信念和行为规范，促进组织和员工整体福祉的文化环境。这种文化不仅支持组织目标的实现，还重视员工的心理和身体健康。其包含了共享价值观和信念，包括指导员工行为和决策的集体价值观和信念（Saxena et al., 2022）。通过规范和规则的建立，提供稳固的工作环境，促进团队合作和心理安全（Proshukalo, 2023）。在这个过程中，文化被作为行动和决策的参考框架，有助于促进组织内的身份认同感。同时，健康组织文化强调支持性环境：为员工提供心理支持和职业发展的机会，促进员工的整体健康。透明沟通：确保信息的透明和开放，减少工作中的不确定性和焦虑。包容性和尊重：重视多样性，尊重员工的个体差异和贡献。

（2）健康组织文化的关键要素

健康的组织文化不仅仅是一套理念，它需要通过具体的实践和策略来落地。每个要素都对组织的成功和员工的健康有着深远影响。以下是构建健康组织文化的关键要素及其详细说明。

①价值观与使命

组织的核心价值观和使命是其文化的基础，能影响组织的决策、员工行为及其工作体验。比如，专注于消除贫困，提供紧急救援来帮助弱势群体的国际性的非营利组织"乐施会"（Oxfam）在其使命中强调"消除贫困"，让每位员工都能够感受到自己的工作在为全球社会的进步做出贡献，从而提升了员工的工作动力和成就感。

②明确的价值观

可以通过全员参与的工作坊和问卷调查等形式，帮助组织明确定义并宣传核心价值观。定期进行价值观的重新评估，确保其与当前的环境和员工需求一致。例如，谷歌（Google）组织了多个"文化研讨会"，邀请员工分享他们对公司价值观的看法，帮助公司重新审视和确立其使命和价值观。这种互动式的参与方式不仅使员工感到被重视，还能确保价值观的形成与员工的期望和需求相符。

A. 共同的使命：领导者应定期与员工分享组织使命的进展，并通过组织内部宣传和年度报告等方式将使命与实际工作成果联系起来。此外，可以通过制定激励机制（如表彰符合组织使命的员工行为），来确保员工将使命融入日常工作。例如，星巴克（Starbucks）的使命是"激发和培育人类精神——每个人、每杯、每个社区"。通过各种内部沟通渠道（如内部通信、会议、电子邮件和员工门户网站）分享在社区服务或环保项目中取得的成功，同时通过"星巴克服务明星"计划方式，表彰那些在工作中积极体现公司使命的员工。这些员工因其对顾客服务、社区参与和团队合作的杰出表现而受到奖励，激励其他员工在日常工作中也能融入公司的共同使命。

B. 支持性管理：支持性管理通过提供帮助、指导和资源，确保员工在工作中感到被尊重和重视。举例来说，全球规模最大的综合性非营利医生执业组织"妙佑医疗国际"（又名梅约诊所）在实施"员工支持计划"时，设立了心理健康热线和咨询服务，为员工提供专业的心理支持，帮助他们应对工作压力和个人挑战。

③以人为本的管理

管理层应定期了解员工的需求，尤其是通过个别面谈、工作满意度调查或焦点小组讨论等形式，识别员工的发展目标和健康需求，并提供相应的成长和培训机会。例如，创立于1873年的瑞典全球制造工业用工具和设备企业阿特拉斯·科普柯（Atlas Copco）集团，定期进行员工满意度调查，以了解员工的需求、期望和反馈，同时组织焦点小组讨论，邀请不同部门的员工共同探讨工作中的挑战和需求。通过这种形式，员工能够分享自己的想法，提出对工作环境、培训项目等方面的改进建议。这不仅有助于管理层获取一手的信息，还能增强员工之间的互动与合作。

④有效的反馈机制

构建一个双向的反馈系统，鼓励员工向管理者提供反馈。同时，提供明确的反馈结构，例如通过定期绩效评估，帮助员工制订个人发展计划。例如，全球最大的SaaS软件公司之一奥多比（Adobe）在2012年废除了传统的年度绩效评估，取而代之的是一个名为"Check-In"的反馈系统。这个系统鼓励经理与员工进行更频繁的、一对一的反馈交流，确保反馈成为持续的对话而不是偶尔的事件。通过这种方式，员工能够及时获得关于工作表现的反馈，而管理者也能够了解员工的需求和发展目标。

⑤透明沟通

透明的沟通能够消除信息的障碍，有助于建立信任和减少组织内部的不确定性，从而提升员工的心理健康和组织的稳定性，并提升信任和心理安全感。最有名的例子就是谷歌。

A. 开放的沟通渠道：为员工建立直接与管理层沟通的渠道，如匿名建议箱、定期的全员大会或线上沟通平台，确保员工的声音能够被听到。谷歌创立了"TGIF"（Thank God It's Friday）会议，会上，公司的高管会向员工汇报公司的发展情况、重大决策和未来方向，并回答员工提出的问题。这种透明的信息共享不仅让员工了解到公司的整体战略，也让他们感受到自己是公司决策过程中的一员。

B. 积极的沟通文化：组织应提供沟通培训，提升员工之间的沟通技巧，尤其是在跨部门协作或国际团队中。创造一个包容的沟通环境，鼓励团队成员分享观点并提供相互支持。谷歌利用内部工具（如Google Meet和Google Chat）促进信息的透明共享。员工可以通过这些平台轻松获取信息、参与讨论，并与其他团队成员沟通。这种开放的交流方式帮助打破了信息壁垒，增强了团队之间的合作。

⑥公平与包容

健康组织文化必须注重公平和包容性，尊重员工的个体差异，创建一个多样化的工作环境。公平与包容不仅是消除歧视，更是创造一个每个员工都能充分发挥潜力的环境。

A. 多样性与包容性：健康组织文化需要有明确的多样性政策，包括招聘、晋升和员工关系等方面，确保组织中的每个人都得到平等对待。为此可以通过举办多元文化活动和建立员工资源小组来加强包容性。例如，全球领先的网络解决方案供应商思科（Cisco）推出了多元化招聘计划，确保其员工团队的多样性，以促进创新和业务的成功。

　　B. 公平的机会：通过建立透明的绩效考核标准，确保晋升和奖励制度的公平性。同时，定期审查薪酬结构和晋升流程，确保不存在隐性或显性歧视。例如，微软（Microsoft）定期审查其晋升和薪酬结构，确保不存在性别或种族歧视。公司采用透明的绩效评估和晋升流程，使员工了解如何才能获得晋升和认可。这种透明度有助于确保每个员工都能在公平的环境中获得发展机会。

　　⑦工作与生活平衡

　　促进员工的工作与生活平衡，有助于提高员工的整体健康和工作满意度，也是确保员工长远健康和生产力的关键。

　　A. 灵活的工作安排：根据组织的需求和员工的个人情况，灵活调整工作安排，提供远程办公、弹性工时等选项。同时，确保员工在远程工作中能够得到与在办公室一样的支持。在新冠疫情期间，谷歌宣布将继续提供远程工作和混合工作模式的选择。员工可以选择完全远程、混合模式或回到办公室，这样的灵活安排使员工能够根据自身情况选择最适合的工作方式。

　　B. 健康促进措施：除了基本的健康保险和福利，组织可以通过提供健身房会员、心理健康支持项目、年度健康检查等，进一步提升员工的健康水平。此外，提供带薪休假和心理健康日也能有效缓解员工的压力。例如，微软允许员工享有带薪休假，不仅包括常规的年假，还包括额外的心理健康假。员工可以在感到压力或需要休息时，请假进行心理调整，而不必担心经济负担。此外，微软特别设立了"心理健康日"，允许员工在感到需要时申请额外的休假，以专注于心理健康和恢复。这种灵活的安排可以帮助员工更好地调整工作与生活的平衡。

　　（3）健康组织文化的建设步骤

　　构建健康的组织文化是一个系统的过程，包括文化评估、制订文化建设计划、实施与执行、监测与评估等步骤，以确保文化的可持续发展。

　　①文化评估

　　进行文化评估是了解组织文化现状并确定未来改进方向的重要步骤，它能够帮助组织明确哪些方面需要强化或改善。最经典的案例就是 IBM。

　　A. 员工满意度调查：通过匿名问卷或焦点小组的形式，收集员工对组织文化的看法。调查问题可以涉及工作氛围、沟通方式、管理支持、职业发展等方面，以全面了解员工的需求和意见。IBM 向全球员工发放了详细的问卷调查，调查内容涵盖员工对公司文化、价值观、管理风格和工作环境的反馈。通过调查，IBM 能够收集到不同地区、不同职能的员工对公司文化的真实想法。

　　B. 文化诊断工具：利用成熟的文化诊断工具，如组织文化评估工具 OCAI、Denison 文化模型等，系统评估文化中的强项和弱项。例如，可以对比组织的现有文化与理想文化之间的差距，并评估文化对组织目标和绩效的影响。IBM 进行了部分一对一的员工面谈，特别是对具有不同职能、年资和背景的员工。面谈不仅使公司获得具体的文化改进建议，也增进了员工与管理层的沟通。

　　C. 数据分析：将调查数据量化并深入分析，以发现趋势和问题。可视化报告（如图表或热力图）能帮助管理者快速理解员工的需求和文化中的痛点。IBM 将调查数据与面谈记录进行综合分析，形成关于当前文化健康度的诊断报告。报告明确指出 IBM 文化中存在的优势，如团队合作和创新氛围，同时也揭示了有待改进的领域，如信息透明度和心理健康支持领域。

②制订文化建设计划

基于评估结果，制订文化建设计划是确保文化变革成功的关键步骤。计划应具体、可操作，并具有明确的目标和时间表。

A. 设定目标：在制定文化建设目标时，应确保这些目标具有可衡量性（SMART 原则：具体、可测量、可实现、相关性和有时限性）。例如，目标可以是"在未来一年内，将员工的工作满意度提高 10%"或"建立透明的沟通渠道，确保员工对重大决策的参与度提高 30%"。

B. 实施策略：根据目标制定具体的行动步骤。包括以下三方面。

a. 培训计划：为各层级员工提供文化相关培训，例如领导力培训、沟通技巧和包容性文化等课程。例如，微软在 CEO 萨提亚·纳德拉（Satya Nadella）上任后，开始大力推广"成长型思维"的理念（growth mindset），培训课程涵盖了如何在工作中持续学习和协作，特别是对于管理者以成长型思维带领团队，提供了一个展示个人创新能力和领导力的平台，并为优秀项目提供奖项和支持。

b. 沟通计划：通过定期的全员会议、内网公告、文化手册等方式，确保所有员工了解并认同文化变革的目标和策略。例如，微软定期举办公司范围内的"Town Hall"会议，提供给员工直接向纳德拉和管理层提问的机会，会议上管理层分享公司的战略目标和文化变革的进展。此外，微软鼓励员工在社交平台"Yammer"上发起讨论、分享意见，为员工创造一个平等、开放的沟通平台，方便跨部门交流和对公司政策的反馈。

c. 激励措施：设计激励机制，奖励表现出文化价值观的员工。例如，设立"文化大使"或表彰文化建设中的突出贡献者。例如，微软通过每年举办"Hackathon"，让员工自由组成团队开发创新项目，也创立文化大使项目，表彰在日常工作中积极推动公司成长型思维的员工，特别是那些表现出包容和协作精神的团队成员。

③实施与执行

文化变革的成功依赖于有效的实施，尤其是领导者的积极推动和全体员工的积极参与。

A. 领导的支持：高层领导必须明确表达对文化建设的承诺，并在整个过程中保持参与。例如，领导者应亲自参与文化推广活动，公开表达对新文化的认可，并通过行为表率带动员工。

B. 员工参与：确保员工在文化建设过程中有发言权，并通过定期反馈收集员工的意见。例如，成立跨部门的文化建设委员会，负责监督文化计划的执行和反馈。员工的积极参与能够提升他们对新文化的认同感。例如，世界上最大的食品制造商雀巢公司（Nestlé）成立了跨部门的文化建设委员会，包括来自不同职能部门和国家的员工代表。这个委员会的主要任务是推动雀巢的文化愿景并监督文化项目的执行，还负责听取员工意见，以确保文化建设能够符合全球和当地员工的需求和期望。

④监测与评估

文化建设是一个长期的过程，因此需要持续监测和评估其进展，以确保文化建设方向正确。

A. 定期评估：通过年度或半年度的文化调查，评估员工的满意度、工作参与度以及组织文化的改进效果。还可以结合绩效指标（如员工流动率、工作效率等）评估文化建设对整体组织的影响。例如，微软每年进行一次全球员工调查，名为"MS Poll"，深入评估员工对公司文化、工作满意度、包容性和工作环境的看法。这些调查结果帮助微软的管理层了解员工对当前文化建设举措的态度，从而调整文化建设的方向。该调查提供具体数据，使公司能衡量员工满意度和组织健康状况。微软自2014年开始转型文化建设以来，已经看到员工流动率降低、创新能力提升的明显效果，尤其如上所说，该企业在推进"成长型思维"方面的成果显著。

B. 调整策略：根据评估结果，随时调整文化建设策略。例如，如果某些文化建设措施效果不明显，可以通过内部焦点小组讨论，探讨问题根源并及时改进。同时，将文化建设中的成功案例公开分享，以激励其他部门和员工。最有名的案例为谷歌，成立了跨部门的焦点小组来深入了解问题根源。这些小组讨论发现，部分团队的工作时间安排和任务量导致员工压力增大。因此，谷歌及时调整了文化建设策略，在这些团队中推行更加灵活的工作安排，提供远程工作选项，并加强心理健康支持。

（4）健康组织文化对组织与个人健康的影响

健康的组织文化不仅能提升组织的绩效，还对员工的心理和身体健康产生深远影响。通过建立和维持健康的组织文化，组织能够实现可持续发展，同时确保员工的全面健康。最具代表性的负面案例就是全球最大的打车平台优步（Uber），在早期的迅速扩张过程中，公司内部存在高度竞争和"赢家通吃"的文化，然而这种文化却忽略了员工的身心健康需求。结果是，员工感受到巨大的工作压力，缺乏支持和心理安全感。在这种压力驱使下，员工的心理健康开始受到严重影响，甚至出现了不良的人际关系，导致心理健康状况更加恶化。这个例子表明，缺乏健康的组织文化会对员工的心理和身体健康产生深远的负面影响，并且最终削弱公司的绩效和可持续发展能力。优步的经验提醒其他组织，建立一个支持性和健康的文化对组织和员工的长期发展至关重要。

①对组织的影响

健康的组织文化可以通过多种方式推动组织的发展。

A. 提高效率：在健康的组织文化中，员工会感受到更多的自主性和责任感，从而激发更高的工作动力。研究表明，具有良好沟通和支持性领导的团队往往效率更高，项目完成的速度和质量也显著提升。此外，健康的组织文化能够减少内耗和冲突，提升跨部门协作的效率。例如，全球市场占有率最高的云端客户关系管理（CRM）平台赛富时（Salesforce）在公司内部实施了开放的沟通政策，员工可以随时向领导提出问题或建议。公司定期举行全员会议，分享最新的业务进展和战略方向，使所有员工都能保持对公司目标的了解。这种透明的沟通方式加强了团队合作，并减少了潜在的误解和冲突。

B. 增强竞争力：良好的组织文化是吸引人才的关键因素，特别是在高度竞争的行业中。根据人力资源研究，员工往往更愿意加入具有包容性和发展机会的组织，且这样的组织也能更好地保留核心人才。健康文化不仅能提高员工的敬业度，还能提升客户满意度，进而增强组织的市场竞争力。

C. 创新能力：健康的文化环境能够激发创新，因为员工在安全和支持的工作环境中更愿意提出新想法和挑战现状。开放的沟通和多样性的包容性文化有助于建立一个创新驱动的组织。例如，全美最大的鞋类网购平台Zappos，鼓励员工展示自己的个性，并在工作中采用灵活的方式。客服代表在与客户互动时，能够根据自己的判断采取行动，而不是严格按照预定的脚本。这种自由度使得员工能够在工作中创造出与众不同的客户体验，促进了创新。

②对个人的影响

组织文化对个人的影响主要体现在心理健康和身体健康两大方面。

A. 提升心理健康：透明的沟通能够减少员工的不确定性，降低他们的焦虑感。支持性的管理方式能为员工提供明确的目标和方向，提升安全感和归属感。研究表明，健康的组织文化可以显著降低员工的职业倦怠感，提高整体工作满意度。Zappos在公司内部推行开放和透明的组织文化。公司鼓励员工在所有层级之间分享信息，确保每个人都能了解到公司的目标、战略和挑战。这种透明性减少了员工对未来的不确定性，帮助他们清楚地了解公司的方向，从而降低焦虑感。

B. 减少压力：压力管理的措施，如弹性工作安排、心理咨询服务等，能够有效减少员工因工作负荷过大或人际关系紧张而产生的压力。这样，员工的精神健康得到保障，从而降低了焦虑症和抑郁症等心理健康问题的发生率。最具代表性的例子是强生公司（Johnson & Johnson），这是一家全球知名的医疗保健产品公司，其以注重员工心理健康和压力管理的做法而闻名。公司推出了一个名为"心灵关怀"的计划，为员工提供全面的心理健康支持服务，包括在线咨询、心理健康培训以及面对面辅导等。员工可以在需要时随时获得专业帮助，这种支持有助于员工应对生活和工作中的各种压力。

C. 促进身体健康：健康的组织文化通常会提倡健康的工作习惯，如定期的休息、合理的饮食和适度的运动等。许多组织还会提供健康计划，如年度健康检查、健身房补助、健康饮食计划等，帮助员工保持身体健康。研究发现，具有健康文化的组织员工缺勤率较低，长期病假的发生率也显著减少。例如，世界上历史最悠久的健康保险公司之一安泰人寿（Aetna）为员工提供冥想、瑜伽、健身房会员、健康挑战和团队运动活动，旨在提升员工的身体健康，从而减轻心理压力，这种全方位的支持不仅提升了员工的心理福祉，也提高了公司的整体绩效。

D. 预防与工作相关的健康问题：健康的工作安排，如减少加班和防止过度工作，有助于预防因长期压力和不健康的工作条件导致的慢性疾病，如高血压、心脏病和肌肉骨骼问题。例如，韩国三星电子（Samsung）推出了"无加班"政策，旨在减少员工的加班时间和工作压力。公司设定了具体的下班时间，鼓励员工按时离开工作岗位，避免过度工作。此外，三星规定员工每年必须休满一定数量的假期，以确保他们有足够的时间休息和恢复，并严格规定在假期期间员工不允许被工作干扰。这种减少加班和强制休假等健康工作安排，有效预防了因长期压力和不健康工作条件导致的慢性疾病，也增强了公司的整体工作氛围和员工的工作效率。

二、如何把健康融入组织文化——健康文化建设

健康文化建设是实现组织整体福祉的关键步骤。通过系统地建立健康的组织文化，组织能够提升运营效率、吸引和保留优秀人才，并打造一个促进员工身心健康的工作环境。健康的组织文化不仅是提高绩效的工具，更是实现组织可持续发展的基础。随着全球健康问题的日益突出，组织在文化建设中注重健康要素，将在未来获得更强的竞争优势。通过将健康融入组织文化，可以有效提升员工的身体和心理健康，增强组织的凝聚力和生产力。以下是详细的健康文化建设内容，包括健康文化的定义、关键要素、实施步骤及其对组织和员工的长期影响。

1. 健康文化的定义

健康文化是指将员工的健康与福祉作为组织核心价值的一部分，贯穿于组织的政策、程序和日

常行为中,旨在全面提升员工的身心健康。这不仅是对员工福利的承诺,也是推动组织长远发展的重要策略。关键特征如下。

(1) 健康优先

在健康文化中,员工的身体和心理健康被视为与组织生产力和绩效同等重要的核心价值。组织通过各种措施,如提供弹性工作时间、员工心理支持服务等,来优先考虑员工的健康需求。研究表明,当员工感觉到他们的健康得到重视时,他们的工作满意度、忠诚度以及生产力都会显著提升。例如,耐克(Nike)公司提供弹性工作时间,允许员工根据个人需求和工作任务安排自己的工作日程。这种灵活性不仅帮助员工更好地平衡了工作与生活,也减少了因固定工作时间带来的压力。根据公司内部的调查,耐克的健康文化促进了员工的工作满意度和忠诚度,员工的生产力也得到了显著提升。许多员工表示,他们感受到自己在工作中受到了重视,从而更加投入于公司发展建设中。

(2) 健康支持

健康文化要求组织提供系统的支持,帮助员工实现健康目标并应对可能出现的健康挑战。支持措施包括健身福利、营养咨询、心理健康服务以及职场安全培训等。通过制定清晰的健康政策和提供实用的资源,组织能够为员工创造一个有利于健康的工作环境。一个负面的真实例子是福特汽车公司。20世纪90年代,该公司面临着严峻的经济挑战,同时员工健康问题也开始显现。在这一时期,公司并未有效实施预防性措施,例如定期健康检查和健康教育,导致员工的整体健康状况逐渐恶化。这使得许多员工在未意识到潜在健康问题的情况下,继续在高压力的工作环境中工作,最终导致多种慢性疾病的发生。许多员工的健康状况没有得到改善,甚至恶化,这不仅影响了他们的工作效率,也造成了企业内部的士气低落。此外,员工流失率增加,给公司带来了更大的成本压力。

①预防性措施:通过定期健康检查、健康教育以及预防性健康计划,帮助员工保持健康,并预防潜在的健康问题。

②康复支持:为经历健康问题的员工提供康复支持,如灵活的工作安排、复职计划和心理咨询,帮助他们更快地恢复并重返工作岗位。

(3) 文化整合

将健康理念深度融入组织的管理和运营实践中,使其成为组织文化的一部分。健康文化的建设不是单一的项目,而是贯穿于组织的每一个层面,从高层领导到基层员工都应参与其中。通过整合健康目标到绩效管理、培训计划和日常运营中,确保健康价值观在整个组织中得到贯彻。例如,组织可以将健康和福祉纳入领导力培训,促使管理层成为健康文化的推动者。

2. 健康文化的关键要素

(1) 健康价值观的确立

健康文化的核心在于确立一套与健康相关的价值观,这些价值观应不仅与组织的使命和战略目标保持一致,还应与员工的个人健康需求相结合,以激发全员对健康的重视和参与。

①健康为本:组织应明确将员工的身体和心理健康作为一项核心价值,贯穿于各个层面的政策、程序和行为中。这意味着从人力资源政策到公司活动安排,健康都应占据重要地位。例如,可以通过将员工健康融入绩效目标,推动全体员工关注自身健康和同事的健康。例如,全球最大的消费品公司之一——联合利华(Unilever)的使命是"让可持续生活成为一种普遍的现实",这不仅体

现在其产品和环境政策中，还充分考虑了员工的健康和幸福。该公司推出了"健康和福利"计划，涵盖了身心健康的各个方面。该计划包括心理健康支持、灵活的工作安排、健身补贴、健康饮食计划和定期的健康检查。公司特别注重心理健康，通过提供心理咨询服务和培训员工识别压力源，帮助员工管理心理健康。

②全员参与：健康文化的建设不仅是管理层的责任，还需要全体员工的共同参与和推动。通过引入员工代表参与健康政策的制定，组织可以鼓励员工成为健康文化的建设者和推动者。例如，创建员工健康委员会，定期组织讨论，确保健康政策符合员工需求。全球最大的投资机构之一的高盛（Goldman Sachs），成立了一个名为"健康委员会"（Health Committee）的员工代表组织，成员包括来自各个部门的员工。该委员会定期召开会议，讨论公司的健康政策和项目，确保公司的健康倡议符合员工的实际需求。

（2）健康政策和实践

制定和执行有效的健康政策和实践是实现健康文化的重要途径。这些政策应当系统化并且能够持续推动员工的健康发展。

①健康福利：组织应提供广泛的健康福利，包括医疗保险、心理咨询服务、健康检查、健康休假等，以确保员工能够在生理和心理两方面获得全面的支持。通过提供这些福利，组织可以显著降低员工因健康问题导致的缺勤率。例如，谷歌为员工提供全面的医疗保险，包括医生预约、住院治疗和处方药的费用报销。员工可以根据个人需要选择合适的保险计划，确保他们在生理健康方面得到必要的支持。

②差异化福利：根据员工的不同需求，制定个性化的健康福利方案，确保员工的健康需求得到满足，如为不同年龄段或部门的员工提供专门的健康服务。全球最大企业资源规划（ERP）软件供货商德国软件业者思爱普（SAP）为年轻员工提供健身补贴和健身房会员资格；对于中年员工，SAP提供更为全面的健康检查和慢性病管理项目；为接近退休年龄的员工提供退休规划咨询；对于长期坐在电脑前的开发人员，SAP提供针对眼睛疲劳和肌肉骨骼问题的健康服务。通过这些个性化的健康福利方案，SAP能够满足不同年龄段和部门员工的具体健康需求。公司发现，这种定制化的福利方案显著提高了员工的满意度和忠诚度，降低了缺勤率，并提高了整体的工作效率。

③健康促进计划：健康促进计划是提升员工健康水平的重要工具。组织可以定期举办健康讲座、提供营养咨询服务、鼓励员工进行健身活动等，以帮助员工保持良好的生活习惯。如之前所述的谷歌，定期邀请健康专家和营养师为员工举办健康讲座，主题涵盖饮食营养、心理健康、压力管理等。通过这些讲座，员工能够获取最新的健康知识，从而改善自己的生活方式。

④健康环境：在办公室内提供健康餐饮选项，设置健身房，或者组织步行会议等，以创造有利于健康的工作环境。通过这些措施，组织不仅可以改善员工的身体健康状况，还能提升他们的工作积极性和整体幸福感。例如，全球最大的财经信息公司彭博社就鼓励员工用步行会议来代替传统的会议方式，特别是在天气允许的情况下。步行会议有助于提升员工的身体活动量，还能让与会者在更轻松的氛围中讨论问题，激发创造性思维。这一措施得到了员工的积极响应，许多团队和管理者也逐渐将步行会议作为常态化的一部分。

（3）健康沟通

有效的健康沟通是推动健康文化的关键，它可以确保员工及时了解组织的健康政策、活动和福利，从而积极参与其中。

①定期更新：通过定期的内部通信、员工新闻简报、电子邮件和公司网站更新等方式，确保员工了解健康文化建设的最新进展和相关资源。例如，定期发布《健康文化月报》，内容涵盖健康活动预告、员工健康故事分享和健康知识推广等多个方面。全球最大的会计师事务所德勤（Deloitte）定期发布《德勤健康月报》，其中涵盖公司各地办公室的健康文化更新，包括健康活动预告（如在线冥想课程、步行挑战赛以及健康饮食研讨会）。月报还分享员工的健康故事，展示他们通过公司的健康资源改善了生活质量和工作状态。这些内容有助于在员工间推广健康理念，并提升他们的参与感。

②透明反馈：员工应有表达意见和建议的渠道，例如通过匿名调查、员工建议箱以及与人力资源部门的定期沟通等方式，反馈他们对健康政策的看法。透明的反馈机制不仅可以帮助组织及时调整健康政策，还可以增强员工对组织健康文化的认同感。例如，全球最大的制药公司辉瑞（Pfizer）在各办公室设有匿名的员工建议箱，员工可以随时提交对健康政策的反馈和建议。特别是在全球疫情期间，很多员工通过建议箱反映了对居家办公健康支持和心理健康服务的需求，促使公司及时增加相关福利资源。

（4）领导支持

领导支持是健康文化成功实施的保障。领导者的言行和资源投入对员工的健康意识和行为起着示范作用。

①榜样作用：高层领导应以身作则，积极参与健康活动，并公开展示他们对员工健康的关注。这可以通过领导参与健康活动，公开表扬健康表现优秀的员工，或者在公司内部会议中强调健康的重要性来实现。例如，全球云计算市场上领先的IT产品提供商思科（Cisco）的首席执行官（CEO）和其他管理层经常亲自参加每年举办的"步数挑战赛"，鼓励员工通过行走、跑步等活动增加每日步数。思科的CEO在公司内部分享个人健康活动进展，激励员工一起参与。

②资源投入：领导层应确保足够的资源（如预算、时间、人力）用于健康文化的建设。这意味着不仅要为员工提供适当的健康福利，还要投入时间和精力推广健康理念，确保其成为组织日常运作的一部分。例如，思科的高层领导会定期听取员工关于健康计划的反馈，并亲自参与健康政策的调整过程，以确保这些计划切实满足员工需求。在员工反馈希望更多远程健康支持服务后，高层领导推动了公司增加心理健康资源和线上健康指导的投入。

3. 健康文化建设的实施步骤

（1）评估现状

在实施健康文化之前，首先需要了解当前组织的健康状况和文化状况，以确保后续策略的制定是基于实际需求和问题的。

①健康评估：通过员工健康调查、医疗记录、体检数据等途径，了解员工的整体健康状况。评估的内容可以包括身体健康指标（如血压、体重指数）、心理健康状态（如焦虑、压力水平）和工作与生活平衡的现状。雀巢定期进行全球员工健康调查，收集员工的身体健康和心理健康数据，通过心理健康评估了解员工的情绪压力、焦虑水平和心理健康状况。该公司为员工提供心理健康支持服务，并通过分析调查结果调整支持策略，其中增加心理咨询服务和压力管理培训是帮助员工应对工作压力和提升心理健康的重要方式。

②文化诊断：除健康评估外，组织还需要对现有文化中与健康相关的元素进行评估，如员工对健康的认知、当前健康政策的实施效果等。文化诊断可以通过焦点小组访谈、文化调查等方式进行，识别健康文化中的优势和劣势。全球最大的银行网络之一法国巴黎银行（BNP Paribas）组织了焦点小组访谈，邀请各部门员工和健康委员会成员讨论现有健康政策的执行情况。这些访谈深入了解员工对公司健康倡导活动的看法，包括员工认为有益的健康资源及需要改进的方面，例如心理支持资源和工作与生活平衡的政策。

（2）制订健康文化建设计划

基于评估结果，组织需要制订具体的健康文化建设计划。计划应包括明确的目标、战略以及行动步骤。

①设定目标：健康文化建设的目标应具体、可量化，并与组织整体目标相匹配。目标可以包括提高员工健康满意度、降低健康相关的缺勤率、提高健康活动的参与度等。例如，加拿大皇家银行（RBC）的目标是每年提升员工健康满意度得分至少5%，并通过分析数据，调整健康支持策略，如举办健康讲座、健身挑战和心理健康讲座等，逐年提高员工的健康满意度。

②制定策略：根据目标制定相应的策略。例如，如果目标是降低缺勤率，组织可以引入预防性健康检查计划，并为有健康问题的员工提供适当的支持措施。

③行动步骤：详细列出实现目标的具体行动步骤，包括时间表、责任人和资源分配等，确保每一项措施都能得到有效执行。英国最大的电信运营商——英国电信公司（BT）制订了为期3年的计划，每年定期评估健康项目的成效。每季度发布缺勤率报告，跟踪目标实现进展，也设立了健康项目经理和支持团队，负责协调各项健康服务的提供，并作为各部门与员工的健康沟通桥梁。

（3）实施健康文化建设

实施健康文化建设需要组织内各层级的协作和执行。

①推行政策：确保健康相关政策的贯彻实施，如为员工提供健康保险、建立定期健康检查制度等。政策的实施应有清晰的执行计划和责任分配，确保在各部门和层级都得到落实。例如，前面所述的辉瑞为了确保政策的有效实施，制订了清晰的执行计划，将责任分配给人力资源部门，并通过健康管理团队在全球各分支机构推广和监督政策落实。每个办公室的健康经理负责确保所有员工了解和参与这些健康福利，并定期反馈执行效果。

②开展活动：通过健康讲座、健身比赛、团队健康挑战等活动，激发员工对健康的关注和参与。这些活动可以增强员工的健康意识，并营造出积极向上的工作氛围。

（4）监测与评估

定期的监测和评估是确保健康文化建设有效推进的关键。

①效果评估：通过员工健康调查、健康数据分析、员工参与度等指标，评估健康文化建设的效果。例如，可以通过跟踪健康活动的参与率、员工的健康检查数据以及心理健康咨询服务的使用情况等来衡量政策和活动的有效性。

②调整优化：根据评估结果，及时调整和优化策略和措施，确保健康文化建设目标得以实现。持续的评估和调整可以帮助组织不断改进健康政策，确保其与员工的需求和组织的发展相适应。例如，前述全球最大的CRM厂商——赛富时通过年度员工健康调查收集数据，评估员工对健康福利的满意度、心理健康状态、参与度等指标。此外，公司还分析健康活动的参与率、定期体检数据和

心理健康咨询服务的使用情况，以了解政策和活动的实际效果。

4. 健康文化建设对组织和员工的影响

依据上述内容与案例说明，健康文化建设对组织和员工的影响归纳如下。

（1）对组织的影响

①提高生产力

创新与创意：健康文化鼓励员工参与健康活动，这种参与感能够激发他们的创造力。健康的员工思维更为敏捷，能够提出更多创新的解决方案。

效率提升：良好的健康状况能够帮助员工提高集中力和工作效率，从而提高组织整体的工作表现。

②减少错误

身体和心理健康良好的员工在工作中出错的概率较低，能显著减少因错误导致的资源浪费。

③增强凝聚力

健康文化促进团队之间的互动和合作，组织健康活动有助于团队建设，提升集体凝聚力。

④员工归属感

员工感受到组织对其健康的重视，增强了对组织的认同感和忠诚度。

⑤沟通与协作

健康文化营造的开放环境促进了组织内部的沟通和协作，增强了团队成员之间的关系。

（2）降低成本

①减少缺勤

通过提供健康支持和预防措施，减少员工因健康问题造成的缺勤，降低了因病缺勤的相关成本。

②减少医疗费用

健康文化通过减少疾病发生率，降低了员工的医疗费用，从而减轻了组织的健康保险负担。

③减少员工流失率

健康的工作环境有助于提高员工的留任率，减少因员工流失所带来的招聘和培训成本。

（3）对员工的影响

①改善身体健康

A. 预防疾病：健康文化中提供的体检、健康筛查和疾病预防措施能够帮助员工及早发现健康问题并采取行动，从而减少疾病发生率。

B. 促进健康习惯：健康文化鼓励员工养成健康的生活方式，如均衡饮食、规律运动等，提升身体素质。

C. 减少工作相关伤害：健康文化中包含的安全培训和健康实践可以减少由于工作环境不佳导致的伤害。

②提升心理健康

A. 压力管理：组织提供的心理支持和压力管理工具有助于员工有效应对工作和生活中的压力。

B. 心理咨询服务：健康文化中的心理咨询服务能够帮助员工解决心理问题，提高心理健康水平。

C. 改善工作氛围：健康文化中的积极工作氛围和支持系统有助于减轻员工的心理负担，提升整体幸福感。

D. 提高工作满意度：健康文化中的福利措施和支持政策使员工感受到被重视，从而提升了工作满意度。

E. 工作与生活平衡：健康文化支持员工在工作和生活之间取得平衡，减少了工作对个人生活的负面影响。

F. 员工幸福感：健康的工作环境和福利措施提升员工的生活质量和幸福感，使员工更能享受工作和生活的过程。

第二节　组织学习

一、个人学习的定义与重要性

1. 定义：个人学习指个体通过不同的途径和方法，在工作和生活中不断获取和更新知识与技能的过程。个体可通过实践经验、反思、正式培训、学习课程等方式不断提升自身能力。

2. 重要性：个人学习是组织学习的基础，因为组织的整体学习能力和发展水平直接依赖于其成员的学习和成长。

（1）职业发展：持续的个人学习能够帮助员工适应职业变化，提升个人职业技能和市场竞争力。

（2）个人成长：个人学习有助于个体的全面发展，包括智力、情感和社交能力的提升。

（3）创新能力：通过不断学习，个人能够引入新的观念和方法，促进创新和改进工作流程。

二、学习方式

1. 正式学习

（1）培训课程：由专业机构或组织内部提供的有结构的课程，旨在提升特定技能或知识。

（2）学历教育：包括大学学位和高级教育项目，这些教育通常提供系统化的知识和技能。

（3）证书项目：专业认证课程，帮助个体获得特定领域的认可资格，增加职业发展机会。

2. 非正式学习

（1）自我反思：通过对自身经验和行为的反思，识别学习点和改进空间。

（2）同事间的经验分享：通过与同事的交流和讨论，获取不同的观点和经验。

（3）自学：自主学习新知识和技能，如阅读书籍、观看在线教程和参与兴趣小组。

三、学习动机

1. 内在动机

（1）对知识的好奇心：对新知识和新技能的探索欲望，驱动个体主动学习。

（2）个人成长的渴望：对自身发展的追求，包括提升个人能力和实现自我价值的愿望。

2. 外在动机

(1) 职业发展：学习与职业晋升相关的知识和技能，提升在职场中的竞争力。

(2) 晋升机会：通过学习获得晋升所需的资格和能力，增加职业上升的机会。

(3) 外部奖励：通过学习获得外部激励，如奖金、认证、职称等。

四、学习障碍

1. 时间限制

(1) 工作负担重：员工面临繁重的工作任务和时间压力，导致缺乏足够的时间进行学习。

(2) 个人生活压力：生活中的其他责任和义务（如家庭事务）可能占据了个人的学习时间。

2. 资源不足

(1) 学习资源缺乏：缺乏适当的学习材料、工具或技术支持，影响学习效果。

(2) 培训机会有限：组织内部缺乏系统的培训和发展机会，限制了员工的学习和成长。

3. 学习疲劳

(1) 过度的学习压力：过多的学习任务或强度过高的学习活动可能导致心理和身体的疲劳，降低学习效率。

(2) 信息过载：过量的信息输入可能导致学习焦虑和注意力分散，从而影响学习效果。

五、组织学习

1. 定义与重要性

组织学习是指一个组织通过其成员的学习和经验积累，持续改进和提升整体绩效的过程。它不仅涉及知识的获取和应用，还包括知识的共享和创新。组织学习使组织能够适应环境变化，提高竞争力，并在复杂和动态的市场中保持领先地位。

(1) 适应性：通过组织学习，组织能够快速适应外部环境的变化，如技术进步或市场需求变化。

(2) 创新：促进创新，通过不断学习和应用新知识，组织可以开发新的产品、服务或业务模式。

(3) 效率提升：通过优化工作流程和提高员工技能，组织能够提升整体效率和绩效。

(4) 知识管理：有效的组织学习能够帮助组织积累和管理知识，防止知识流失，尤其在员工离职或退休时。

2. 学习过程

组织学习过程通常包括以下几个环节：

(1) 知识获取

(2) 外部环境变化

关注市场趋势、竞争对手动向和技术发展，借助外部信息源，如行业报告、市场调研和专业会议。

①市场调研：通过调查和分析客户需求、满意度以及市场机会，获取有价值的商业见解。

②内部经验积累：通过员工的实际工作经验和项目反馈，形成对工作过程和结果的深刻理解。

（3）知识共享

①会议：定期召开部门或全员会议，分享学习成果和最佳实践。

②培训：组织内部培训课程和研讨会，帮助员工掌握新知识和技能。

③信息系统：利用企业资源规划（ERP）系统、知识管理系统（KMS）和内部社交平台，促进信息和知识的传播。

（4）知识应用

①实际工作中的应用：将学习到的知识和技能应用于日常工作中，如改善流程、提高生产效率或优化客户服务。

②项目实施：在项目中应用新知识，解决实际问题并实现项目目标。

③决策支持：利用知识支持战略决策，提高决策的科学性和准确性。

（5）知识创新

①基于已有知识的创新：在现有知识的基础上进行改进，开发新的业务模式或改进现有流程。

②跨学科合作：通过跨部门或跨学科的合作，激发创新思维和新颖解决方案。

③实验和迭代：通过实验和反馈，不断调整和优化创新方案，以适应不断变化的市场需求。

3. 组织学习的挑战

（1）文化障碍

①保守态度：在一些组织中，尤其是在那些根植于传统或层级管理模式的文化中，知识共享和学习常被视为一种风险。这种保守态度可能源自对知识产权的担忧，或对竞争环境的恐惧，导致员工在分享信息时持谨慎态度。结果是，组织内的知识壁垒逐渐加深，创新和效率受到抑制。

例如，在某些大型跨国企业中，员工可能因害怕知识外泄而不愿分享成功经验或工作技巧，形成"信息孤岛"，这不仅影响了团队合作，还限制了整体的学习与成长。最具代表性的案例就是丰田汽车，该公司开始推行著名的"丰田生产方式"（Toyota production system）时，就遇到过类似的挑战。当时内部有许多资深工程师和技师掌握着重要的生产技术和改善方法，但他们不愿意分享这些知识。主要原因是他们担心分享后自己的"不可替代性"会降低，也害怕自己多年积累的经验被其他人轻易学去，保密的后果就是各个工厂车间之间形成"信息孤岛"。当时的副社长大野耐一（Ohno Taiichi）亲自带头，要求所有主管必须将自己的知识和经验形成标准作业程序（SOP）分享出去，并建立"师徒制"，让资深员工有责任指导新人，将"知识分享"纳入绩效考核，建立跨部门的"品管圈"，鼓励不同单位交流改善经验，最终建立了完整的知识分享体系。这一体系不仅提高了生产效率，还培养出许多优秀的人才。

②缺乏支持：领导层对学习和知识管理的漠视会直接影响员工的学习积极性。如果高层未能提供足够的资源和支持，员工会感到学习活动是多余的，因而缺乏足够的动力去参与。缺乏明确的学习战略和优先级，可能导致员工觉得学习只是"额外负担"，而非个人和组织发展的必要条件。

(2) 信息过载

①信息筛选：在当今信息爆炸的时代，员工面临着巨量的信息输入，如何从中筛选出真正有价值的信息成为一项重要挑战。过量的信息不仅消耗人的时间和精力，还可能导致决策失误和工作效率下降。组织需要建立有效的信息管理系统，帮助员工快速识别和获取关键数据，以支持决策过程。

②知识整合：面对大量的信息，如何将有用的知识进行有效整合和应用也是一大挑战。员工往往难以将各类知识融会贯通，形成系统化的理解。这不仅需要个体的努力，也需要组织提供框架和工具，以便员工能够将不同来源的知识结合起来，形成实用的解决方案。一个经典案例是通用电气（General Electric，GE）。20 世纪 90 年代初期，当时 GE 首席执行官杰克·韦尔奇（Jack Welch）发现公司面临一个严重问题，尽管 GE 拥有大量宝贵的知识和经验，但分散在全球各地的部门和子公司无法有效整合和运用这些资源。为解决这个挑战，GE 推出了"工作圈"（work-out）项目，后来发展成为著名的"学习型组织"案例。主要措施包括：建立知识管理系统、组织跨部门学习、制定知识整合框架及在纽约州克罗顿维尔建立 GE 管理发展学院，将实际问题与培训结合，让高层管理者亲自参与教学，显著提升了创新能力和问题解决效率。

(3) 学习动力

①激励机制：设计有效的激励机制至关重要，这不仅仅是物质奖励，还包括职业发展机会、认可与成就感等多方面的激励。组织应根据员工的需求与期望，制订个性化的激励方案，以促进员工对学习的投入。公司可以实施学习积分系统，员工通过参加培训、完成课程或分享知识获得积分，积分可以用于兑换职业发展课程、休假或其他福利，从而激励员工主动学习。

②个人与组织目标一致：确保个人学习目标与组织目标的一致性是提升员工学习动机的关键。组织可以通过举行定期的目标设定会议，帮助员工明确自己的职业发展路径与组织的战略目标之间的联系，从而提升其参与学习的积极性。组织可以设立个人发展计划（IDP），使员工的学习目标与组织的长远发展相结合，增强员工对学习的认同感，并提高其工作热情和满意度。

4. 学习型组织及建设

学习型组织是指那些鼓励学习和知识共享，以提升整体能力和适应性的组织。建设这样的组织需要在多个维度上进行深思熟虑的努力，包括系统思考、个人掌握、心智模式、共同愿景和团队学习等五项修炼。

(1) 系统思考

①定义与重要性：系统思考是一种综合性的思维方式，它帮助组织深入理解各个子系统（如流程、部门、团队）之间的复杂关系。通过从整体而非局部的角度分析问题，组织能够更有效地识别出潜在的问题和协同机会，进而提升协调性和工作效率。系统思考不仅有助于解决当前问题，还可以预见未来挑战，从而制定更具前瞻性的战略。

②实践方式：利用系统图和因果回路图等工具，组织可以清晰地描绘出各个部门或流程之间的互动关系。公司可使用因果回路图分析开发团队与市场反馈之间的关系，进而优化产品迭代流程。而定期的系统审查和反馈机制也是关键，通过收集来自不同部门的数据，组织能够不断调整和优化其结构和流程，保持灵活应变的能力。

(2) 个人掌握

①定义与重要性：个人掌握是指每个员工在工作中不断提升自己的能力和知识，以支持组织的整体目标。它包括技能的提高、知识的更新以及职业发展的规划。个人掌握不仅能增强员工的自信心，还能提升其对组织的贡献度。

②实践方式：组织应提供定期的培训和发展机会，鼓励员工自主学习和自我提升。这可能包括线上学习平台、专业研讨会和工作坊等，让他们可以根据自己的时间安排学习新技能。此外，建立个人发展计划和职业路径图，明确成长目标和步骤，可以帮助员工清晰了解自己的职业发展方向，从而提升其参与感和满意度。

(3) 心智模式

①定义与重要性：心智模式是指组织和个人固有的思维方式与认知框架。改变心智模式意味着识别和调整那些可能阻碍创新和适应变化的固定思维方式。挑战传统思维能够推动创新，增强组织的适应能力。

②实践方式：通过反思和讨论，组织可以帮助成员识别当前的心智模式。这可以通过团队会议、工作坊或员工调查等方式进行。鼓励开放和包容的文化，支持员工挑战现有观念，接受新观点，从而创造更加灵活的工作环境。

(4) 共同愿景

①定义与重要性：共同愿景是指组织中所有成员对长期目标和愿景的共同理解与认同。一个明确的共同愿景能够增强员工的凝聚力和向心力，使每个成员都能朝着相同的目标努力。共同目标的存在可以激发员工的工作热情，提升整体工作效率。

②实践方式：参与式的愿景制定过程可以帮助员工在愿景的形成中发挥作用。定期沟通和宣传组织的愿景，确保所有成员对目标的认同和支持，可以通过内部通信、会议和工作坊等方式进行，以保持对共同愿景的持续关注。

(5) 团队学习

①定义与重要性：团队学习是指通过团队成员之间的合作与沟通，提升团队的集体学习能力和创造力。它强调团队在共同工作过程中进行知识共享和创新，从而推动组织的整体进步。有效的团队学习能够促进创新，提高问题解决能力。

②实践方式：组织可以通过团队讨论和学习活动，如工作坊和头脑风暴，促进团队学习。鼓励团队成员分享个人的知识和经验，形成知识共享的文化，从而提升团队的整体能力。

六、健康学习型组织构建

1. 健康学习型组织的定义

健康的学习组织的特征是它对持续改进、道德实践和其成员的福祉的承诺。这些组织建立了一个积极共享知识的环境，并利用其来加强决策和创新。在终身学习的承诺上，健康学习组织优先考虑工作场所学习（WPL），使专业人士能够更新他们的技能和知识，这对于保持医疗保健等领域的高标准至关重要（Osagie 等，2020）。尤其将伦理整合到组织学习过程中至关重要。道德健康的组织在会员中促进道德习惯，从而改善整体学习环境（Bañón-Gomis，2015）。相反，忽略这些方面的组织可能会面临停滞和士气低落的问题，这强调了采用全面学习和发展方法的必要性。结合健康组织文化和学习型组织的特点，创建一个支持员工身心健康并促进持续学习的组织环境。

2. 构建策略

（1）健康文化

①建立健康政策：组织应制定一套全面的健康政策，涵盖灵活工作时间、远程办公选项、心理健康支持和营养健康计划等。这些政策不仅应符合员工的多样化需求，还应确保全员知晓和理解。此外，通过正式渠道，如内部通信、员工手册和定期会议等，全面宣传健康政策，确保每位员工都能了解这些政策的内容及其益处。

②改善工作环境：为员工提供舒适的工作空间，如良好的办公家具、充足的自然光线和安静的工作区域。同时，增加健身设施，如健身房和步行会议选项，鼓励员工多运动。在餐饮方面，提供健康饮食选择，确保员工在工作期间能够获得足够的营养支持。此外，组织应努力营造开放和包容的文化氛围，减少工作压力和焦虑。定期举办团队建设活动和心理健康日，增进员工之间的沟通与理解。

③心理支持：通过组织心理咨询、压力管理工作坊和员工援助计划（EAP），帮助员工在工作中保持心理健康。这些措施有助于减少工作中的压力和情绪负担，提高工作满意度。定期进行员工心理健康状况评估，以识别潜在问题并提供针对性的支持。这种做法不仅能帮助员工应对压力，也能为组织提供重要的健康数据，用于进一步优化健康政策。

（2）学习支持

①提供学习资源：组织应创建一个集中化的学习资源库，员工可以方便地访问有关健康管理、工作与生活平衡、心理健康等主题的学习材料，这些材料包括在线课程、电子书、视频讲座和文章等；也可以借助现代技术，通过内部论坛、社交媒体和电子学习平台，确保员工随时能够获得最新的学习资源和支持。

②健康管理培训：定期为员工提供与健康相关的培训项目，内容涵盖压力管理、时间管理、营养与运动等。这些培训不仅可以增加员工的健康知识，还能改善他们的工作表现。此外，也可以邀请健康专家或教练进行专题讲座，分享最新的健康研究和实用技巧，增强员工的健康意识和实践能力。

③知识分享平台：构建组织内部的知识分享平台，鼓励员工分享他们在健康管理和工作生活中的实践经验。例如，创建一个内部社交平台，员工可以交流健康生活技巧和经验，激发同事之间的互动与支持。分享锻炼计划和心理健康心得也是很好的选择，这会形成积极的学习氛围，将帮助组织在竞争中保持优势，实现可持续发展。

3. 激励机制

（1）设立激励措施：组织可以设计多样化的激励措施，如设立奖金、奖品或额外假期，以鼓励员工积极参与健康活动和学习项目。这种多元化的激励能够满足不同员工的需求和期望，除了传统的物质奖励，组织还可以设计更具创意的激励项目。例如，"学习计划奖"鼓励员工设定个人学习目标，并在达到目标后给予奖励，这不仅能够提升员工的学习积极性，也能激发他们对个人职业发展的关注。

（2）认可和奖励：对在健康和学习方面表现突出的员工进行表彰，能够有效增强员工的归属感和积极性。组织可以通过内部公告、电子邮件或月度员工表彰大会，公开表彰这些员工，增加他们的成就感和自豪感。

（3）团队激励：激励机制不仅应关注个人表现，还可以通过团队活动来促进健康文化和学习氛围。例如，设立团队健康目标（如步数挑战、团体运动），通过团队合作提升整体参与度。组织可以鼓励团队之间进行友好的竞争，例如设立"最佳团队"奖项，激励团队协作，共同实现健康目标，增强集体凝聚力。

4. 评估与改进

（1）定期评估：制定明确的评估指标对于评估健康学习型组织的效果至关重要。这些指标可以涵盖多个维度，如员工健康状况、参与健康活动的比例、学习项目的参与度、员工满意度和生产力等。通过量化这些数据，组织可以获得客观的评估结果。举例来说，可以通过健康检查报告来跟踪员工的生理指标变化，或者通过统计每月参与健康活动的员工比例，评估健康文化的渗透率。通过数据可视化，管理层可以更直观地了解健康项目的成效，及时发现潜在问题，为决策提供依据。

（2）收集反馈：通过问卷调查、焦点小组讨论、员工满意度调查等多种方式，组织能够全面收集员工对健康政策和学习支持项目的反馈。多样化的反馈渠道能够确保不同员工的声音被听到，收集到反馈后，组织应对结果进行系统分析，识别出普遍关注的问题和改进建议。可以通过统计分析找出员工对哪些政策最满意或最不满意，以指导后续的优化工作。

（3）持续改进：根据评估结果和员工反馈，组织需要及时调整和优化现有的健康和学习项目。这不仅能确保政策和资源与员工的实际需求和组织的战略目标保持一致，还能增强员工的参与感和满意度，营造一种开放的改进文化。员工应被视为改进的合作者，而不仅仅是受益者。通过建立反馈机制和改进提案渠道，让员工感受到他们的建议被重视，从而增强组织的凝聚力。

本章小结

本章通过探讨组织文化的概念、内涵及其对组织和个人健康的影响，揭示了文化管理在现代组织中的重要性。组织文化包括内隐文化、外显文化和制度文化，这三者共同构成了组织运作的核心结构。内隐文化通过价值观和信念影响员工的心理健康与团队凝聚力，外显文化塑造组织的外在表现和氛围，而制度文化则确保文化的规范化与传达。全面健康的组织文化不仅有助于提升组织的长期效能，还对员工的身心健康产生深远的积极影响。

复习思考题

1. 何谓组织文化？简述其内隐文化、外显文化及制度文化的含义，以及其对组织与个人健康的影响。

2. 组织文化研究的起源是什么？早期哪些学者对组织文化的发展做出了贡献？请简述其中一位学者的主要观点。

3. 结合实际案例，如何理解麦当劳的企业文化在内隐文化、外显文化及制度文化中的具体表现？

4. 威廉·大内的《Z理论》提出了三种企业文化类型：J型、A型和Z型。简述每种文化的特点，并分析其对员工心理健康的影响。

5. 根据吉姆·喀麦隆与罗伯特·奎恩的竞争性价值观模型，如何区分官僚文化、部落文化、市场文化和活力文化？各自对组织与个人健康的影响是什么？

6. 如何通过制度文化确保组织文化的有效实施？举例说明制度文化对员工行为规范和工作满意度的影响。

本章关键词

1. 内隐文化（implicit culture）
2. 外显文化（explicit culture）
3. Z理论（*Z Theory*）
4. 部落文化（clan culture）
5. 市场文化（market culture）
6. 活力文化（dynamic culture）
7. 强人型文化（power culture）

第十一章
组织变革及健康发展

开篇案例

台积电作为全球半导体产业的领导者，不仅在先进制造和产能上保持全球领先地位，还是全球市值前十的企业之一。在推动组织变革时，台积电如何将组织健康与员工个人的身心健康作为核心考虑？我们可以从其具体实践中一探究竟。

每当台积电对部门名称进行调整，或进行部门合并时，这些变化并非只是形式上的修改，而是为了激发员工的主动性和积极性，真正实现组织发展与个人成长的"双赢"局面。台积电的变革管理体系特别强调心理健康，确保员工在变革过程中不会因压力过大而受到影响。同时，这些变革也维护了组织的健康运作和稳定性，让企业在持续创新中保持强大的竞争力。

在台积电，一段时间就会看到组织变革，也会看到部门变革，而不论是何者，都是顺应时代的潮流做出相应改变。有时候外人在找部门时都会吓一跳：这个部门以前的名称不是这样子的啊，怎么一下子名称就换了！例如，"生产管理部门"后来改成"营运效率部门"，后来又改成"智能制造管理部门"。如果口头说组织变革，但部门的名称始终都没变过，这样子的变革会让人很担心。在台积电，当员工因上述原因而不愿意拥抱改变，公司会运用下列4个方法来协助组织在变革中增加成功概率。

方法一　创造危机感

事实上，许多变革都是高阶主管说推就推，员工往往只能被动接受。虽然推动变革的原因可能是公司看到了未来的危机或机会，但若没有告诉员工缘由，只要求大家接受，这样只会造成人心惶惶。因此，帮助员工拥抱变革最理想的方法，就是沟通、再沟通。台积电变革对员工的做法，大致分成4个步骤：

第一步：召开沟通大会。

开会前，相关人员可以根据事先发放的计划书，思考开会时想要讨论哪些议题。会议正式开始，公司做的第一件事就是告诉大家，未来要进行哪些调整，以及这么做的原因。例如，竞争对手采取了某项行动，我们必须进行某些改变。会议时间约一小时，其间公司必须聆听员工的想法。

第二步：开始展开行动。

随着变革启动，某些员工可能会被轮调至其他部门，桌牌、名片和文件等行政相关事物也会跟着一一修改。接着，待变革推行一段时间后，会进入第三步的"举办检讨会议"，检讨过程中有哪些地方可以改善。

第三步：定期举办检讨会议。

在举办检讨会议时，相关人员都要参与会议，建议利用便利贴的方式来进行会议，检讨过程中有哪些地方可以改善，而这些改善点必须有对应负责人，这样才能不断改善。初期必要时可以密集召开这种检讨会议，在整个变革的过程中达成阶段性的目标。

第四步：阶段性成果分享（进行再次沟通）。

这个步骤是阶段性的成果分享，让所有参与变革的人知道目前组织变革的成果，也可以利用这样的分享让员工更加有信心。如果有任何问题，也可以在这个步骤跟员工再进行双向沟通。

在上述变革的4个步骤中，第一、第三和第四步的重点都是和员工谈话，显示了"沟通"是组织变革非常重要的一环。因此，当主管在和员工沟通时，必须特别注意想要传达的信息。以下两点为谈话时务必涵盖的内容。

1. 变革的原因。主管应该把变革的层级拉到公司角度，告诉大家来龙去脉，尤其着重讲述推动变革的原因。

2. 列举成功和失败的案例，创造危机感。明确告诉员工推动这项变革有什么好处，不推动又有什么坏处。主管不妨列出产业标杆，举出哪些竞争者因为导入新流程，业绩大幅成长；哪些公司则因为拒绝变革，最后走向失败。也就是说，公司必须为员工创造危机感。

沟通与创造危机感都是高阶主管的工作。此外，要特别注意的是，沟通大会必须分部门举办，而不是举办一次就够了。若公司只举办了一场两三百人的大会，那不是沟通，而是布达消息。即便是比较强硬的变革，也还是要有双向沟通的空间。不管沟通的结果如何，公司最后仍会推行变革，但必须聆听大家的想法，在大方向不变的前提下，根据员工的建议调整细节。若公司没有做到这一点，沟通大会就失去了原本的意义。

方法二　通过提问，帮助员工调整心态

借由提问，主管可以帮助员工在平常的工作中培养乐意改变的心态。举例来说，台积电某些部门就有"每年改变10%"的文化。员工会在年初问自己："和去年相比，我今年可以做出哪10%的改变？"公司将变革转化为一种共识，植入在团队的DNA里，让员工觉得"改变"是必然的事情，而且每天都在改变。在这样的文化氛围中，主管每年都会问员工："你今年10%的改变是什么？""关于明年的项目，你有没有哪里想做些不一样的改变？"通常，那些愿意每年都尝试改变的人，就是大家所谓的一流人才。

此外，第三方协助也是促使员工改变的催化剂。主管和员工相处的时间很长，由于对彼此太过熟悉，员工有时并不清楚主管是认真想要变革，还是只是随口提起。因此高阶主管不妨寻求外部专业顾问公司的支持，将变革的想法确实传达给员工，或是通过提供教育训练，让员工了解到公司想要变革的心意。

方法三　打造愿景，激发员工企图心

若公司一直都很赚钱，员工抗拒变革的心态会很明显，因为大家认为现在的状态已经很好了，没必要做出改变。面对这样的情况，公司必须打造一个激励人心的愿景，激发员工的企图心，让大家了解利润不是唯一的目标。愿景会驱动员工做出改变，它必须让员工拥有一种荣誉感，促使他们愿意主动学习和改变。好的愿景应该让人觉得有点距离，但又没有那么遥不可及。此外，公司也要让员工知道，若想达到愿景，大家每年应该做哪些事。

举例来说，若某部门业务或产品想在5年内从全球第三大晋升为全球第一大（有点挑战却可能达成的愿景），第一年，他们便采取行动，挖掘国际级的业务主管。接着，公司部门内部的海报和识别证也跟着改变，放上"三年后，公司要从第三大变成第一大"的标语。办公室的氛围时刻都围绕着愿景，不论是开月会、季会还是任何一场供货商大会，所有主管都在讨论这件事。当员工执行任何一项任务时，大家都会问："若公司此部门要成为产业第一大，我们还可以做什么？"只有在员工认同公司的愿景时，大家才能长久地走下去。若某位员工对组织缺乏认同感，那么不论公司是否推动变革，对方早晚都会选择离开。因此，公司应该创造属于自己的文化，吸引那些认同这些理念、拥有相同价值观的人才加入。

方法四　建立落实组织变革的制度

变革只是一个过程，重点是变革后持续落实改变。因此，变革必须伴随着制度和绩效考核，否则变革可能当下成功了，一年过后却又消失不见。换句话说，任何一种变革在落地之后，若没有与制度相结合，便无法形成持久的行为或文化。

举例来说，某公司的员工在处理事情时，总是依赖直觉与经验，造成服务质量不断下滑。为了解决这个问题，公司想推动变革，鼓励员工运用一套固定的流程来执行任务。这时，台积电会同时建立一项制度，要求大家每年都要运用这套流程至少完成一项项目，并将这件事定为一项KPI。若这套流程确实能改善员工的工作，久而久之，大家就会渐渐养成习惯，采用新的方法来执行任务，而不再只是凭着直觉来做事。此外，若员工能认同，公司每隔一段时间便推动一次变革，这时，公司应该设立专人专职来处理变革的事务。每次的变革经验都是非常宝贵的知识，这些专门负责变革项目的员工能够整理许多推动变革的技巧，让未来推行变革时更加顺利。

因此，公司应该让员工了解，每一次的改变都是在协助他们成长。鼓励他们珍惜在变革过程中学到的所有事物，促使大家将变革视为增强能力的机会，而不是一件增加他们工作负担的麻烦事。

资料来源：彭建文．公司人多、组织改革很难推……看上万员工的台积电是如何做到年年优化[J]．商业周刊，2023-05-19．

学习目标

1. 掌握组织变革及健康发展的相关概念
2. 了解组织变革的产生和健康的发展
3. 了解组织变革与健康发展的方法
4. 了解组织变革及健康发展的趋势

第一节　健康组织变革概述

一、健康组织变革的定义

组织变革（organizational change）指的是组织在结构、文化、流程和战略等方面的调整，以适应内外部环境的变化。学者苏珊·斯科特（Susanne Scott）与雷金纳德·布鲁斯（Reginald Bruce）指出，组织变革广泛的定义为组织经由某一状态、情境或层次转化为另一种状态、情境或层次的历程，其又可分为计划性变革或非计划性变革。计划性变革具有系统性，非计划性变革则通常于组织运作中突发进行。而健康的组织变革不仅是应对环境变化的过程，更注重在变革过程中保持和促进组织成员的身心健康、激发团队活力和提升工作绩效。健康组织变革的理论基础之一是"变革理论之父"库尔特·勒温（Kurt Lewin）的三阶段模型，该模型将变革分为解冻（Unfreezing）、变革（Change）、再冻结（Refreezing）三个阶段。勒温所提出的"力场分析"（force-field analysis），即通过改变原有阻碍力量，使其达成平衡，并能维持现状，进而达成目标。其关键在于如何界定问题，并从中发展出改革计划。勒温认为组织环境有两股相抗衡的力量，一边是表示推动组织走向新事件状态的驱策力（driving force），另一边代表的是想要维持现状的抑制力（restraining force）。勒温认为组织若要得到成功的转变，必须解冻目前的状态（降低抑制力、增加驱策力），创造另一个新局面，然后再将新产生的状态再冻结起来（增加抑制力、降低驱策力）。其运用解冻、变革、再冻结三个阶段来描述变革的概念与步骤，并认为任何变革模式皆须经历此三个阶段，而这一模型意味着在变革过程中不仅要调整组织架构，还要关注团队成员的心理状态，确保变革过程顺利进行（Muldoon，2020）。通过这种方式，组织才能在转型中保持稳定与健康。

　　健康的组织变革被定义为一个过程，该过程不仅旨在提高组织效率，而且还优先考虑员工福祉。主要学者强调，为了让组织蓬勃发展，他们必须实施改变，促进组织和其员工之间的相互关系，确保双方都能从变革过程中受益（Schuyler，2004）。健康的组织变革的特征是它关注员工福祉和组织目标（Tetrick et al.，2012）。它根源于"相互维护"的概念，其中组织支持员工成长，同时员工为组织的活力做出贡献（Schuyler，2004）。健康的组织变革包括将优质健康促进实践融入核心业务中。学者强调它对于有效性和可持续发展的重要性，倡导将其纳入能力建设框架。健康的组织变革不仅是战略性调整，更需要确保员工参与，确保情感上对变革的认同与支持。这有助于减少变革中的抗拒情绪，从而提高变革成功率。

二、名词解释

　　1. 组织健康（organizational health，OH）：指组织具备维持高效运作、适应变化的能力，通常通过员工的心理和身体健康、工作满意度、创新能力等维度来衡量。OH 越来越被认为是影响组织的有效性、适应能力和员工福祉的关键因素。学者将组织健康定义为能够管理竞争价值观，并在稳定性和灵活性之间保持平衡的能力，这对促进创新和响应力至关重要（Kismono et al.，2024）。组织健康指数（OHI）在领导层、人才发展和市场创造等各个范畴上评估 OH（Kismono et al.，2024）。而正面的组织气候与组织健康显著相关，表明改善组织气候维度可以增强整体健康（Pazhouhan et al.，2023）。尽管人们越来越重视组织健康（OH），但有些人认为它的测量和应用在不同的环境中可能会有很大的差异，因此需要针对不同的组织环境采用量身定制的方法。

　　2. 组织韧性（organizational resilience）：组织面对压力、突发事件或挑战时，迅速恢复和适应的能力，是健康组织变革的核心特质之一。组织韧性强调组织从危机中恢复的能力，以确保长期可持续性。学者进一步概念化组织韧性，认为其包括适应、转型和预测这三种能力，能从逆境中恢复，对企业具有可持续发展（Agapova et al.，2024；Jiang et al.，2024）。基于 ISO 标准的复原架构，指导组织确定恢复能力所需的能力（Elgezabal et al.，2023）。有效的沟通、道德领导和情绪智能对于建立韧性文化至关重要。

第二节 健康组织变革的动力和阻力

一、变革的动力

推动健康组织变革的动力可以从多个维度进行分析,主要包括外部环境的变化、技术进步、竞争压力和员工健康需求等。

1. 外部环境的变化

外部环境变化是促使组织进行变革的核心动力之一,特别是在全球化背景下,组织面临的外部压力更加多样化和复杂化。以下是一些典型的外部环境变革驱动因素。

(1) 市场需求变化:随着消费者需求的变化,健康组织必须调整服务与产品供应,以满足新的市场趋势。例如,消费者对健康生活方式和个性化医疗的需求增长,推动了更多健康组织采用预防医学和数字健康技术。

(2) 法规与政策变化:政府政策和法规的变化,如健康保险改革、新的劳动法规定等,可能直接影响组织的运营方式。例如,数据隐私法的严格要求推动健康组织加强数据保护措施。

(3) 全球性危机:如COVID-19疫情,在全球范围内导致健康组织必须迅速转变策略,转向远程办公、线上诊疗、供应链优化等,以应对不可预测的挑战。

2. 技术进步

随着市场环境的持续演变,健康组织必须积极回应消费者行为和需求的变化。以下是一些典型的市场需求变革驱动因素。

(1) 数字化转型:许多健康组织通过数字化手段优化内部流程、提高效率。例如,电子病历系统、远程医疗平台和人工智能诊断工具,已成为许多健康组织必不可少的部分。

(2) 医疗技术的创新:基因编辑、智能穿戴设备、机器人手术等技术的创新,不仅提高了医疗服务质量,还促进了健康组织对专业人才和技术基础设施的投资。

(3) 数据分析与人工智能:通过大数据分析,健康组织能够更好地预测疾病趋势、优化资源分配和个性化治疗方案,从而提高运营效率和服务质量。

3. 竞争压力

健康行业的竞争日益激烈,促使组织在技术、服务和业务模式上进行变革。

(1) 全球竞争:健康产业中的全球竞争加剧,尤其是在药品开发、医疗设备制造和健康保险领域。组织需要不断创新,确保自身的竞争优势。

(2) 新兴市场进入者:来自技术行业的企业,如谷歌、苹果等进入健康领域,通过数字健康技术、智能设备等产品扩大市场份额,这给传统健康组织带来了极大的竞争压力。

(3) 成本控制压力:随着医疗费用的不断上升,健康组织需要通过技术创新、业务流程优化等方式来降低运营成本,以在竞争中生存并保持可持续性。

4. 员工健康需求

现代组织需要更加关注员工的心理与身体健康，越来越多的企业开始引入弹性工作制、心理健康支持等机制。

（1）工作方式的变革：例如远程办公、混合工作制的推广，不仅响应了员工对灵活性的需求，也增强了组织的弹性，并推动了组织对管理方式和工作流程的重组。

（2）心理健康的重视：工作压力、工作与生活的平衡已经成为现代员工的核心关注点。健康组织在制订变革计划时，需要更加关注员工的心理健康问题，提供心理辅导、压力管理课程等支持。

（3）身体健康需求：灵活办公制度、健康保险覆盖、职业健康计划等已成为吸引和留住人才的关键因素。许多组织引入了员工健身计划、健康检查服务和健康教育课程，以满足员工日益增长的健康需求。

二、变革的阻力

组织变革的阻力往往源于多个层面，健康的组织变革尤为关注这些阻力对员工心理健康的影响。下列几个层面可用于更全面地解释阻力来源。

1. 个体层面的阻力

个体层面的阻力往往源于员工对未知变革的恐惧与不确定感，这些负面情绪可能严重影响其心理健康。根据约翰·科特（John P. Kotter）和戴维·施莱辛格（David A. Schlesinger）的研究，个体抗拒变革的原因主要包括以下三点。

（1）对职位稳定性的担忧：员工担心变革后可能失去原有岗位或责任，尤其在健康组织中，职位的不确定性可能直接影响员工的身心健康。

（2）对能力要求变化的焦虑：随着新技术或流程的引入，员工可能认为自身能力不足，无法胜任新的岗位职责，从而产生压力。

（3）对权力结构变化的担忧：变革通常会涉及组织权力的重新分配，员工担心自己的权力或影响力被削弱。

2. 群体层面的阻力

群体层面的阻力通常源于团队的社会关系和文化惯性，这些因素可能通过群体行为进一步放大。

（1）团队规范的约束：长期的工作习惯和团队规则可能使员工对新的工作方式感到不适应，并不愿意改变。

（2）群体中的反对势力：在健康组织中，某些部门或团体可能对变革持反对态度，并通过非正式沟通网络影响其他员工，增加变革的难度。

（3）文化适应问题：健康组织通常具有独特的文化背景，若变革要求突破既有文化，员工可能会因为文化不适应而抗拒变革。

3. 组织层面的阻力

组织层面的阻力往往源自管理结构、政策和文化的僵化。

（1）层级结构的复杂性：过于烦琐的层级结构可能导致决策缓慢，无法快速响应变革需求。

（2）保守的组织文化：有些健康组织长期受传统文化影响，保守的管理方式和思维模式可能阻碍变革的推进。

（3）资源配置的限制：在实施变革时，组织可能面临资源不足或调配不合理的问题，进而影响变革的顺利进行。

三、重要学者的观点

约翰·科特的变革八步法指出，克服变革阻力的关键是创建紧迫感、组建强有力的指导团队、制定清晰的愿景，并通过广泛的沟通与员工参与，逐步消除组织中的抗拒情绪。特别是在应对员工的心理健康影响时，该模型为健康组织提供了一个有效的路径（见图11-1）。以下是该模型的关键步骤。

（1）营造紧迫感：通过凸显现状的紧迫性，使组织成员认识到变革的重要性，减少抗拒。

（2）组建变革联盟：成立一个具备影响力和能力的领导团队，确保变革有力推进。

（3）创建变革愿景：为变革设定明确的方向和目标，使员工了解变革的最终目的，以减轻员工的心理压力。

（4）传达变革愿景：通过持续有效的沟通，将变革的愿景传递给组织的每一位成员，增强员工对变革的认同感。

（5）赋能行动：识别并克服变革中的障碍，特别是关注员工的心理健康，通过支持措施减轻他们的焦虑。

（6）创造快速成果：通过设立可实现的短期目标，逐步增强员工的信心，减少他们对变革的抗拒。

（7）巩固变革成果：在获得初步成功后，继续推动变革，以防止组织退回到原来的状态。

（8）固化变革：最终，变革应当与组织文化深度结合，成为组织长期发展的新常态。

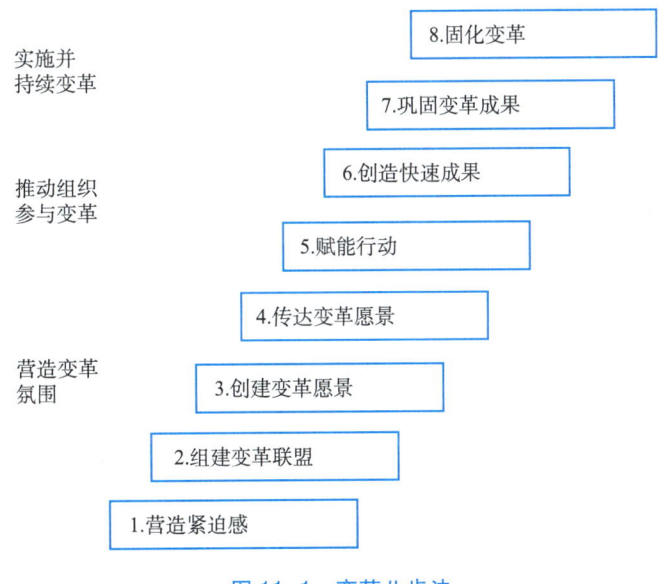

图 11-1　变革八步法

资料来源：Kotter J. P., Cohen D. Change leadership: The Kotter collection (5 Books) [M]. Harvard Business Review Press, 2014.

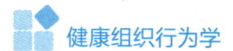健康组织行为学

第三节 健康组织变革的实施

一、变革实施的策略

实施健康组织变革，需要从多个角度进行战略性调整，以确保变革的顺利推行和员工的心理健康。以下是几项关键策略，包括变革沟通、员工参与及心理支持等。

1. 变革沟通

清晰有效的沟通是变革成功的核心。根据组织文化专家埃德加·沙因（Edgar Schein）的组织文化理论，领导者不仅要传递变革的具体措施，还需要通过沟通塑造一种支持变革的文化氛围。以下是有效沟通的几个关键要点。

（1）频繁的多层次沟通：领导者应定期通过公开会议、内部简报、团队会议等形式，向各个层级的员工传达变革的目的、计划和进展，确保信息流通。

（2）双向沟通机制：除了领导者单向传达信息，组织还应建立反馈渠道，允许员工表达对变革的意见和建议。这不仅增强了透明度，还能及时发现并解决潜在的问题。

（3）使用简明且一致的信息：确保所有沟通内容保持一致，避免信息混乱导致员工误解或对变革产生不必要的恐惧。

2. 员工参与

员工的积极参与不仅能减少变革阻力，还能增强变革的有效性。参与式管理理论（participatory management theory）指出，员工参与变革有助于提升他们的责任感和对变革的支持。以下策略可以有效促进员工参与：

（1）引入变革倡导者：选择具备影响力的员工成为变革的倡导者，带头推动变革。这些倡导者能成为同事与管理层之间的桥梁，促进变革的顺利推进。

（2）建立参与平台：组织可以通过问卷调查、讨论小组、工作坊等形式，邀请员工对变革的具体措施提出建议，从而增加员工的主人翁意识。

（3）决策过程中的员工代表：在变革的决策过程中，尤其是在制定与员工相关的政策时，应邀请员工代表参与，确保他们的声音被听到。

3. 心理支持

变革期间，员工可能会因为不确定性而产生焦虑和压力。因此，组织在实施变革时，应通过以下策略提供心理支持。

（1）建立心理健康支持体系：在变革过程中，组织可以设立心理辅导员或合作心理健康专家，为员工提供一对一的心理咨询服务，帮助员工应对焦虑情绪。

（2）开展心理健康培训：通过举办心理健康讲座、压力管理工作坊等活动，提高员工对心理健康的认知，并提供有效的情绪管理工具。

（3）员工互助计划：组织可以通过建立内部互助支持网络，鼓励员工之间相互支持。团队协作

在变革期间尤为重要，互相鼓励和分享经验能减少孤立感。

二、实施组织变革

1. 变革准备与规划

变革准备是指组织在实施变革前具备的心态、资源、能力和意愿，决定了组织能否有效应对变革并成功过渡。评估变革准备有助于识别潜在风险，确保组织各个层面的力量都可以积极支持变革目标。若准备不足，变革可能因阻力而失败，导致资源浪费和士气低落。评估组织变革准备的方法多种多样，主要通过定量和定性方式获取组织内部的反馈。常用方法如下。

（1）问卷调查

通过问卷调查可以收集大量定量数据，快速评估员工对变革的态度和信心。问卷通常涵盖员工对变革的理解、他们对变革支持程度的认知，以及他们是否具备适应变革的资源和能力。

（2）深度访谈

深度访谈是一种一对一的定性研究方法，能够深入了解关键人员（如领导者、管理层和基层员工）对变革的看法和情感反应。访谈可以揭示潜在的心理障碍和不为人知的变革推动力。

（3）焦点小组讨论

焦点小组讨论允许一组员工共同探讨变革准备中的具体问题，促使集体讨论和意见交换。这种方法有助于发现群体层面的态度和文化因素，尤其适合评估组织文化对变革的影响。

2. 关键评估领域

在评估组织的变革准备度时，以下几个关键领域尤为重要。

（1）领导层支持和承诺

领导层的支持和承诺是变革成功的最重要因素之一。如果领导层不能充分投入或表态支持，员工的参与和信心将受到严重影响。评估时应考虑领导层是否积极推动变革，是否公开承诺支持。

（2）组织文化和价值观

组织文化和价值观影响着员工对变革的态度。一个灵活、开放的文化通常更易于接受变革，而保守的文化则会产生更强的阻力。评估时应分析现有文化是否与变革目标一致，是否需要进行文化调整。

（3）资源可用性（人力、财务、技术）

变革的成功需要充足的人力、财务和技术资源的支持。评估变革准备度时，需审查组织是否拥有必要的资源来推动变革，包括员工培训、资金支持和技术工具的部署。

（4）员工技能和能力

评估组织员工是否具备足够的技能来应对变革是关键。若员工缺乏必要的知识和能力，变革可能难以执行。培训和能力提升计划是评估的一部分，确保员工能够在变革过程中快速适应新要求。

（5）过往变革经验

组织的过往变革经验往往是预测未来变革成功与否的重要指标。通过审查过去的变革项目，组织可以了解其应对变革的能力，识别曾经遇到的挑战和成功因素。

3. 识别变革障碍和促进因素

在评估过程中，识别潜在的变革障碍（如文化惯性、领导不支持、资源匮乏等）和促进因素（如员工参与度高、领导强力推动、技术基础扎实等）是至关重要的。这有助于组织在变革过程中有针对性地采取应对措施，确保变革成功。

4. 准备度评估结果分析和报告

评估完成后，组织应对收集到的数据和信息进行详细分析，并撰写评估报告。报告应涵盖关键发现、障碍和促进因素的识别，以及针对不足之处的建议。通过数据分析，可以量化准备度，帮助组织明确需要改进的领域，并为变革计划的设计和执行提供数据支持。

三、克服变革阻力

1. 识别变革阻力的来源

变革阻力是组织变革过程中不可避免会遇到的现象，通常有以下几个主要来源。

（1）个体层面的阻力：员工的抵触心理是常见的阻力来源。员工担心工作岗位的变化、失去现有的权利或失去稳定的工作环境。对于变化的未知性、不确定感也会让人产生抗拒心理。

（2）群体层面的阻力：群体惯性和固有的团队文化也会成为变革的障碍。当组织中的群体或团队已经习惯了某种工作方式，任何变革都会威胁到他们的集体利益和认同感，从而引发集体抵制。

（3）组织层面的阻力：组织的结构、政策和企业文化可能导致系统性的变革阻力。层级过多、决策机制僵化的组织，往往难以快速适应变革。此外，保守的企业文化可能会使员工在潜意识中抗拒新的尝试和变化。

2. 应对常见的阻力类型

不同类型的变革阻力需要采取针对性的应对策略。

（1）心理恐惧与不确定性：心理学研究表明，个体对不确定性的恐惧是抗拒变革的主要原因之一。通过清晰的沟通和透明的信息传递，可以减少员工对未来的恐惧感。组织可以：

①通过定期会议或公告，向员工提供有关变革计划的最新信息。

②组织培训和工作坊，帮助员工了解变革的好处，提升他们对新技能的掌握能力。

（2）文化抵制：群体层面的文化抵制往往深植于组织的历史和传统中。应对这种阻力的关键是引导文化逐步转型，保持尊重但坚定推行变革。具体做法包括：

①通过选拔变革倡导者，推动文化中的变革支持者成为榜样；

②引入能够代表新文化价值观的员工，逐步弱化旧文化的影响。

（3）资源和能力不足：有时变革阻力并非源自心理因素，而是因为员工认为自己没有足够的能力或资源来应对变革。组织可以：

①提供针对性的技能培训，帮助员工掌握新的工作方式；

②确保变革过程中的资源配置（如技术支持、资金）充分到位。

3. 建立支持变革的组织文化

要成功推动健康组织变革，除了克服阻力，建立一个支持变革的组织文化至关重要。以下策略可以帮助组织构建这种文化。

（1）高层支持与榜样作用：组织文化往往是由领导层塑造的。变革的成功离不开高层的积极参与和支持。领导者不仅需要通过言辞支持变革，还要在行动中以身作则，树立变革的榜样。

（2）创建学习型组织：鼓励员工在变革过程中学习和成长，减少对失败的惩罚心理，树立持续改进的理念。学习型文化有助于员工积极面对变革，视其为个人和组织发展的机遇，而非威胁。

（3）奖励与认可机制：通过奖励那些支持并推动变革的员工，组织可以进一步强化支持变革的文化。例如，可以通过设立"变革贡献奖"或提供额外的培训机会，激励员工主动参与变革。

（4）融入日常工作流程：变革不应被视为一次性事件，而是需要融入组织的日常运营中。通过调整日常流程、绩效考核机制等，将变革的理念和行为渗透到组织的每一个层面。

4. 变革后的组织稳定

变革的成功不仅取决于变革本身的执行，还在于如何确保变革成果能够持久巩固。为了防止组织恢复到旧的状态，必须采取以下措施。

①加强变革中的关键行动：巩固变革成果的首要任务是确保在变革过程中所采取的关键行动得到保持和强化。组织应明确保留和推广的新流程、行为或文化，并设立相应的管理机制。

②绩效评估与反馈机制：通过定期的绩效评估和反馈，可以确保变革的效果持续被监控。若发现变革执行中的偏差，组织可以及时调整措施。评估指标可以包括员工对新制度的适应程度、工作效率的变化以及客户或患者的满意度。

③持续的沟通与培训：变革后的持续培训和沟通至关重要。通过定期的内部培训，确保员工能够适应和掌握新的技能与流程；同时，定期传达变革的成效和意义，进一步强化变革的重要性。

5. 建立新常态

在变革之后，组织需要适应新的工作方式，建立新常态，使变革不再被视为一个临时的项目，而是成为日常运营的一部分。以下措施有助于组织更好地建立新常态。

（1）制度化新流程：将变革中的新流程和政策纳入正式的组织制度中，使其成为日常工作的一部分。这包括更新操作手册、流程图以及绩效考核标准。

（2）加强领导支持：变革后的新常态离不开领导层的持续支持和推动。管理者应持续表明对新常态的承诺，通过行动与言辞支持变革，并定期评估其落实情况。

（3）营造新文化氛围：文化是变革后稳定的基础。通过推广新的价值观和行为标准，组织可以鼓励员工将变革视为日常行为的一部分。例如，定期举办与新常态相关的文化活动或奖励机制，可以进一步巩固新文化的推广。

6. 持续改进机制

变革后的稳定并不意味着一成不变，而是需要通过持续的改进机制，推动组织不断优化和提升，以应对未来的挑战和变化。建立持续改进机制的关键在于。

（1）建立反馈循环：通过定期获取员工、患者或客户的反馈，可以了解新常态中的问题和改进机会。反馈渠道包括定期的调查问卷、焦点小组讨论以及一对一访谈。

（2）鼓励创新和优化：组织应通过建立创新平台或提案制度，鼓励员工主动提出改善建议。通过激励员工参与改进过程，组织可以保持活力并避免陷入僵化。

（3）持续监控与评估：除了初期的绩效评估，组织应长期监控变革成果，并根据外部环境或内部需求的变化进行调整。数据驱动的监控工具（如关键绩效指标 KPI、平衡计分卡 BSC 等）可以帮助组织识别改进空间。

（4）适应性调整：随着市场环境、技术和政策的变化，组织需要灵活调整既有的变革策略。持续改进机制应具备高度的灵活性，能够根据变化快速做出调整，确保组织持续发展。

本章小结

本章分为三部分，深入探讨了国际健康组织变革的各个关键方面，如变革的动力、阻力、实施策略和变革后的稳定性管理等，同时介绍了健康组织变革的定义、动力和阻力，特别是计划性和非计划性变革。通过勒温（Lewin）三阶段模型和科特（Kotter）变革八步法等理论，说明健康变革不仅提高组织效率，还重视员工福祉及心理健康。首先，在变革动力部分，强调了外部环境（如政策变迁、技术进步）和内部需求（如资源不足、员工士气）的影响，这些因素促使组织主动适应新的挑战和机遇。其次，本章介绍了变革阻力的来源，包括员工的恐惧、不确定性和组织文化等因素，并讨论了如何有效识别和处理这些阻力，以减少对变革过程的干扰。

在变革实施策略中，强调了变革领导者应该采取的具体措施，包括透明的沟通、鼓励员工参与变革过程，并提供必要的心理支持，帮助员工顺利过渡。此外，本章还探讨了评估组织变革准备度的重要性，强调了对组织结构、资源、文化和人员适应能力的全面评估，以确保变革的顺利推行。最后，本章分析了在变革完成后，如何巩固变革成果并确保组织的长期稳定运行。这部分强调了建立持续改进机制的重要性，并确保变革后的新常态被组织接受和巩固，以实现可持续的发展目标。

复习思考题

1. 什么是国际健康组织变革？变革的主要动力有哪些？
2. 变革阻力的来源有哪些？组织如何有效处理变革过程中的阻力？
3. 组织变革的实施策略包括哪些关键要素？如何确保变革过程中的有效沟通与员工参与？
4. 如何评估组织变革准备度？在进行评估时应考虑哪些方面？
5. 变革完成后，如何巩固变革成果并确保组织的稳定性？持续改进机制的重要性是什么？

本章关键词

1. 变革动力（change drivers）
2. 变革阻力（change resistance）
3. 变革实施策略（change implementation strategies）
4. 变革准备度（change readiness）
5. 勒温（Lewin）三阶段模型（Lewin's three-stage model）
6. 科特变革八步法（Kotter's eight-step process）

第十二章 过度劳动行为及规制

开篇案例

日本过劳问题及其规制①

海外网 2018 年 9 月 28 日电：日本三菱电机近日被曝有 5 名男性员工因长时间劳动造成精神障碍或患脑部疾病，其中 2 人已因过劳而自杀。事件再次引发日本社会对过劳死的深入讨论。

据朝日新闻报道，这 5 名男性员工皆为负责开发系统的技术人员或研究人员，他们相继被认定为工伤。"过劳死"问题在日本并不罕见，几乎每年都有相关报道。日本政府牺牲员工福利，以企业和经济利益为先的做法也长期遭到外界批评，但是"过劳死"的问题和根深蒂固的文化始终难以解决。

近年来，日本"过劳死"事件频发。日本放送协会（NHK）曾报道一名在家身亡的 31 岁女记者。东京都涩谷劳动标准监督署调查认定其死因为过重劳动引发的充血性心衰。该女记者生前自 6 月下旬至 7 月下旬共加班 159 小时 37 分钟；同年自 5 月下旬起的一个月内，加班共 146 小时 57 分钟。调查认定，在上述连续工作期间，她"工作到深夜，未能确保充分休息"，"处于极度疲劳、经常性睡眠不足的状态"。

2016 年，日本富山县砺波市松下工厂一名 40 多岁男性员工自杀身亡，后被认定为"过劳死"。调查发现松下这名员工在死前单月加班时数已经超过 100 小时，甚至还曝出了松下及其管理层强迫其他 3 名员工疯狂加班的消息。

同年，日本最大的广告公司电通公司一名叫高桥茉莉的女员工从东京的员工宿舍跳楼身亡，结束了年仅 24 岁的生命。家属称，她因过度加班而患上抑郁症，最终不堪重负而自杀。在抑郁症发病前一个月，她曾加班长达 100 小时。高桥茉莉的母亲整理了女儿生前日记，内容控诉了工作如何辛苦，"要加班 20 小时了……害怕第二天来临……凌晨 4 时都要工作……好想死……"

高强度、长时间的工作直接导致"过劳死"。相关新闻近年来一次又一次地震动日本职场。几十年前日本首次承认了"过劳死"一词。"过劳死"引发的索赔案件在日本近年来呈逐年增加趋势。

日本政府于 2017 年通过首部《预防过劳死等对策白皮书》。白皮书显示，2010—2015 年，共 368 起（男性 352 人，女性 16 人）"过劳死"事件。其中 40 岁左右男性，29 岁以下女性自杀比例

---

① 日本 5 年曝 368 起过劳死 网友哀叹：无法逃脱的悲剧 [EB/OL]. [2018-09-28]. http://news.sina.com.cn/w/2018-09-28/doc-ihkmwytp6526767.shtml.

最高。

2016年"过劳死"（包括自杀未遂）人数为191人。其中因脑、心脏疾病死亡107人，因精神疾病自杀（包括自杀未遂）84人。

过劳自杀者多为男性。根据调查，"学术研究、专业技术服务业"死亡人数最多，"信息通信业"次之。

不少日本职场人士谈及加班，开玩笑称："不是在上班，就是在上班的路上。感觉身体被掏空"。然而在日本，加班是家常便饭。一直以来，日本人秉承"生活就是工作、工作就是生活"的价值观，劳动时长一直位居世界前列，被人称为"工蜂""社畜"。

他们对工作的狂热，给日本经济带来飞速发展的同时，也因为过高的身心压力付出了巨大的代价。"过劳死"便是在这样的社会背景下诞生的特有名词。

据日本联合广报事务局统计，日本人加班理由第一是"工作量大、人手不足"，其次是"预定工作外的突发情况""旺季淡季明显""工作排期短"等。

日本新华侨报网撰文分析指出，日本的加班文化"符合国情需要"。"二战"之后，日本满目疮痍、百废待兴，要想重回发达国家行列，日本人必须付出超常的努力。为此，劳动者一直通过超长时间工作来支撑日本经济的快速复兴与发展。

另一个客观原因是日本正面临人口增长停滞甚至萎缩的窘境。由于低出生率和排斥移民的情绪，近年来日本人口数量下滑，劳动力短缺。有的企业由于缺乏劳动力，不得不让员工超时工作。

此外，由于日本特有的"岛国性格"，日本人危机意识强烈，对未来充满悲观和忧虑，加上经济长期处于不景气状态，员工担心保不住饭碗，不得不通过拼命加班来证明自己对公司的价值。加班在日本被看作"勤勉"，经常加班的人更容易得到提拔和表扬。日本网友在一些"过劳死"新闻下留言："在日本，这是工作无法逃脱的悲剧。"

解决之路漫漫

日本政府也因"过劳"问题饱受诟病，据BBC日文版报道，一些批判之声指出，日本政府依然在牺牲劳动者的福利，以企业和经济利益优先。对此，政府压力颇大，并在重压下进行了多种改革尝试。然而，"比上司或同事先走，颜面上根本过不去"——打破这种根深蒂固的劳动文化谈何容易。

2017年2月底，日本开始实行"超级星期五"计划，即每个月底的星期五不但不加班，而且还要提早到下午3点下班。但同年9月的调查结果显示：实施的企业只有2.8%，口头提倡的有7.7%，其余89.5%的企业根本就没有这回事。至于真正在下午3点就下班了的员工只有3.7%。

此外，政府也将带薪休假提高到20天。然而据调查，整年连休假都没有的员工高达35%。

研究"过劳死"问题30余年的关西大学名誉教授森冈孝二表示："日本人想解决'过劳死'，光依靠政府根本不行。"近年来，解决"过劳死"问题、支援死者家属的社会团体也在不断增加。

可以看到，日本经济高速发展的背后，"过劳死"已成为相当严重的社会问题。不少学者提出的措施显然眼下并不能有效解决问题。这不仅涉及政府制定的相关规程和颁布的法律，还需整个日本社会同时做出转变。

【思考】过度劳动问题早已是一个世界性的问题,日本最早关注过劳问题并引起政府的重视,但由于日本根深蒂固的加班文化及社会现实状况,依然难以探索到有效的解决办法。我国自改革开放以来,劳动者的过度劳动问题逐渐凸显出来,"过劳""过劳死"等现象频频出现在各类媒体。自2012年"中国适度劳动研究中心"成立和2013年中国人力资源开发研究会适度劳动分会成立以来,越来越多的学者对我国过度劳动问题进行了研究并取得了大量的研究成果。过度劳动从外在表现来看是劳动者在工作中的一种行为表现,但其所产生的持续的疲劳蓄积状态和危害亟须引起社会各界的关注。过度劳动不仅危害劳动者的身心健康,对组织和社会经济的可持续发展都会产生不利影响。把过度劳动行为及规制作为《健康组织行为学》的一个章节来介绍,旨在让更多的学者及未来的管理者(管理专业的学生)了解过度劳动并有意识地进行规制,为贯彻习近平新时代中国特色社会主义思想、贯彻科学发展观,促进我国社会经济的可持续高质量发展,为国家发展大局及战略的落地提供健康人力资源保障。

学习目标

1. 了解过度劳动研究的起源和历史
2. 熟悉过度劳动的概念、测度和类型
3. 理解过度劳动的成因及危害
4. 掌握过度劳动的规制措施

第一节　过度劳动概述

一、过度劳动研究的起源和背景

由于恶劣的自然环境和落后的生产力,古代人类超时、超强度的劳动现象是他们赖以生存的必要条件。但对过度劳动有意识地研究可以追溯到14世纪左右,后来在马克思的《资本论》和《1844年哲学经济学手稿》中多次提及"过度劳动"。

20世纪六七十年代以来,日本就开始了对"过劳"及"过劳死"的研究。日本学者上田铁之丞于80年代首次提出了"过劳死"的概念后,日本的学者们从不同的学科角度对过度劳动的概念、成因、测量和对策等方面进行了大量的研究,为后续的研究提供了一定的理论基础。

自改革开放以来,随着我国经济的高速发展,我国劳动者过度劳动的问题日益凸显出来,国内学者在引进和介绍日本的"过劳"研究成果的基础上展开了对国内劳动者过度劳动问题的调查和研究,并取得了丰硕的成果,特别是2012年中国适度劳动研究中心成立和2013年中国人力资源开发研究会适度劳动分会成立吸引了大批学者,这些学者从不同的学科、不同的视角、针对不同的劳动者群体、运用不同的方法等结合我国实际,开启了中国劳动者过度劳动问题的研究并取得了丰硕的成果,为我们后续开展更加广泛的研究奠定了基础。

二、过度劳动的概念

关于过度劳动的概念，不同的学科领域有不同的解释：目前大体上有三个角度的解释。

一是医学领域对"过劳"的解释，即"疲劳蓄积说"：劳动者的疲劳不能得到及时的缓解而累积到一定程度（疲劳之过度）表现出的一种有别于常人和病人的状态，被称为"第三种状态"。

二是心理学领域。早在 20 世纪 80 年代，美国著名过劳问题专家马斯拉奇认为：职业过劳（job burnout）是由于工作压力导致的情绪耗尽感（emotional exhaustion）、个人成就丧失（diminished personal accomplishment）和以非人化方式（depersonalization）对待工作对象的症候群，也被译为"职业倦怠"或者"职业耗竭"。

三是社会科学领域。虽然早期对过劳的研究大多聚焦于医学领域，但近年来，社会科学领域对"过劳"的研究越来越多，在国内社会科学领域大多冠以"过度劳动"。在社会科学领域大多以"劳动时间"为指标界定过度劳动的程度。有学者认为过度劳动是指超出"合理的"劳动时间；也有学者认为其是指"超出社会平均劳动时间"；还有学者认为其是指"超出自己期望的劳动时间"的劳动状态等。

本书认为过度劳动是指劳动者长期处于超压力、超时、超强度的工作行为和由此引起的疲劳蓄积状态以及对健康产生危害的结果，即行为、状态和结果的总称。

三、过度劳动的测度

根据研究过劳的不同领域，对过度劳动的测度有不同的方法。

（一）医学领域

在医学领域，对过劳的测量大致有三种方法：

一是传统中医。中医通过"望""闻""问""切"来诊断"患者"的疲劳状况进而获得其过劳的程度。如《脾胃论·脾胃胜衰论》中"……嗜卧，四肢不收"和《内科摘要·饮食劳倦亏损元气等症》中的"……四肢酸倦，面黄肌瘦……"等中医典籍中有关此类的描述不胜枚举。

二是西医。西医往往通过仪器来测量人体的各项生理指标，如脉搏、脉压等来判断人体的疲劳程度。

三是在医学领域最为常用的另一种办法是通过量表来测度。常用的量表如日本的《疲劳症状自评量表》《东大式量表》和《身体疲劳部位调查表》等，国内学者王天芳和薛晓琳（2009）开发的《疲劳自评量表》。

（二）心理学领域

在心理学领域，具有代表性的主要是马斯拉奇（Maslach）开发的职业过劳量表和国内学者李靖开发的职业倦怠量表。以马斯拉奇的职业过劳量表为例：Maslach 工作倦怠问卷（maslach burnout inventory，MBI）是由美国社会心理学家 Maslach 和 Jaskson 联合开发的，包含三个维度：情绪衰竭（emotional exhaustion）、去人性化（depersonalization）和个人成就感（personal accomplishment）。

(三) 社会科学领域

与工作时长相比较，工作强度和疲劳蓄积的程度往往难以量化而且因人而异，所以学界常以"工作时长"为指标对过度劳动的程度进行测量。实际上，早在马克思的《资本论》中就以"工作时长"作为过度劳动的测度指标。

练 习

表12-1：劳动者疲劳蓄积度自己诊断量表①

1. 请根据最近1个月的自觉症状，在最符合的项目后画"√"。

表12-1 劳动者疲劳蓄积度自己诊断量表一

项目	几乎没有（0点）	有时（1点）	经常有（3点）
1. 急躁、烦躁			
2. 感到不安			
3. 静不下心			
4. 心情郁闷			
5. 睡不好			
6. 身体状况不好			
7. 不能集中精神			
8. 做事经常出错			
9. 工作中感到强烈的睡意			
10. 没有干劲			
11. 感到疲惫不堪（运动后除外）			
12. 早晨起床时感到精疲力尽			
13. 与以前相比容易疲劳			

自觉症状的评价将所有选项括号内的数字加总计算。合计_____点。

表12-2 劳动者疲劳蓄积度自己诊断量表二

Ⅰ	0~4点	Ⅱ	5~10点	Ⅲ	11~20点	Ⅳ	21点以上

2. 请根据最近一个月的工作情况，在最符合的项目中画"√"。

表12-3 劳动者疲劳蓄积度自己诊断量表三

1	一个月间加班	○没有或适当（0）	○多（1）	○非常多（3）
2	不规律的工作（预定的变更、突然的工作）	○少（0）	○多（1）	
3	出差造成的负担（频度、约束时间、时差等）	○没有或很小（0）	○大（1）	
4	深夜工作造成的负担（★1）	○没有或很小（0）	○大（1）	○非常大（3）

---

① 孟续铎. 劳动者过度劳动的成因研究[M]. 北京：中国劳动保障出版社，2014：240.

续表

5	休息、小睡数以及设施	○适当（0）	○不适当（1）	
6	工作带来的精神负担	○小（0）	○大（1）	○非常大（3）
7	工作带来的身体负担（★2）	○小（0）	○大（1）	○非常大（3）

★1：请从深夜工作的频度、时间数等方面综合进行判断。
［深夜工作是指包含深夜时间段（晚10点至早5点）的部分或全部时间的工作］
★2：指体力劳动、在寒冷或炎热条件下作业等带来的身体方面的负担。
工作状况评价将所选项目括号内的数字加总计算。合计＿＿＿＿点。

表12-4　劳动者疲劳蓄积度自己诊断量表四

A	0点	B	1~2点	C	3~5点	D	6点以上

3. 综合判定

根据自觉症状、工作状况的评价结果，判断工作负担度的点数（0~7）。

表12-5　劳动者疲劳蓄积度自己诊断量表五——工作负担度计算

		工作状况			
		A	B	C	D
自觉症状	Ⅰ	0	0	2	4
	Ⅱ	0	1	3	5
	Ⅲ	0	2	4	6
	Ⅳ	1	3	5	7

表12-6　劳动者疲劳蓄积度自己诊断量表六——工作负担度高低判定

	点数	工作负担度
判定	0~1	低
	2~3	稍高
	4~5	高
	6~7	非常高

四、过度劳动的类型

从过度劳动的能动性角度，可分为主动过劳和被动过劳（见表12-7）；从过度劳动的程度分，有轻度过劳、中度过劳、重度过劳；从个体的生理和心理特征分，有生理过劳和心理过劳。除此之外，还有学者指出"强制性隐形过劳"。

所谓的被动过劳就是劳动者在非自愿的情况下，被迫增加劳动时间和劳动强度所致的过劳；劳动者的主动过劳即指劳动者自愿延长劳动时间或增加劳动强度所致的过劳。

表 12-7 被动过劳与主动过劳的区别

过劳的类型	被动过劳	主动过劳
产生的原因	非自愿长时间、高强度的工作	自愿长时间、高强度的工作
特点	外显现	隐蔽性
心理特点	人没有接受高压力的心理准备，但由于环境所迫，不得不从事高压力的工作，因此精神状态不好。绩效的数量也许很大但其质量不会太高	人有自我实现的愿望，而且组织也为其提供了挑战性的工作，此时的人精神状态非常好。自己感觉不到压力，但压力确实是存在的，而且很大
行为表现	紧张、焦虑、抑郁等	兴奋、为了工作不知疲倦
危害程度	因为能够表现出来引起注意，危害程度相对较小	因其具有隐蔽性，危害程度相对较大
容易过劳的人群	低层次人群中居多	相对高层次的人才，成功人士等居多
后果	身心健康受到伤害，绩效质量不高	高的绩效，伤害身心健康而自己未察觉

按照过度劳动的程度，可将其分为适度劳动、轻度过劳、中度过劳和重度过劳。此种分类方法可用多种指标测度，一是用"工作时长"指标进行测度，如郭凤鸣和张世伟（2020）[①] 在《农民工过度劳动是"自愿选择"还是"无奈之举"？——基于过度劳动收入补偿的分析》一文中，以周均工作时间小于等于 44 小时、44~50 小时、50~62 小时、大于 62 小时分别对应适度劳动、轻度过劳、中度过劳、重度过劳。当然，以上分类方法也值得商榷，如小于 44 小时也可能是一种劳动不足的状态，并非适度劳动。

由于个体的差异，相同工作时长的疲劳感可能有所差异，所以也可根据疲劳程度进行区分。肖刚等（2017）[②] 在《过劳耗竭学》一书中，从医学的角度，将疲劳程度分为轻度疲劳、重度疲劳、极度疲劳和危度疲劳。轻度疲劳经过休息可以在短时间内恢复；重度疲劳在采取一系列抗疲劳手段后亦可恢复；极度疲劳必须进行积极的抗疲劳治疗，否则将长期存在，并有导致脏腑功能衰竭的危险；而危度疲劳若不采取急救措施，则可能面临"过劳死"的风险。

过度劳动也可从人的生理和心理方面进行分类，从中医角度来看，大致有三种原因可致疲劳，一是持续做功，超过了自己所能够承受的能力；二是由负面情绪引起；三是由疾病引起，分别称之为生理性过劳、心理性过劳和病理性过劳。对健康人而言，通常前两种过劳是交织在一起的，只是对于不同类型的劳动者表现的主要方面不同，如处于"过劳"的体力劳动者主要表现为生理性过劳，而处于"过劳"状态的脑力劳动者则主要表现为心理性过劳，但也有特殊情况。

从过度劳动的表现形式来看，有显性和隐性之分，有的劳动者稍感疲劳就表现得非常明显，这是"过劳"的预警机制在起作用；也有的劳动者长时间工作却不感觉到疲倦，如"工作狂"等，其实，隐性过劳是最危险的，生理上已经处于极度的过劳状态，但心理上仍然处于亢奋的状态而不觉得疲劳。

[①] 郭凤鸣，张世伟. 农民工过度劳动是"自愿选择"还是"无奈之举"？——基于过度劳动收入补偿的分析 [J]. 劳动经济研究，2020，8（4）：75-94.

[②] 肖刚，李乃民，张大鹏. 过劳耗竭学 [M]. 北京：学苑出版社，2017.

第二节　过度劳动的成因和危害

一、过度劳动的成因

过度劳动的形成有其自然及历史根源，也有社会、文化等方面因素的影响；有劳动者自身的原因，也受组织层面、社会层面因素的影响。

首先，疲劳是人体的自然现象，任何个体都会产生疲劳。若不能及时休息，就会导致疲劳的积累，所以过劳就是疲劳之过度，劳动导致的疲劳我们称为过度劳动。所以，任何的过度劳动都会导致疲劳的蓄积，进而引发疲劳的过度状态，反之则不然，疲劳的过度不一定是由过度劳动引起的，也可能是由过度的娱乐、过度的体育运动等导致的。

其次，过度劳动是古代人们的常态，在古代，由于恶劣的自然环境和落后的生产力，再加上虎、狼、熊、豹等野兽的威胁，人们为了生存不得不过度劳动，疲于奔命是古代人们的常态，从很多中国传统医学典籍中可以发现，中医实际上一直在与疲劳做抗争。

最后，在现代社会中，随着经济和科技的发展，人们生活水平的提高和生存环境的改善，人们的过度劳动情况虽然有所改善，但过度劳动问题依然存在，甚至"过劳死"频发，如日本自20世纪七八十年代由于经济高速发展和"减量经营"等导致的过度劳动，即使现在依然是世界上"过劳"问题最严重的国家之一。而我国目前的过度劳动情况也不容忽视。总体而言，我们可以从以下几个方面探究过度劳动形成的原因。

1. 个体层面

（1）性格特征

A型性格者"总是不断驱使自己要在最短的时间干最多的事，并对阻碍自己工作的其他人或者事进行攻击（如果这样做被允许）"。相关研究显示，这类人更容易出现过劳的情况。相反，B型性格的人"很少受到这种欲望的折磨，诸如要获得越来越多的东西，或无休止地压缩完成工作的时间"，两类性格的人的行为表现具有一定的差异。

除性格特征外，个体的其他心理特征如价值观、对待"过劳"的态度、成就动机、需要等也是影响劳动者过度劳动的个体特征。

（2）经济状况

个体及其家庭的经济状况也是影响劳动者过度劳动的因素之一。对于经济困难的劳动者，有的时候不得不牺牲休息时间来换取报酬，以满足个人或家庭的正常经济需求，特别是对于我国特有的农民工群体，这种现象比较常见。

（3）健康意识

个体的健康意识是影响其过度劳动的另一个因素，健康意识较强的劳动者在劳动过程中更注重"劳逸结合"，而健康意识淡薄的劳动者，则可能为了工作或其他需要，牺牲休息时间甚至自身健康。在健康中国建设背景下，随着人们健康意识的日益提高，因健康意识淡薄所致的过度劳动情况将越来越少。

除此之外，由于个体的差异，不同个体过度劳动的形成原因有别，有的为了追逐经济利益，有的为了追求个体的发展，也有的是为了自我价值的实现，总之，个体为了达到自我需要的满足，都有可能产生过度劳动的现象。最后，劳动者个体的人口统计学特征也是重要的影响因素。

2. 组织层面

（1）组织文化

组织文化是组织的"性格"，直接影响员工的行为。由于组织文化所倡导的核心价值观不同，员工的行为也会有所差异。例如，有些组织的员工经常加班，也有的组织注重员工的工作和生活质量，尽可能避免员工加班。例如在现代社会中，加班已经成为现代职场人士的常态，但也有企业鼓励员工按时下班，对加班者给予惩罚，如胖东来。

（2）组织的人力资源管理制度

组织文化是在组织战略框架下形成的，为实现组织战略而服务，是制定制度的基础；反之，为组织战略服务的组织制度体系也能进一步强化组织文化和组织价值观。

组织的人力资源管理制度体系是影响员工过度劳动一个重要的组织因素。例如，组织内的人岗不匹配、组织的报酬制度、对员工的过度激励，不合理的考核制度等均有可能导致员工的过度劳动现象。

（3）组织的类型

不同类型的组织，员工的过度劳动情况有所差异。例如，2019年3月27日，一个名为"996ICU"的项目在GitHub上传开，其中的"996"代表IT行业程序员的加班文化，这是一种违反《中华人民共和国劳动法》的工作制度。[①] 但有高校老师回应说"羡慕你们996，因为我们从来都没有下班"，这反映了不同类型的组织因其工作性质不同，其加班的表现也有所差异。高校老师一般不用坐班，也没有人强制其加班，但是面对繁重的教学、科研甚至各种行政事务，很多工作是在家里完成的，白天处理学校的各种事务，晚上进行个人科研。事实上，除IT行业员工、高校教师、警察、公务员、制造业等行业和各类组织员工均存在不同程度的过度劳动，且因其工作性质、工作环境、工作要求等的差异，其过度劳动成因也有所不同。

3. 社会层面

（1）法律监管

《中华人民共和国劳动法》第三十六条规定："国家实行劳动者每日工作时间不得超过八小时，平均周工作时间不得超过四十四小时的工时制度"；第四十一条规定："用人单位由于生产经营需要，经与工会和劳动者协商后可以延长工作时间，一般每日不得超过一小时；因特殊原因需要延长工作时间的，在保障劳动者身体健康的条件下延长工作时间每日不得超过三小时，但是每月不得超过三十六小时。"[②] 但是，各地政府在法律监管方面存在不到位的情况，致使《中华人民共和国劳动法》形同虚设。值得庆幸的是，在2021年8月25日，《人力资源社会保障部 最高人民法院关于联合发布第二批劳动人事争议典型案例的通知》发布了10个超时加班的典型案例，明确了"996工作制"严重违法。

---

① 360百科.996工作制［EB/OL］.2025-4-5.https：//baike.so.com/doc/25072741-26046406.html.
② 《中华人民共和国劳动法》。

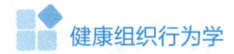

阅读材料

案例——劳动者拒绝违法超时加班安排，用人单位能否解除劳动合同①

1. 基本案情

张某于2020年6月入职某快递公司，双方签订的劳动合同约定试用期为3个月，试用期月工资为8000元，工作时间遵循某快递公司规章制度。该规章制度规定，工作时间为早9时至晚9时，每周工作6天。2个月后，张某以工作时间严重超过法律规定上限为由，拒绝了超时加班安排，对此，某快递公司以张某在试用期间不符合录用条件为由，与其解除了劳动合同。张某随后向劳动人事争议仲裁委员会（简称仲裁委员会）申请了仲裁。

申请人请求

请求裁决某快递公司支付违法解除劳动合同赔偿金8000元。

处理结果

仲裁委员会裁决某快递公司支付张某违法解除劳动合同赔偿金8000元（此裁决为终局裁决）。同时，仲裁委员会将案件情况通报给了劳动保障监察机构，劳动保障监察机构针对某快递公司规章制度违反法律、法规的情况，责令其改正，并给予警告。

2. 案例分析

本案的争议焦点是张某拒绝违法超时加班安排，某快递公司是否有权与其解除劳动合同。

《中华人民共和国劳动法》第四十一条规定："用人单位由于生产经营需要，经与工会和劳动者协商后可以延长工作时间，一般每日不得超过一小时；因特殊原因需要延长工作时间的，在保障劳动者身体健康的条件下延长工作时间每日不得超过三小时，但是每月不得超过三十六小时。"第四十三条规定："用人单位不得违反本法规定延长劳动者的工作时间。"《中华人民共和国劳动合同法》第二十六条规定："下列劳动合同无效或者部分无效：……（三）违反法律、行政法规强制性规定的。"为确保劳动者休息权的实现，我国法律对延长工作时间的上限予以明确规定。用人单位制定违反法律规定的加班制度，在劳动合同中与劳动者约定违反法律规定的加班条款，均应认定为无效。

本案中，某快递公司规章制度中"工作时间为早9时至晚9时，每周工作6天"的内容，严重违反法律关于延长工作时间上限的规定，应认定为无效。张某拒绝违法超时加班安排，系维护自己的合法权益，不能据此认定其在试用期间被证明不符合录用条件。故仲裁委员会依法裁决某快递公司支付张某违法解除劳动合同赔偿金。

3. 典型意义

《中华人民共和国劳动法》第四条规定："用人单位应当依法建立和完善规章制度，保障劳动者享有劳动权利和履行劳动义务。"法律在支持用人单位依法行使管理职权的同时，也明确其必须履行保障劳动者权利的义务。用人单位的规章制度以及相应工作安排必须符合法律、行政法规的规定，否则将承担违法后果，也不利于构建和谐稳定的劳动关系、促进自身健康发展。

---

① 《人力资源社会保障部 最高人民法院关于联合发布第二批劳动人事争议典型案例的通知》。

(2) 社会文化

客观上的集团意识、社会原因和工作量大，主观上工作效率低下、职业追求、加班费的吸引以及加班的氛围导致的日本的加班文化，虽然一定程度上促进了日本经济社会的发展，但也给企业员工的身心健康带来了巨大的压力，从而埋下了"过劳死"的隐患。[1]

勤劳是中华民族优秀的传统美德，是我国优秀传统文化的一部分，也是新时代接续奋斗的重要品格和精神力量。但凡事勿过"度"，"过犹不及""中庸之道"是儒家思想的核心。传统的"勤劳"观念使得国人对超出工作时间问题变得不那么敏感，甚至为之辩护，视之为奋斗的表现。[2] 例如，刘永春（2016）就针对类似的现象，指出了三种缺乏道德属性的勤劳：为生存处境所迫的勤劳、被视为常态的勤劳和被利用的勤劳。[3]

我们的观点是，勤劳永远不会过时，永远是我们奋斗的精神力量，基于"劳动者健康第一位"的思想，我们所追求的勤劳并不是一味地延长工作时间，甚至导致过度劳动。相反，我们应在保证劳动者身心健康不受伤害的前提下，综合考虑工作效率、创新、敬业基础，既要追求良好的工作表现，也要促进人力资源的可持续发展。

(3) 技术变革

当今世界，科学技术突飞猛进，由此带来了激烈的竞争，不但有国家之间、地区之间的竞争，组织之间、组织内部门之间甚至岗位之间的竞争也日益激烈。这种由于科学技术的变革所带来的竞争无处不在，由此也造成了职场人的压力日益增大，由此带来的过度劳动问题不容忽视。

上文列举了导致劳动者过度劳动的一些因素，不同行业、职业、组织的劳动者的过度劳动成因有相同之处，也存在差异。在实际中，只有根据劳动者所处的具体环境以及劳动者自身的特征分析其过度劳动的原因，才能够对症下药，有效缓解劳动者的过度劳动，避免"过劳死"的发生。

二、过度劳动的危害

过度劳动不仅危害劳动者个体的身心健康、家庭的幸福以及其本身作为人力资源的可持续发展，还会对组织的长远绩效、劳动关系的和谐乃至整个社会经济造成巨大损失。下面我们分别从个体、组织和社会三个层面分析过度劳动的危害。

（一）个体层面

过度劳动会给劳动者的身心健康造成不可逆的伤害，其中最严重的就是"过劳死"。过度劳动对劳动者身心健康的危害是通过疲劳的蓄积造成的。疲劳，从其产生机理来看，有心理疲劳、生理性疲劳和病理性疲劳，前两种疲劳可通过适当的休息得以缓解，但如果疲劳蓄积到一定程度，就会对劳动者的身心健康产生不可逆的影响，甚至会引发各类疾病。

过度劳动不仅危害劳动者的身心健康乃至生命，还直接影响劳动者的工作和生活质量，破坏家

---

[1] 韦琪. 浅析日本的加班文化 [J]. 才智, 2017 (2): 227.
[2] 钱叶芳, 徐顺铁. "996类工作制"与休息权立法：资本与法律的博弈 [J]. 浙江学刊, 2019 (4): 56-67.
[3] 刘永春. "勤劳现象"的反思 [J]. 企业管理, 2016 (3): 24-25.

庭的幸福，甚至缩短劳动者的寿命①，并可能导致"过劳自杀"的行为②。

（二）组织层面

虽然从短期来看，员工的加班行为有利于组织完成任务，提高利润等，但从长远来看，过度劳动不仅会降低员工的工作效率，损害整个组织的绩效，而且不利于和谐劳动关系的构建。如图12-1所示。

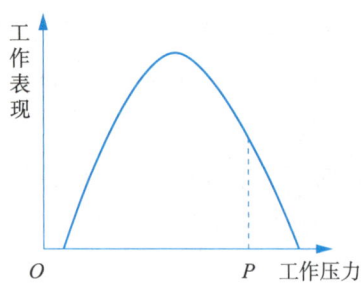

图 12-1　压力工作表现的关系

如图 12-1 所示，个体所承受的工作压力与工作表现之间的关系，不管是压力过大或者过小，工作表现均不是最佳的，在压力适度的情况下工作表现达到最佳。此外，有研究显示，过长的工作时间不利于工作绩效，劳动者的工作绩效会在工作的最后 2 小时内急剧下降（赖德胜等，2014）③，这是因为疲劳状态会降低人的专注力。

在组织层面，过度劳动会影响劳动关系的和谐，进而造成各种各样的劳动纠纷并增加组织的管理成本。

（三）社会层面

劳动者的过度劳动在社会层面上的不利影响主要体现在以下几个方面。

1. 过度劳动会造成社会经济损失

2005 年，据日本文部科学省的估算，"过劳死"的经济损失约 1 兆 2 千亿日元。另据国外研究统计，过度劳动在美国造成的直接经济损失为每年 3000 亿美元，欧盟为 1100 亿欧元。对我国而言，生产率损失占"过劳"经济总损失的比重较大，因"过劳"所造成的工资性损失为 0.44 万亿元。而生产率损失的范围则在 0.23 万亿~0.62 万亿元。因此，间接经济损失的范围在 0.67 万亿~1.06 万亿元，所占经济总损失的比重在 51.76%~62.98%，该比重较大。员工因"过劳"所造成的直接经济损失为 6254.45 亿元。医疗医药费用和预防费用分别为 0.30 万亿元和 0.31 万亿元，而二者所占总损失的比重较为接近。"过劳"经济总损失占我国 GDP 的比重较高，"过劳"经济总损失的范围在 1.30 万亿~1.69 万亿元。按照 2015 年我国 GDP 规模计算，该比重在 1.89%~2.45%。④

---

① 王同立. 长寿初探 [J]. 中医药学报, 1982 (3): 22-25.
② Shanh P, Yang X H, Zhan X L, et al. Overwork is silent killer of Chinese doctor: A review of Karoshi in China 2013-2015 [J]. American Journal of Public Health, 2017, 147: 98-100.
③ 赖德胜, 孟大虎, 李长安, 等. 中国劳动力市场发展报告: 迈向高收入国家进程中的工作时间 [M]. 北京: 北京师范大学出版社, 2014: 365-366.
④ 王欣. 过度劳动及其经济损失研究 [D]. 北京: 首都经济贸易大学, 2018.

2. 过度劳动会对就业产生挤出效应和影响就业的稳定性

一是对就业的挤占效应。王艾青（2006）指出：过度劳动的存在造成对行业其他劳动者的挤压，从而使该行业的实际就业人数大大低于实际就业人数。[①]

其中，王艾青（2006）用公式（1）和（2）解释了这种现象。

$$e = \frac{T-t}{t} \times 100\% = \left(\frac{T}{t} - 1\right) \times 100\% \tag{1}$$

在式（1）中，e 表示过度劳动率，T 表示从业人员实际周平均劳动时间或强度，t 表示周法定劳动时间或强度。当 $T>t$ 时，即存在过度劳动现象，此时 T 越大，过度劳动率越高。

现在假设 A 为某一行业或劳动领域过度劳动的人数，由于过度劳动而被就业挤占的人数为 B（本该就业但没有就业的人员数量），则有：

$$B = A \times e \tag{2}$$

假定 $T=60$ 小时，$t=40$ 小时，过度劳动率为 50%，此时 $B=0.5A$。也就是说，本应在该行业或劳动领域就业的总人数为 1.5A，但实际就业人数确实 A，其中 0.5A 的人数受到过度劳动现象的挤占。

二是对就业稳定性的影响。刘彩云和高向东（2025）的研究结论指出：过度劳动使新业态从业青年的就业稳定性平均降低了 16.15%；在过度劳动情形下，收入对就业稳定性具有弥补效应；此外，在过度劳动情形下，基本社会保险的不同保险的险种、就业形势预期和工资变化预期也会产生不同的影响。[②]

3. 过度劳动对消费增长产生不利影响

张智勇（2019）的研究指出，从长远看，因过度劳动增加的劳动收入是否能够转化为现实的消费有待进一步考证，但在中国现实中，过度劳动与消费降级有着密切的关系。[③]

4. 育龄人口的过度劳动会对提高生育率产生不利影响

抚养子女需要家长付出更多的时间、精力和金钱。由于时间的一维性，一方面过度劳动会挤占育龄人口抚养子女的时间和精力；另一方面，育龄人口为了抚养子女需要从过度劳动中获取更多的经济收入，但从长远的角度看，因过度劳动对提升劳动者人力资本水平所需时间的挤占而对其收入的增加会产生负面效应。所以，长远来看，过度劳动会降低育龄人口的生育意愿，这对于提高我国的生育率会产生不利影响。

此外，在新型城镇化进程中，农民工的过度劳动还会影响其工作满意度、幸福感，从而对其城市融入产生不利影响（谭江蓉和邹历，2025）。[④]

[①] 王艾青. 过度劳动及其就业挤出效应分析 [J]. 华东理工大学学报（社会科学版），2006（4）：38-42.
[②] 刘彩云，高向东. 过度劳动如何影响青年就业稳定性——基于对上海新业态领域的观察 [J]. 上海经济，2025（1）：31-47.
[③] 张智勇. 过度劳动与消费增长关系研究 [J]. 中国物价，2019（6）：66-69.
[④] 谭江蓉，邹历. 过度劳动对流动青年社会融入的影响研究——基于2017年中国流动人口动态监测调查的研究 [J]. 重庆工商大学学报（社会科学版），2025（4）：1-12.

第三节　过度劳动的规制

一、个体层面

1. 提高健康意识、树立科学的适度劳动观

2021年4月23日,习近平总书记在福建考察调研时指出,健康是幸福生活最重要的指标,健康是1,其他是后面的0,没有1,再多的0也没有意义。"每个人是自己健康第一责任人"。因此,提高劳动者的健康意识,让劳动者认识到过度劳动的危害,树立科学的适度劳动观,是缓解劳动者过度劳动的第一步,也是最重要的环节。

2. 提高劳动者权益保护意识

针对各类组织违反《中华人民共和国劳动法》关于工作时间和加班的规定,劳动者首先应增强法律意识,对违反《中华人民共和国劳动法》的现象要积极利用法律武器保护自身权益。为此,需要面向所有劳动者普及《中华人民共和国劳动法》知识,增强劳动者的法律意识。

阅读材料

用人单位未与劳动者协商一致增加工作任务,劳动者是否有权拒绝[①]

1. 基本案情

张某于2018年9月入职某报刊公司从事投递员工作,每天工作6小时,每周工作6天,月工资3500元。2020年6月,因同区域另外一名投递员离职,某报刊公司在未与张某协商的情况下,安排其在第三季度承担该投递员的工作任务。张某认为,要完成加倍的工作量,其每天工作时间至少需延长4小时以上,故拒绝上述安排。某报刊公司依据员工奖惩制度,以张某不服从工作安排为由与其解除劳动合同。张某向劳动人事争议仲裁委员会(以下简称仲裁委员会)申请仲裁。

申请人请求:请求裁决某报刊公司支付违法解除劳动合同赔偿金14000元。

处理结果:仲裁委员会裁决某报刊公司支付张某违法解除劳动合同赔偿金14000元(此裁决为终局裁决)。

2. 案例分析

本案的争议焦点是某报刊公司未与张某协商一致增加其工作任务,张某是否有权拒绝。

《中华人民共和国劳动合同法》第三十一条规定:"用人单位应当严格执行劳动定额标准,不得强迫或者变相强迫劳动者加班。"第三十五条规定:"用人单位与劳动者协商一致,可以变更劳动合同约定的内容。"劳动合同是明确用人单位和劳动者权利义务的书面协议,未经变更,双方均应严格按照约定履行,特别是涉及工作时间等劳动定额标准的内容。

本案中,某报刊公司超出合理限度大幅增加张某的工作任务,应视为变更劳动合同约定的内

[①] 《人力资源社会保障部　最高人民法院关于联合发布第二批劳动人事争议典型案例的通知》人社部函〔2021〕90号。

容，违反了关于"协商一致"变更劳动合同的法律规定，已构成变相强迫劳动者加班。因此，张某有权依法拒绝上述安排。某报刊公司以张某不服从工作安排为由与其解除劳动合同不符合法律规定。故仲裁委员会依法裁决某报刊公司支付张某违法解除劳动合同赔偿金。

3. 典型意义

允许用人单位与劳动者协商一致变更劳动合同，有利于保障用人单位根据生产经营需要合理调整用工安排的权利。但要注意的是，变更劳动合同要遵循合法、公平、平等自愿、协商一致、诚实信用的原则。工作量、工作时间的变更直接影响劳动者休息权的实现，用人单位对此进行大幅调整，应与劳动者充分协商，而不应采取强迫或者变相强迫的方式，更不得违反相关法律规定。

二、组织层面

最早在20世纪50年代末，美国提出健康管理的概念（managed care），其核心内容是医疗保险机构通过对其医疗保险客户（包括疾病患者或高危人群）开展系统的健康管理，达到有效控制疾病的发生或发展，显著降低出险概率和实际医疗支出，从而减少医疗保险赔付损失的目的。美国最初的健康管理概念还包括医疗保险机构和医疗机构之间签订最经济适用处方协议，以保证医疗保险客户可以享受到较低的医疗费用，从而减轻医疗保险公司的赔付负担。[1]

可见，早期的健康管理仅限于医疗卫生行业。世界卫生组织发现，影响健康的因素中，生物学因素占15%、环境影响占17%、行为和生活方式占60%、医疗服务仅占8%。由此可见，获得健康最简单也是最有效的方法、个人健康管理最日常也是最重要的策略，就是培养健康的生活方式，把健康融入生活的方方面面。[2] 因此，2016年10月25日中共中央、国务院印发的《"健康中国2030"规划》中明确指出，"将'健康'融入所有政策"。

组织作为社会的一个器官，在"健康中国"行动中，理应承担其"健康责任"。为此，需要把健康贯穿于组织管理的全过程，在组织中实施健康管理。在组织中实施健康管理，就是从组织战略的制定到实施战略过程中的各项制度均要贯彻"健康是第一"的思想，具体如"健康文化"的建设、"健康绩效体系"的构建等。

【胖东来的工作时间安排】[3]

胖东来推行准时上下班制度，甚至在春节以及每个周二闭店休息，这对于很多零售业企业的员工来说是不敢想象的福利待遇。胖东来不提倡额外加班，认为加班会破坏员工的生活。胖东来还明确规定，所有中高层管理人员每周只允许工作40小时，6点下班后必须离开企业，6点以后仍在工作岗位上的，被抓一次罚款5000元，下班以后必须关手机，手机接通一次，罚款200元。对于零售行业而言，晚上、周末以及节假日往往是销售额最大的时候，而胖东来却偏偏反其道而行之。2012年春节，胖东来的所有门店均闭店放假5天，而后又推出周二闭店休假制度，这打破了中国零售业"白天永不歇业""节假日及黄金时间"的规则。

---

[1] 360百科. https://baike.so.com/doc/699851-740673.html.
[2] 宋红梅. 每个人是自己健康第一责任人：共建共享我们的"健康中国"[N]. 人民日报，2019-08-14.
[3] 刘昕. 薪酬管理[M]. 5版. 北京：中国人民大学出版社，2017：121.

三、社会层面

《中华人民共和国劳动法》第四十一条规定："用人单位由于生产经营需要，经与工会和劳动者协商后可以延长工作时间，一般每日不得超过一小时；因特殊原因需要延长工作时间的，在保障劳动者身体健康的条件下延长工作时间每日不得超过三小时，但是每月不得超过三十六小时"；《国务院关于职工工作时间的规定》（国务院174号）第三条规定："职工每日工作时间8小时，每周工作时间40小时。"

社会与各级政府应该严格按照法律法规对用人单位进行经常性的检查监督，发现违法行为及时惩处。2021年8月25日，在《人力资源社会保障部 最高人民法院联合发布第二批劳动人事争议典型案例的通知》[①] 中提及10个关于超时加班的典型违法案例。

延伸阅读

据四川人社消息，自2021年11月22日起，四川省将集中开展为期一周的超时加班专项执法检查。一是检查用人单位劳动者的工作时间是否每天超过8小时，主要以劳动者考勤记录为检查重点。二是如果用人单位劳动用工存在"超过8小时"的情况，则检查该用工方式是否符合"延长工作时间"的相关标准。三是如果符合"延长工作时间"的相关标准，则检查用人单位是否按规定支付了劳动者加班工资，或者按法定要求对劳动者进行了相应的工作调休。

本章小结

本章分为三部分，第一部分介绍了过度劳动的概念、类型和测量方法；第二部分分别从个体、组织和社会三个层面介绍了过度劳动的成因和危害；第三部分分别从个体、组织和社会三个层面介绍了过度劳动的规制措施。

关键词

1. 过度劳动
2. 适度劳动
3. 主动过劳
4. 被动过劳

思考题

1. 过度劳动的定义是什么？
2. 过度劳动有哪些类型？如何测度？
3. 过度劳动会产生哪些危害？如何进行规制？

---

① 中华人民共和国人力资源和社会保障部. http://www.mohrss.gov.cn/SYrlzyhshbzb/laodongguanxi_/zcwj/202108/t20210825_421600.html.

参 考 文 献

[1] 陈国海. 组织行为学[M]. 4版. 北京：清华大学出版社，2013.

[2] 陈国权. 组织行为学[M]. 北京：清华大学出版社，2006.

[3] 《组织行为学》编写组. 组织行为学[M]. 北京：高等教育出版社，2019.

[4] 李永瑞. 组织行为学[M]. 北京：高等教育出版社，2012.

[5] 杨锡山，等. 西方组织行为学[M]. 北京：中国展望出版社，1986.

[6] 林崇德. 心理学大辞典（下卷）[M]. 上海：上海教育出版社，2003.

[7] 魏城. 中国农民工调查[M]. 北京：法律出版社，2008.

[8] 关培兰. 组织行为学[M]. 北京：中国人民大学出版社，2007.

[9] 孙健敏. 组织行为学[M]. 上海：复旦大学出版社，2007.

[10] 张德. 组织行为学[M]. 北京：高等教育出版社，2011.

[11] 陈维政，等. 组织行为学高级教程[M]. 北京：高等教育出版社，2004.

[12] 陆雄文. 管理学大辞典[M]. 上海：上海辞书出版社，2013.

[13] 孟续铎. 劳动者过度劳动的成因研究[M]. 北京：中国劳动保障出版社，2014.

[14] 肖刚，李乃民，张大鹏. 过劳耗竭学[M]. 北京：学苑出版社，2017.

[15] 罗宾斯. 组织行为学[M]. 10版. 孙健敏，李原，译. 北京：中国人民大学出版社，2005.

[16] 雷恩，贝德安. 管理思想史[M]. 孙健敏，黄小勇，李原，译. 北京：中国人民大学出版社，2014.

[17] 罗宾斯，库尔特. 管理学[M]. 孙健敏，等，译. 北京：中国人民大学出版社，2004.

[18] 麦格雷戈. 企业的人性面[M]. 格尔圣菲尔德，注释. 韩卉，译. 北京：中国人民大学出版社，2008.

[19] 范松清. 谁说富不过三代：打造家族企业蜕变八密钥[M]. 台北：创见文化出版社，2007.

[20] 范清松，王晴天. 觉醒时刻：创富蓝图潜意识激活[M]. 台北：创见文化出版社，2019.

[21] 徐培刚. 人际沟通与口才培训[M]. 桃园：元智大学，2009.

[22] 刘必荣. 领导的谋略与艺术[M]. 高雄：清凉音文化事业，2020.

[23] 刘昕. 薪酬管理[M]. 5版. 北京：中国人民大学出版社，2017.

[24] 赖德胜，孟大虎，李长安，等. 中国劳动力市场发展报告：迈向高收入国家进程中的工作时间[M]. 北京：北京师范大学出版社，2014.

[25] 石建忠. 当代中国劳动者过度劳动问题研究[M]. 北京：中国经济出版社，2016.

[26] 石建忠. 员工工作投入的机理分析及员工工作投入计划的实施[J]. 前沿：2011（15）：125-131.

[27]石建忠.激励过度就是伤害[J].企业管理,2011(6):34-35.

[28]石建忠.激励:一把双刃剑[J].劳动经济评论,2015(2):77-97.

[29]石建忠."绿色人"假设:绿色激励策略探讨[J].企业管理,2013(1):114-116.

[30]徐刚.知觉与决策[J].新东方,2003(Z2):66.

[31]韦琪.浅析日本的加班文化[J].才智,2017(2):227.

[32]钱叶芳,徐顺铁."996类工作制"与休息权立法:资本与法律的博弈[J].浙江学刊,2019(4):56-67.

[33]刘永春."勤劳现象"的反思[J].企业管理,2016(3):24-25.

[34]王同立.长寿初探[J].中医药学报,1982(3):22-25.

[35]李娜.从知觉管理的角度看组织员工激励[J].科学与管理,2008(3):51-52.

[36]李景毅.人力是人口质量的本质内容:人力三要素解析[J].西北人口,2001(3):6-10,15.

[37]王永福,宋奕冰.企业员工健康管理模式及其案例分析[J].企业改革与管理,2021(4):66-67.

[38]杨耕.价值、价值观与核心价值观[J].北京师范大学学报(社会科学版),2015(1):16-22.

[39]杨伟,刘益,王伟龙,等.国外企业不道德行为研究综述[J].管理评论,2012(8):146-159.

[40]姜峰,卢苏,侯玉波.对态度和行为一致性的思考[J].北京教育学院学报:2009(3):32-37.

[41]陈维政,李金平,吴继红.组织气候对员工工作投入及组织承诺的影响作用研究[J].管理科学,2006(12)18-23.

[42]叶莲花,凌文辁.员工的工作投入及提高策略[J].统计与决策,2007(08):159-160.

[43]郭凤鸣,张世伟.农民工过度劳动是"自愿选择"还是"无奈之举"?——基于过度劳动收入补偿的分析[J].劳动经济研究,2020,8(4):75-94.

[44]许海晶,杨瀚.重视员工心理健康,打造幸福职场[J].人力资源,2024(1):88-89.

[45]王懿霖.改善员工健康全球可增加数万亿美元经济价值[J].求贤,2024(6):38-40.

[46]魏舜波.基于组织公民行为视角的企业文化与知识型员工工作绩效关系研究[D].杭州:杭州电子科技大学,2013.

[47]王欣.过度劳动及其经济损失研究[D].北京:首都经济贸易大学,2018.

[48]宋红梅.每个人是自己健康第一责任人:共建共享我们的"健康中国"[N].人民日报,2019-08-14.

[49]张自廉.知微者胜[N].解放军报,2019-09-24第7版.

[50]《人力资源社会保障部 最高人民法院关于联合发布第二批劳动人事争议典型案例的通知》人社部函〔2021〕90号.

[51]彭建文.公司人多、组织改革很难推……看上万员工的台积电是如何做到年年优化[N].商业周刊,2023-05-19.

[52] 刘晓超. 用才贵在"人岗相适"[EB/OL]. 微信公众号：鲁祖轩：2018-09-06.

[53] 创造共享价值回归本业之善[EB/OL]. http：//money.163.com/11/1122/11/7JFA9CJM00254OVS.html. 2011-11-22.

[54] Mayer D G. Social psychology[M]. 4th ed. New York：McGraw-Hill, 1993：77.

[55] Schaufeli W B, Salanova M, González-Romá V, et al. The measurement of engagement and burnout：A two sample confirmatory factor analytic approach[J]. Journal of Happiness Studies, 2002, 3(1)：71-92.

[56] Katz D. The motivational basis of organizational behavior[J]. Behavioral Science, 1964, 9：131-146.

[57] Bachrach D G, Wang H, Bendoly E, et al. Importance of organizational citizenship behavior for overall performance evaluation：Comparing the role of task interdependence in China and USA[J]. Management and Organization Review, 2007, 3(2)：255-276.

[58] Barnard C I. The functions of the executive[M]. Harvard University Press, 1968.

[59] Banmen J. Satir model developmental phases[J]. Satir Journal, 2009, 3(1)：62-75.

[60] Bigham G, Reavis C. Preferred leadership frames of principals in implementing a state-wide teacher appraisal system[J]. Contemporary Education, 2001, 72(2)：52-57.

[61] Brodow E. Beating the success trap：Negotiating your own path to success[M]. Ed Brodow, 2014.

[62] Encyclopædia Britannica[M]. Encyclopædia Britannica, 1993.

[63] Cohen H. Negotiate this！：By caring, but not THAT much[M]. Business Plus, 2007.

[64] Lewicki R J, McAllister D J, Bies R J. Trust and distrust：New relationships and realities[J]. Academy of Management Review, 1998, 23(3)：438-458.

[65] Fisher R, Ury W L, Patton B. Getting to yes：Negotiating agreement without giving in[M]. Penguin, 2011.

[66] Daft R L, Lengel R H. Information richness：A new approach to managerial behavior and organization design[R]. Texas A and M University College Station College of Business Administration, 1983.

[67] Hoy W K, Miskel C. Educational leadership and reform[M]. IAP, 2006.

[68] Gerstner L V, Herrmann E. Who says elephants can't dance？：Inside IBM's historic turnaround[M]. New York：HarperBusiness, 2002.

[69] Mehrabian A. Nonverbal communication[M]. New Brunswick：Aldine Transaction, 1972.

[70] Mehrabian A. Silent messages—A wealth of information about nonverbal communication (body language)[M]. Los Angeles, CA：Self-published, 2010.

[71] McLean J G, Lewis I M. Oxygen affinity responses to 2, 3-diphosphoglycerate, and methaemoglobin formation in horse and human haemoglobins[J]. Research in Veterinary Science, 1975, 19(3)：259-262.

[72] Mills D Q, Friesen G B. Broken promises：An unconventional view of what went wrong at IBM[M]. Harvard University Press, 1996.

[73] Ornstein A C, Lunenburg F C. Educational administration：Concepts and practices[M]. Califor-

nia: Wadsworth, 2000.

[74] Robbins J, Dilworth S M, Laskey R A, et al. Two interdependent basic domains in nucleoplasmin nuclear targeting sequence: Identification of a class of bipartite nuclear targeting sequence[J]. Cell, 1991, 64(3): 615-623.

[75] Shanon B. Meno—A cognitive psychological view[J]. The British Journal for the Philosophy of Science, 1984, 35(2): 129-147.

[76] Thomas K W. Thomas-Kilmann conflict mode[J]. TKI Profile and Interpretive Report, 2008, 1-11.

[77] Tversky A, Kahneman D. Judgment under uncertainty: Heuristics and biases[J]. Science, 1974, 185: 1124-1130.

[78] Thompson L. Creative conspiracy: The new rules of breakthrough collaboration[M]. Harvard Business Review Press, 2013.

[79] 前田 はるみ. トップも知らない星野リゾート "フラットな组织文化"で社员が胜手に动き出す[M]. Japanese 株式会社 KADOKAWA, 2018.

[80] 岸良裕司＆きしら まゆこ(2014), 考える力をつける3つの道具[M], ダイヤモンド社; 第1版, 2014.

[81] Ambrose P, Johnson G. A trust based model of buying behavior in electronic retailing[C]//AMCIS 1998 Proceedings, 1998: 91.

[82] Abrashoff D M. It's our ship: The no-nonsense guide to leadership[M]. Grand Central Publishing, 2008.

[83] Belbin R M. Management teams: Why they succeed or fail[J]. Human Resource Management International Digest, 2011.

[84] Carr D W, Stofko-Hahn R E, Fraser I D, et al. Localization of the cAMP-dependent protein kinase to the postsynaptic densities by A-kinase anchoring proteins: Characterization of AKAP 79[J]. Journal of Biological Chemistry, 1992, 267(24): 16816-16823.

[85] Clochard A, Westerman G. Understanding the incumbent workers' decision to train: The challenges facing less-educated workers[R]. 2020.

[86] Chen P H, Tsai S L, Lai N H. The construction of a process-change model of unmet expectations based on the Satir model[J]. Asian Journal of Counselling, 2001.

[87] Clapson A. Virginia Satir & Elizabeth Kübler Ross-change journey groups & individuals theories[J]. Leadership & Management, 2018.

[88] Drucker P F. Your leadership is unique[J]. Leadership, 1996, 17(4): 54-55.

[89] Katzenbach J R, Smith D K. The rules for managing cross-functional reengineering teams[J]. Planning Review, 1993.

[90] Hackman J R, Wageman R. A theory of team coaching[J]. Academy of Management Review, 2005, 30(2): 269-287.

[91] Isaacson W. The real leadership lessons of Steve Jobs[J]. Harvard Business Review, 2012, 90

(4): 92-102.

[92] Nietzsche F W. Beyond good and evil: Prelude to a philosophy of the future[M]. Vintage, 1989.

[93] Shonk J H. Working in teams: A practical manual for improving work groups[M]. Amacom, 1982.

[94] Sayles C. Transformational change—based on the model of Virginia Satir[J]. Contemporary Family Therapy, 2002, 24(1): 93-109.

[95] Tuckman B W, Jensen M A C. Stages of small-group development revisited[J]. Group & Organization Studies, 1977, 2(4): 419-427.

[96] Burns J M. Leadership[M]. Harper & Row, 1978.

[97] Blanchard K H. A situational approach to managing people[M]. Blanchard Training and Development, 1985.

[98] Blanchard K H, Zigarmi D, Nelson R B. Situational Leadership after 25 years: A retrospective[J]. Journal of Leadership Studies, 1993, 1(1): 21-36.

[99] Blanchard K. Leading at a higher level: Blanchard on leadership and creating high performing organizations[M]. FT Press, 2018.

[100] Conger J. Charismatic leadership[J]. Wiley Encyclopedia of Management, 2015, 1-2.

[101] Conger J A, Kanungo R N. Charismatic leadership in organizations: Perceived behavioral attributes and their measurement[J]. Journal of Organizational Behavior, 1994, 15(5): 439-452.

[102] Davis R C. Industrial organization and management[M]. Harper & Brothers, 1940.

[103] Fiedler F E. A contingency model of leadership effectiveness[J]//Advances in Experimental Social Psychology, 1964, 1: 149-190.

[104] Greenleaf R K. Servant leadership: A journey into the nature of legitimate power and greatness[M]. Paulist Press, 2002.

[105] Hersey P, Blanchard K H, Johnson D E. Management of organizational behavior[M]. Upper Saddle River, NJ: Prentice Hall, 2007.

[106] House R J, Mitchell T R. Path-goal theory of leadership[R]. Washington University Seattle Department of Psychology, 1975.

[107] Kahneman D, Smith V. Foundations of behavioral and experimental economics[J]. Nobel Prize in Economics Documents, 2002, 1(7).

[108] Mouton J S, Blake R R. The managerial grid[M]. Houston: Gulf Publishing, 1964.

[109] Michelli J. The new gold standard[M]. McGraw-Hill Professional Publishing, 2008.

[110] Sergiovanni T J. Strengthening the heartbeat: Leading and learning together in schools[M]. John Wiley & Sons, 2015.

[111] Stogdill R M. Personal factors associated with leadership: A survey of the literature[J]. The Journal of Psychology, 1948, 25(1): 35-71.

[112] Spears L C. Servant leadership and Robert K. Greenleaf's legacy[M]//Servant Leadership. Palgrave Macmillan, London, 2010: 11-24.

[113] Robbins S P. The truth about managing people—and nothing but the truth[M]. FT Press, 2002.

[114]Whitmore J. Coaching for performance[M]. London: Nicholas Brealey Publishing, 2002.

[115]Yeung A. Setting people up for success: How the Portman Ritz-Carlton hotel gets the best from its people[J]. Human Resource Management, 2006, 45(2): 267-275.

[116]Yukl G. An evaluation of conceptual weaknesses in transformational and charismatic leadership theories[J]. The Leadership Quarterly, 1999, 10(2): 285-305.

[117]Aalders A F. Organization learning[M]//Cultivating Organizational Excellence: A Practitioner's View. Cham: Springer Nature Switzerland, 2023: 97-124.

[118]Baón-Gomis A J. Ethical healthiness: A key factor in building learning organizations[M]//Handbook of Research on Business Ethics and Corporate Responsibilities. IGI Global, 2015: 356-372.

[119]Ihor P. The organizational culture formation training program as a tool for maintaining the psychological health of employees in the service sector[J]. Organìzacìjna Psihologì. Ekonomìčna Psihologì, 2023.

[120]Osagie E R, Verhoeven T, Detaille S, et al. Healthy Healthcare: A Workplace Learning Perspective[M]//Integrating the Organization of Health Services, Worker Wellbeing and Quality of Care: Towards Healthy Healthcare, 2020: 263-277.

[121]Saxena D, Kanhere R, Thekkekara J V. Organizational Culture and Its Association with Job Satisfaction among Hospital Employees[J]. International Journal of Health Sciences and Research, 2022, 12(2): 280-286.

[122]Sidani Y M. Learning theory—organisational[M]//A Guide to Key Theories for Human Resource Management Research. Edward Elgar Publishing, 2024: 157-163.

[123]Elena A, Giga A, Andrii V, et al. Building resilience of Ukrainian universities in the face of military intervention: Exploring forms and implication[J]. Vide. Tehnoloģija. Resursi.

[124]Gugup K, Vania O, De, et al. Exploring Organizational Health to Achieve Organizational Agility[J]. Jurnal Ilmiah Manajemen Kesatuan, 2024.

[125]Kotter J P, Schlesinger L A. Choosing strategies for change[M]. Macmillan Education UK, 1989: 294-306.

[126]Jiang N, Li P Y, Liang J M, et al. A bibliometric analysis of research on organizational resilience[J]. Heliyon, 2024.

[127]Schuyler K G. The possibility of healthy organizations: Toward a new framework for organizational theory and practice[J]. Journal of Applied Sociology, 2004(2): 57-79.

[128]Schein E H. Organizational culture and leadership[M]. 4th ed, 2010.

[129]Tetrick L E, Quick J C, Gilmore P L. Research in organizational interventions to improve well-being: Perspectives on organizational change and development[M]//Improving Organizational Interventions For Stress and Well-Being, 2012: 59-76.

[130]Shanh P, Yang X H, Zhan X L, et al. Overwork is silent killer of Chinese doctor: A review of Karoshi in China 2013-2015[J]. American Journal of Public Health, 2017, 147: 98-100.

[131]French J R, Raven B, Cartwright D. The bases of social power[J]. Classics of Organization Theory, 1959, 7: 311-320.